缺血性脑血管病介入治疗
——入门与进阶

Endovascular Therapy of Ischemic Stroke: Step by Step

主　审　缪中荣　赵性泉
编　著　李晓青

U0288429

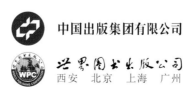

中国出版集团有限公司

世界图书出版公司
西安　北京　上海　广州

图书在版编目 (CIP) 数据

缺血性脑血管病介入治疗：入门与进阶 / 李晓青编著 . —西安：世界图书出版西安有限公司，2014.8（2023.8 重印）
ISBN 978-7-5100-8479-9

Ⅰ.①缺…　Ⅱ.①李…　Ⅲ.①脑缺血—介入性治疗
Ⅳ.① R743.310.5

中国版本图书馆 CIP 数据核字（2014）第 197366 号

书　　名　**缺血性脑血管病介入治疗：入门与进阶**
　　　　　QUEXUEXING NAOXUEGUANBING JIERUZHILIAO: RUMEN YU JINJIE
编　　著　李晓青
责任编辑　王梦华
装帧设计　西安非凡至臻广告文化传播有限公司
出版发行　**世界图书出版西安有限公司**
地　　址　西安市雁塔区曲江新区汇新路 355 号
邮　　编　710061
电　　话　029-87214941　029-87233647（市场营销部）
　　　　　029-87234767（总编室）
网　　址　http://www.wpcxa.com
邮　　箱　xast@wpcxa.com
经　　销　新华书店
印　　刷　陕西龙山海天艺术印务有限公司
开　　本　787mm × 1092mm　1/16
印　　张　14
字　　数　300 千字
版次印次　2014 年 8 月第 1 版　2023 年 8 月第 12 次印刷
国际书号　ISBN 978-7-5100-8479-9
定　　价　98.00 元

医学投稿　xastyx@163.com ‖ 029-87279745　029-87279675
（如有印装错误，请寄回本公司更换）

序

　　20世纪初葡萄牙医生Santos在进行首例腹主动脉造影术时，无论如何都不会想到，在血管内介入这小小的洞天之地，80多年后会有如此天翻地覆的变化。而神经介入，从技术细节、思维方法以及操作风险而言，无疑是血管内介入中最具挑战性的。

　　也许是使命的召唤，也许是机缘巧合，在丹溪不惑师知悌的情愫中，晓青开始步入神经介入这片领域。一年多前，她作为中组部"西部之光"访问学者到天坛医院学习缺血性脑血管病介入治疗。有一天，她突然将这本沉甸甸的书稿交到我手里时，我真的有点吃惊了——距她向我提出要写这样一本书的构想，不过才短短半年时间！晓青在天坛医院的时候，每天总是看到她瘦小单薄的身影穿着宽大的白大衣在病房里忙来忙去，或者穿着沉重的铅衣在导管室里。她还自己买个小板凳，不上手术时总是坐在台下，一边看手术，一边默默纪录着老师们说的每一句话，下班以后整理分析并查阅资料，写出对当天手术的心得体会。这些年来，我带过的学生很多，像她这样勤勉而善于思考的学生却不多。

　　介入神经放射是一项新技术，医生所有的手术都需要在X线下完成，从事这一工作是需要有献身精神的，作为女性献身其中则更令人敬佩。同时，细节决定成败这句话在神经介入中体现尤甚。如今，点滴细节的沉淀，收获了沉甸甸的成果——这本图文并茂、引经据典的书稿水到渠成了。这本书从缺血性脑血管病的临床基础、脑血管解剖与正常脑血管造影开始，介绍了脑血管造影术的整个流程及注意事项，还详细介绍了颈动脉狭窄、颅内外动脉狭窄及急性缺血性脑卒中血管内治疗的适应证、手术过程、术后管理及并发症的处理对策。本书对于有志于从事神经介入技术的医生们，以及已经在这片领域中有所成就的同道们，都会开卷有益。

首都医科大学附属北京天坛医院

2014 年 8 月

前　言

我国第三次国民死因调查结果表明，脑卒中已成为我国城乡居民的第一位致残和死亡原因。脑卒中具有高致死率、高致残率和高复发率的特点，严重威胁着我国人民的生命和健康，同时给家庭和社会带来沉重的经济负担。缺血性脑血管病是最常见的脑卒中类型，占全部脑卒中的60%~80%。1980年代介入治疗开始应用于神经系统疾病，20多年神经介入的飞速发展为缺血性脑血管病患者带来了新的希望。

2011年，我有幸师从第四军医大学唐都医院的赵振伟教授开始学习神经介入技术。从那以后，老师引领我走进了神经介入华丽的殿堂，开始体会神经介入那化腐朽为神奇的魔力。我开始提笔记录老师讲的每一个技术细节。

2012年幸运再次降临，我被选作中组部的"西部之光"访问学者来到首都医科大学附属北京天坛医院，追随缪中荣教授开始了神经介入学习的新篇章，学会了用思想指导治疗。我有机会记录下来老师的每一个思想火花。

2013年，我在北京天坛医院跟随赵性泉与缪中荣教授开始了博士后的科研与临床工作。在缺血性脑血管病的神经介入研究工作中，我查阅了大量资料，开始体会到理论对临床工作的重大指导意义，于是开始网罗文献记录的世界各地介入大师的理论精华。

在整个学习过程中，众多的老师都提供了无私的帮助，邓剑平、于嘉、马宁、高峰、莫大鹏、刘恋、高坤、孙瑄、徐晓彤、宋立刚、高敬龙、郭民侠、李锐、杨素英、董永安、孙华、刘军……每个老师的善意指导我都认真记录下来。

莫大鹏教授讲"细节决定成败，而这些技术的细节、思考的细节都是书本上找不到的！"我才突然意识到能有机会聆听大师们的指导是多么的幸运，我的小本子上记录下来的这些东西是多么的珍贵！由此，我产生了把它们整理出来并集结成册的想法。经过近1年的努力，这本小书终于出版了，我得以将众多大师的思想精华和大家一起分享。

在神经介入这个领域里，我仍然是个刚刚入门的小学生，书中一定有不少错误或谬论，还请各位读者不吝赐教指正。

李晓青

2014年6月

目　录

第1章　缺血性脑血管病的临床基础 /1

第1节　危险因素干预 /1

第2节　不同血管病变的临床表现 /12

第3节　辅助检查 /13

第4节　规范化分型与评估 /22

第5节　治疗 /32

第2章　脑血管解剖 /37

第1节　脑动脉概论 /37

第2节　主动脉弓 /38

第3节　弓上大动脉 /41

第4节　颈动脉系统 /43

第5节　椎-基底动脉系统 /49

第6节　侧支循环 /54

第3章　脑血管造影术 /58

第1节　适应证和禁忌证 /58

第2节　术前准备 /59

第3节　术中准备 /67

第4节　穿刺技术 /71

第5节　造影程序 /77

第6节　术后管理 /84

第7节　并发症及其处理 /86

第8节　造影诊断及评估 /89

第9节　侧支代偿 /97

第4章　颅外颈动脉狭窄血管内治疗 /114

第1节　适应证和禁忌证 /114

第2节　术前准备 /115

第3节　术中准备 /119

第4节　手术步骤 /124

第5节　术中问题解决方案 /128

第6节　术后管理 /132

第7节　并发症及其处理 /133

第8节　颈动脉内膜切除术与支架术的世纪之争 /139

第5章　颅外其他动脉狭窄血管内治疗 /142

第1节　颅外段椎动脉狭窄 /142

第2节　锁骨下动脉狭窄 /149

第3节　颈总动脉狭窄 /152

第4节　无名动脉狭窄 /155

第5节　颈外动脉狭窄 /158

第6节　锁骨下动脉闭塞再通术 /161

第6章　颅内动脉狭窄血管内治疗 /163

第1节　适应证和禁忌证 /163

第2节　术前准备 /168

第3节　术中准备 /172

第4节　手术步骤 /173

第5节　有关术式的讨论 /177

第6节　术后管理 /179

第7节　并发症及其处理 /180

第8节　有关 SAMMPRIS 的大讨论 /185

第7章 急性缺血性脑卒中血管内治疗
　　　　/188

第1节 概述 /188

第2节 适应证和禁忌证 /189

第3节 动脉溶栓 /191

第4节 机械再通 /193

第5节 血管成形术 /196

第6节 围术期管理 /204

第7节 并发症及其处理 /204

第8章 颅内外动脉狭窄合并颅内动脉瘤
　　　　的干预策略 /206

第1节 概述 /206

第2节 动脉瘤和动脉狭窄的相互影响
　　　　/207

第3节 个体化干预策略 /207

参考文献 /212

师　说

我们神经介入医生不能是只懂得操作导管的手术匠人，必须要成为全面掌握缺血性脑血管病诊断和治疗的大师。我们一定要清楚，手里的导管不是患者唯一的选择。这样我们才能进行综合判断，替患者寻找到最适合的治疗方案。我们还要懂得，支架的置入不是治疗的成功结束，而是缺血性脑血管病全面治疗的开始。这样我们才能做好术后管理，真正减少脑血管病复发的危害。因此，在这里先将缺血性脑血管病的临床基础进行小结，作为神经介入学习的开始。

第 1 章　缺血性脑血管病的临床基础

　　我国第三次国民死因调查结果表明，脑卒中已成为我国城乡居民的第一位致残和死亡原因。其具有高致死率、高致残率、高复发率，严重威胁我国人民生命和健康，同时给家庭和社会带来沉重的经济负担。缺血性脑血管病（ischemic cerebrovascular disease，ICD）是最常见的脑卒中类型，占全部脑卒中的 60%~80%。缺血性脑血管病包括短暂性脑缺血发作和脑梗死，动脉粥样硬化是其最主要的病因，其次为高血压、糖尿病和血脂异常，动脉栓塞性病变等。

　　短暂性脑缺血发作（transient ischemic attack，TIA）是由颅内血管病变引起的一过性或短暂性、局灶性脑或视网膜功能障碍，临床症状一般持续 10~15min，多在 1h 内，不超过 24h。不遗留神经功能缺损症状和体征，结构性影像学，包括计算机断层扫描（computed tomography，CT）、磁共振成像（magnetic resonance imaging，MRI）检查无责任病灶。

　　脑梗死（cerebral infarction，CI）指因脑部血液循环障碍，缺血、缺氧所致的局限性脑组织的缺血性坏死或软化。根据梗死部位、范围、血管代偿机制、脑血流储备情况等的不同，临床上症状和体征千差万别，轻重不一，有些甚至是无症状性脑梗死，而有的在数小时内导致死亡。

　　无论是短暂性脑缺血发作还是各种类型的脑梗死，均有共同的危险因素、症状、辅助检查和治疗原则。

第 1 节　危险因素干预

　　缺血性脑血管病的危险因素分为可干预与不可干预两种。不可干预的危险因素包括：年龄、性别、种族和家族遗传性；可干预的一些主要危险因素包括高血压、心脏病、糖尿病、吸烟、酗酒、血脂异常、颈动脉狭窄等。控制危险因素对缺血性脑血管病的预防及治疗有至关重要的作用，而危险因素的控制，主要针对可干预的各种危险因素。

一、高血压病

　　高血压病（hypertension）是一种以体循环动脉收缩期和（或）舒张期血压持续升高为主要特点的全身性疾病。长期高血压可以导致心脑血管疾病、动脉硬化等并发症。根据病因分为原发性高血压及继发性高血压。原发性高血压即高血压病，占高血压的 90% 以上，是一种某些先天性遗传基因与许多致病性增压因素和生理性减压因素相互作用而引起的多因素疾病。高血压是缺血性脑卒中最重要的危险因素。

1. **诊断标准**　在未使用降压药物的情况下，非同日 3 次测量血压，收缩压≥140mmHg 和（或）舒张压≥90mmHg 可诊断。收缩压≥140mmHg 和舒张压<90mmHg 为单纯性收缩期高血压。24h 动态血压诊断标准：24h 血压≥130/80mmHg，白天血压≥135/85mmHg，夜间血压≥120/70mmHg。家庭血压诊断标准：血压≥135/85mmHg。

2. **血压水平分类**（表 1-1-1）

表1-1-1　血压水平分类和定义

分类	收缩压（mmHg）		舒张压（mmHg）
正常血压	<120	和	<80
正常高值	120~139	和（或）	80~89
高血压：	≥140	和（或）	≥90
1 级高血压（轻度）	140~159	和（或）	90~99
2 级高血压（中度）	160~179	和（或）	100~109
3 级高血压（重度）	≥180	和（或）	≥110
单纯收缩期高血压	≥140	和	<90

注：当收缩压和舒张压分属于不同级别时，以较高的分级为准

3. **风险分层**（表 1-1-2）

表1-1-2　高血压患者心血管风险水平分层

其他危险因素 和病史	血压（mmHg）		
	1 级高血压 SBP140~159 或 DBP90~99	2 级高血压 SBP160~179 或 DBP100~109	3 级高血压 SBP≥180 或 DBP≥110
无	低危	中危	高危
1~2 个其他危险因素	中危	中危	很高危
≥3 个其他危险因素，或靶器官损害	高危	高危	很高危
临床并发症或合并糖尿病	很高危	很高危	很高危

其他危险因素包括：男性>55 岁，女性>65 岁；吸烟；糖耐量受损（2h 血糖 7.8~11.0mmol/L）和（或）空腹血糖异常（6.1~6.9mmol/L）；血脂异常 TC≥5.7mmol/L（220mg/dL）或 LDL-C>3.3mmol/L（130mg/dL）或 HDL-C<1.0mmol/L（40mg/dL）；早发心血管病家族史（一级亲属发病年龄<50 岁）；腹型肥胖（腰围：男性≥90cm，女性≥85cm）或肥胖（BMI≥28kg/m²）。

靶器官损害包括：左心室肥厚（心电图：Sokolow-Lyons>38mV 或 Cornell>2440mm·mms，超声心动图 LVMI 男性≥125 g/m²，女性≥120g/m²）；颈动脉超声 IMT>0.9mm 或动脉粥样斑块；颈-股动脉脉搏波速度>12m/s（＊选择使用）；踝/臂血压指数<0.9（＊选择使用）；估算的肾小球滤过率降低 [eGFR<60mL/（min·1.73m²）]或血清肌酐轻度升高：男性 115~133mol/L（1.3~1.5mg/dL），女性 107~124mol/L（1.2~1.4mg/dL）；微量白蛋白尿：30~300mg/24h 或白蛋白/肌酐比≥30mg/g（3.5mmol/mmol）。

临床并发症包括：脑血管病（脑出血，缺血性脑卒中，短暂性脑缺血发作）；心脏疾病（心肌梗死史，心绞痛，冠状动脉血运重建史，充血性心力衰竭）；肾脏疾病 [糖尿病肾病，肾功能受损，血肌酐男性>133mol/L（1.5mg/dL），女性>124mol/L（1.4mg/dL），蛋白尿>300mg/24h]；外周血管疾病；视网膜病变（出血或渗出，视盘水肿）。糖尿病 [空腹血糖≥7.0mmol/L（126mg/dL），餐后血糖≥11.1mmol/L（200mg/dL），糖化血红蛋白（HbA1c）≥6.5%]。

SBP：收缩压；DBP：舒张压

4. 高血压病与缺血性脑血管病风险 收缩压或舒张压与脑卒中的风险呈连续、独立、直接的正相关关系。血压从 115/75 mmHg 到 185/115 mmHg，收缩压每升高 20 mmHg 或舒张压每升高 10 mmHg，脑血管并发症发生的风险翻倍。舒张压每降低 5mmHg，可使脑卒中的风险降低 40%；收缩压每降低 10mmHg，可使脑卒中的风险降低 30%。

5. 治疗 降压目标：一般高血压患者，应将血压（收缩压/舒张压）降至 140/90mmHg 以下；伴有肾脏疾病、糖尿病，或病情稳定的冠心病或脑血管病的高血压患者治疗更宜个体化，一般可以将血压降至 130/80mmHg 以下。降压药物治疗的时机：高危、很高危或 3 级高血压患者，应立即开始降压药物治疗；确诊的 2 级高血压患者，应考虑开始药物治疗；1 级高血压患者，可在生活方式干预数周后，血压仍≥140/90 mmHg 时，再开始降压药物治疗。降压治疗药物应用应遵循以下 4 项原则，即小剂量开始，优先选择长效制剂，联合应用及个体化。

常用降压药物包括钙通道阻滞剂（calcium channel blocker，CCB）、血管紧张素转换酶抑制剂（angiotensin converting enzyme inhibitor，ACEI）、血管紧张素受体阻滞剂（angiotensin receptor blocker，ARB）、利尿剂和 β 受体阻滞剂 5 类，以及由上述药物组成的固定配比复方制剂。此外，α-受体阻滞剂或其他种类降压药有时亦可应用于某些高血压人群。CCB 或利尿剂预防脑卒中的作用较强。CCB 与 ACEI 联合与其他联合治疗方案相比，可更有效地预防各种心脑血管并发症的发生。ACEI 或 ARB 对靶器官保护作用较好。β 受体阻滞剂则对预防心脏发作事件作用较强。

6. 脑卒中后血压管理 2013 年美国心脏协会和美国卒中协会（AHA/ASA）成人缺血性脑卒中早期治疗指南指出对于大多数轻中度脑卒中患者，若病情稳定，可于脑卒中 24h 后恢复使用降压药物；非溶栓者脑卒中发生 24h 内一般不予降压，除非血压>220/120mmHg；24h 内降压幅度<15%。但欧洲高血压学会和欧洲心脏学会（ESH/ESC）指南指出：急性脑卒中第 1 周，除非血压极高（血压>220/120mmHg），不推荐降压治疗。

2014 年 AHA/ASA 脑卒中二级预防指南推荐：既往未接受降压治疗的缺血性脑卒中或 TIA 患者，若发病后数日血压持续≥140/90mmHg，启动降压治疗；既往存在高血压并接受降压治疗的缺血性脑卒中和 TIA 患者，为预防脑卒中复发和其他血管事件，在数日后恢复降压治疗。

脑卒中长期血压调控的目标值：无论年龄大小，是否合并糖尿病和（或）慢性肾病，是否存在颅内大血管狭窄，只要可以耐受，均需将血压降至<140/90mmHg，但近期腔隙性梗死患者除外（推荐此类患者收缩压降至<130mmHg）。

2014 年 1 月，AHA/ASA 发表声明称降压治疗可使脑卒中发生率降低 35%~40%。*Hypertension Research* 上一项研究显示，当收缩压降低 5.1mmHg，舒张压降低 2.5mmHg 时，可使脑卒中复发风险降低约 1/5。此外一项荟萃分析显示，当收缩压降低 10mmHg，舒张压降低 5mmHg 时，脑卒中复发风险降低约 1/3。

二、糖尿病

糖尿病（diabetes mellitus，DM）是一组以高血糖为特征的代谢性疾病。高血糖则是由于胰岛素分泌缺陷或其生物作用受损，或两者兼有引起。糖尿病时长期存在的高血糖，导致各种组织，特别是眼、肾、心脏、血管、神经的慢性损害和功能障碍。糖尿病为缺血性脑血管病重要的独立危险因素之一。

1. 糖代谢状态分类（WHO，1999；表 1-1-3）

表1-1-3 糖代谢状态分类

糖代谢分类	静脉血浆葡萄糖（mmol/L）	
	空腹血糖（FPG）	糖负荷后 2h 血糖（2hPG）
正常血糖	<6.1	<7.8
空腹血糖受损（IFG）	6.1~7.0	<7.8
糖耐量减低（IGT）	<7.0	7.8~11.1
糖尿病	≥7.0	≥11.1

注：IFG 和 IGT 统称为糖调节受损（IGR，即糖尿病前期）

2. 诊断标准（表 1-1-4）

表1-1-4 糖尿病诊断标准

诊断标准	静脉血浆葡萄糖水平（mmol/L）
（1）典型糖尿病症状（多饮、多食、多尿、体重下降）加上随机血糖监测	≥11.1
或	
（2）空腹血糖（FPG）	≥7.0
或	
（3）葡萄糖负荷后 2h 血糖	≥11.1
无糖尿病症状者，需改日重复检查	

注：空腹状态指至少 8h 没有进食热量。随机血糖指不考虑上次进食时间，一天中任意时间的血糖，不能用来诊断 IFG 和 IGT

3. 糖尿病分型 (表 1–1–5)

表1–1–5　糖尿病分型

1 型糖尿病	A.免疫介导性 B.特发性
2 型糖尿病	
其他特殊类型糖尿病	A.胰岛 β 细胞功能遗传性缺陷 B.胰岛素作用遗传性缺陷 C.胰腺外分泌疾病 D.内分泌疾病 E.药物或化学品所致的糖尿病 F.感染：先天性风疹、巨细胞病毒感染及其他 G.不常见的免疫介导性糖尿病
妊娠糖尿病	

4. 糖尿病与缺血性脑卒中的关系　糖尿病是心脑血管疾病独立的危险因素，与非糖尿患者群相比，糖尿病患者患心脑血管疾病的风险增加 2~4 倍，空腹血糖和餐后血糖升高，即使未达到糖尿病诊断标准，也与心、脑血管疾病发生风险增加相关。糖尿病患者经常伴有血脂紊乱、高血压等心脑血管病变的重要危险因素。

临床证据显示，严格的血糖控制对减少 2 型糖尿病患者发生心、脑血管疾病及因心、脑血管疾病导致的死亡风险作用有限，特别是那些病程较长、年龄偏大和已经发生过心血管疾病或伴有多个心血管危险因素的患者。但是，对多重危险因素的综合控制可以显著改善糖尿病患者心脑血管病变和死亡发生的风险。因此，对糖尿病大血管病变的预防，需要全面评估和控制心血管疾病危险因素（血糖、高血压和血脂紊乱）并进行适当的抗血小板治疗。

当前，我国 2 型糖尿病患者中心血管危险因素的患病率高但控制率较低，在门诊就诊的 2 型糖尿病患者中，血糖、血压和血脂控制综合达标率仅为 5.6%。阿司匹林的应用率也偏低。在临床工作中需要更积极的筛查和治疗心血管危险因素并提高阿司匹林的治疗率。

5. 治疗　目前尚无根治糖尿病的方法，但通过多种治疗手段可以控制好糖尿病。主要包括 5 个方面：一般治疗、饮食控制、运动治疗、口服药物及胰岛素治疗。

（1）一般治疗。包括健康教育及自我血糖监测两方面，要教育糖尿病患者懂得糖尿病的基本知识，树立战胜疾病的信心，如何控制糖尿病，控制好糖尿病对健康的益处。进行强化治疗时每天至少监测 4 次血糖（餐前），血糖不稳定时要监测 8 次（三餐前、后、晚睡前和凌晨 3:00）。强化治疗时空腹血糖应控制在 7.2mmol/L 以下，餐后 2h 血糖<10mmol/L，HbA1c<7%。

（2）饮食控制。饮食控制是各种类型糖尿病治疗的基础，一部分轻型糖尿病患者单用饮食治疗就可控制病情。首先根据患者的年龄、性别、身高、体重、体力活动量、病情等综合因素来确定所需总热量。公式：标准体重（kg）=身高（cm）–105 或标准体重（kg）=［身高（cm）–100］×0.9；女性的标准体重应再减去 2kg。算出标准体重后再依据每个人日常体力活动情况来估算出每千克标准体重所需热量，然后分配每日进食的三大营养物质的比例：A.碳水化合物：每克产热 1.67kJ，是热量的主要来源，应占饮食总热量的 55%~65%，根据我国人民生活习惯，可进主食（米或面）250~400g；B.蛋白质：每克产热量 1.67kJ，占总热量的 12%~15%，蛋白质的需要量在成人每千克体重约 1g；C.脂肪：能量较高，每克产热量 3.78kJ，约占总热量 25%，一般不超过 30%，0.8~1g/(kg·d)，以植物油为主。

（3）运动治疗。增加体力活动可改善机体对胰岛素的敏感性。降低体重，减少身体脂肪量，增强体力，可提高工作能力和生活质量。运动的强度和时间长短应根据患者的总体健康状况来定，找到适合患者的运动量和患者感兴趣的项目。运动形式可多样，如散步、快步走、健美操、跳舞、打太极拳、跑步、游泳等。

（4）口服药物治疗。主要有 5 大类药物：A.磺脲类药物，其降糖机制主要是刺激胰岛素分泌，所以对有一定胰岛功能者疗效较好。B.双胍类降糖药，降血糖的主要机制是增加外周组织对葡萄糖的利用，增加葡萄糖的无氧酵解，减少胃肠道对葡萄糖的吸收，降低体重。C.葡萄糖苷酶抑制剂，1 型和 2 型糖尿病均可使用，可以与磺脲类、双胍类或胰岛素联用。D.胰岛素增敏剂，可增强胰岛素作用，改善糖代谢。可以单用，也可与磺脲类、双胍类或胰岛素联用。E.格列奈类胰岛素促分泌剂，为快速促胰岛素分泌剂，餐前即刻口服，每次主餐时服，不进餐不服用。常用的有瑞格列奈（诺和龙）及那格列奈（唐力）等。

（5）胰岛素治疗。胰岛素制剂有动物胰岛素、人胰岛素和胰岛素类似物。根据作用时间分为速效，短效、中效和长效胰岛素。胰岛素治疗的最严重不良反应为低血糖。使用胰岛素一定要严密监测血糖变化，根据血糖波动及时调整胰岛素用量，注意防止低血糖的发生。

6. 脑卒中后血糖管理　2013 年 AHA/ASA 成人缺血性脑卒中早期治疗指南指出：急性缺血性脑卒中患者中高血糖很常见；超过 40% 的急性缺血性脑卒中患者出现高血糖；糖尿病患者更易出现高血糖；急性缺血性脑卒中患者中高血糖部分归因于非空腹状态和应激。

就临床诊断而言，急性感染、创伤或其他应激情况下可出现暂时性血糖增高，若没有明确的高血糖病史，就不能以此时的血糖值诊断为糖尿病，须在应激消除后复查并确定糖代谢状态。因此，不能依据脑卒中急性期的高血糖诊断糖尿病。

如果患者脑卒中急性期随机血糖>10mmol/L，应该接受胰岛素治疗；如果血糖<10mmol/L 应定期监测血糖。口服葡萄糖耐量试验（oral glucose tolerance test, OGTT）有助于筛查卒中急性期血糖异常，但最好是在发病后 14d 和 3 个月分别进行 OGTT 检查。

证据显示脑卒中患者入院 24h 持续高血糖与预后不良相关，因而，急性缺血性脑卒中患者将血糖控制在 140~180mg/dL 是合理的，还应密切监测以预防低血糖；皮下胰岛素注射可使脑卒中急性期血糖安全下降并维持在 180mg/dL 以下而无需过多使用医疗资源；在有些医院，能安全地使用静脉输注胰岛素并使血糖大大低于 200mg/dL。

TIA 或缺血性脑卒中后，所有患者通过空腹血糖检测、糖化血红蛋白（HbA1c）或 OGTT 来进行糖尿病筛查。测试方法及时机的选择应该根据临床经验。总体来说，HbA1c 在事件后不久的检测中，可能更准确。

脑卒中恢复期的血糖管理原则：控糖目标个体化，避免低血糖；全面控制高血糖；多重危险因素综合管理；合理配伍；早期筛查。

三、血脂异常

血脂是血浆中的中性脂肪（甘油三酯和胆固醇）和类脂（磷脂、糖脂、固醇、类固醇）的总称，广泛存在于人体中。它们是生命细胞基础代谢的必需物质。一般说来，血脂中的主要成分是甘油三酯和胆固醇，其中甘油三酯参与人体内能量代谢，而胆固醇则主要用于合成细胞浆膜、类固醇激素和胆汁酸。

血脂异常通常指血浆中总胆固醇和（或）甘油三酯升高，俗称血脂异常。实际上血脂异常也泛指包括低高密度脂蛋白胆固醇血症在内的各种血脂异常。其中血清总胆固醇、低密度脂蛋白胆固醇、甘油三酯升高是冠心病和缺血性脑卒中的独立危险因素之一。临床上关注血脂的主要生化指标有 4 项：总胆固醇（total cholesterol，TC），甘油三酯（triglyceride，TG），低密度脂蛋白胆固醇（low density lipoprotein cholesterin，LDL-C），高密度脂蛋白胆固醇（high density lipoprotein cholesterin，HDL-C）；其中前三者为有害因素，后者为保护性因素。

1. **血脂检查及诊断标准**　一般人群的常规健康体检也是血脂异常检出的重要途径。为了及时发现和检出血脂异常，建议 20 岁以上的成年人至少每 5 年测量 1 次空腹血脂，包括 TC、LDL-C、HDL-C 和 TG 测定。对于缺血性心血管病及其高危人群，则应每 3~6 个月测定 1 次血脂。对于因缺血性心血管病住院治疗的患者应在入院时或 24h 内检测血脂。

血脂检查的重点对象：①已有冠心病、脑血管病或周围动脉粥样硬化病者；②有高血压、糖尿病、肥胖、吸烟者；③有冠心病或动脉粥样硬化病家族史者，尤其是直系亲属中有早发冠心病或其他动脉粥样硬化性疾病者；④有皮肤黄色瘤者；⑤有家族性高脂血症者。

建议 40 岁以上男性和绝经期后女性应每年均进行血脂检查。

我国成人血脂合适水平：

①总胆固醇（TC）：TC<5.18mmol/L（200mg/dL）为合适范围；TC 5.18~6.19mmol/L（200~239mg/dL）为边缘升高；TC≥6.22mmol/L（240mg/dL）为升高。

②低密度脂蛋白胆固醇（LDL-C）：LDL-C<3.37mmol/L（130mg/dL）为合适范围；LDL-C 3.37~4.12mmol/L（130~159mg/dL）为边缘升高；LDL-C≥4.14mmol/L（160mg/dL）为升高。

③高密度脂蛋白胆固醇（HDL-C）：HDL-C<1.04mmol/L（40mg/dL）为减低；HDL-C≥1.55mmol/L（60mg/dL）为升高；HDL-C≥1.04 mmol/L（40 mg/dL）为合适范围。

④甘油三酯（TG）：1.70mmol/L（150mg/dL）以下为合适范围，1.70~2.25mmol/L（150~199mg/dL）以上为边缘升高，TG≥2.26mmol/L（200mg/dL）为升高。

2. **血脂异常与缺血性脑卒中**　我国的队列研究表明，TC 或 LDL-C 升高是冠心病和缺血性脑卒中的独立危险因素之一。为此，对血脂异常的防治必须及早给予重视。

LDL 是致动脉粥样硬化的基本因素。LDL 通过血管内皮进入血管壁内，在内皮下滞留的 LDL 被修饰成氧化型 LDL（ox-LDL），巨噬细胞吞噬 ox-LDL 后形成泡沫细胞，后者不断地增多、融合，构成了动脉粥样硬化斑块的脂质核心。

HDL 被视为是人体内具有抗动脉粥样硬化的脂蛋白。因为 HDL 可将泡沫细胞中的胆固醇带出来，转运到肝脏进行分解代谢。也有研究提示，HDL 还可能通过抗炎、抗氧化和保护血管内皮功能而发挥其抗动脉粥样硬化的作用。

血脂异常为缺血性脑血管病的主要危险因素，防止血脂异常对缺血性脑血管病的预防至关重要。

3. **血脂异常的治疗**

（1）生活方式的改变：①减少饱和脂肪酸和胆固醇的摄入；②选择能够降低 LDL-C 的食物（如植物固醇、可溶性纤维）；③减轻体重；④增加有规律的体力活动；E.采取针对其他危险因素的措施如戒烟、限盐以及降低血压等。

（2）药物治疗：①他汀类（Statins），也称 3 羟基 3 甲基戊二酰辅酶 A（3-hydroxy-3-methylglutaryl-coenzyme A，HMG-CoA）还原酶抑制剂，具有竞争性抑制细胞内胆固醇合成早期过程中限速酶的活性，继而上调细胞表面 LDL 受体，加速血浆 LDL 的分解代谢，此外还可抑制 VLDL 的合成。因此他汀类药物能显著降低 TC、LDL-C 和 Apo B，也降低 TG 水平和轻度升高 HDL-C。此外，他汀类还可能具有抗炎、保护血管内皮功能等作用，这些作用可能与冠心病事件减少有关。大多数人对他汀类药物的耐受性良好，副作用通常较轻且短暂，包括头痛、失眠、抑郁以及消化不良、腹泻、腹痛、恶心等消化道症状。0.5%~2.0%的病例发生肝脏转氨酶如丙氨酸氨基转移酶（alanine aminotransferase，ALT）和天冬氨酸氨基转移酶（aspartate aminotransferase，AST）升高，且呈剂量依赖性。由他汀类药物引起并进展成肝功能衰竭的情况罕见。减少他汀类药物剂量常可使升高的转氨酶回落；当再次增加剂量或选用另一种他汀类药物后，转氨酶常不一定再次升高。胆汁瘀积和活动性肝病被列为使用他汀类药物的禁忌证。他汀类药物可引起肌病，包括肌痛、肌炎和横纹肌溶解。②贝特类，亦称苯氧芳酸类药物，此类药物通过激活过氧化物酶增生体活

化受体 α（PPARα），刺激脂蛋白脂酶（lipoprotein lipase，LPL）、ApoA I 和 Apo A II 基因的表达，以及抑制 Apo C III 基因的表达，增强 LPL 的脂解活性，有利于去除血液循环中富含 TG 的脂蛋白，降低血浆 TG 和提高 HDL-C 水平，促进胆固醇的逆向转运，并使 LDL 亚型由小而密颗粒向大而疏松颗粒转变。此类药物的常见不良反应为消化不良、胆石症等，也可引起肝脏血清酶升高和肌病。绝对禁忌证为严重肾病和严重肝病。③烟酸类，烟酸属 B 族维生素，当用量超过作为维生素作用的剂量时，可有明显的降脂作用。烟酸的降脂作用机制尚不十分明确，可能与抑制脂肪组织中的脂解和减少肝脏中 VLDL 合成和分泌有关。常见不良反应有颜面潮红、高血糖、高尿酸（或痛风）、上消化道不适等。这类药物的绝对禁忌证为慢性肝病和严重痛风；相对禁忌证为溃疡病、肝毒性和高尿酸血症。缓释型制剂的不良反应轻，易耐受。④胆酸螯合剂。⑤胆固醇吸收抑制剂。⑥其他调脂药如普罗布考及 n-3 脂肪酸等。

4. **脑卒中后血脂管理** 2014AHA/ASA 脑卒中和 TIA 二级预防指南推荐对于 LDL-C≥100mg/dL，伴或不伴其他动脉粥样硬化心血管病证据的缺血性脑卒中/TIA 患者，推荐使用具有强化降脂作用的高强度他汀类以减少脑卒中和心血管事件风险；对于 LDL-C<100mg/dL，无其他临床动脉粥样硬化心血管病证据的缺血性脑卒中/TIA 患者，推荐使用高强度他汀类以减少脑卒中和心血管事件风险；对缺血性脑卒中/TIA 及其他动脉粥样硬化心血管病并发症的患者，应根据 2013 年 ACC/AHA 指南进行管理，包括改变生活方式、饮食建议及药物建议。

脑卒中后尽早启动他汀类（证据显示 3d 内）有助于改善近远期预后。对无已知 CHD 的动脉粥样硬化性缺血性脑卒中/TIA 患者，为达到最佳疗效，合适的靶目标是 LDL-C 下降≥50% 或 LDL-C<70mg/dL。应充分运用血管检查手段检测斑块，对有动脉粥样硬化证据或合并多种危险因素的缺血性脑卒中，应超越 LDL-C 达标的限制，使用具有强化降脂效果的他汀类治疗动脉粥样硬化斑块。

四、高同型半胱氨酸血症

1. **同型半胱氨酸的代谢** 同型半胱氨酸又称为高半胱氨酸（Homocysteine，HCY），是甲硫氨酸的中间代谢产物，在体内由甲硫氨酸转甲基后生成，有两种去路：一是 HCY 可在胱硫醚缩合酶（cystathionine-β-synthase，CBS）和胱硫醚酶的催化下生成半胱氨酸，需要维生素 B_6 的参与，或经巯基氧化结合生成高胱氨酸；另外 HCY 还可在叶酸和维生素 B_{12} 的辅助作用下再甲基化重新合成甲硫氨酸，此过程需甲硫氨酸合成酶（methionine synthetase，MS）的催化，并且必须有 N5-甲基四氢叶酸作为甲基的供体。后者是四氢叶酸经 5，10-甲烯四氢叶酸还原酶（methylenetetrahydrofolate reductase，MTHFR）催化而产生的。

2. **同型半胱氨酸升高的原因** ①遗传因素：遗传因素引起 3 种关键酶即 MTH-FR、CBS、MS 缺乏或活性降低。先天性胱硫醚缩合酶缺陷症或胱氨酸尿症纯合子表现为 CBS 严重缺乏，患者常早年发生动脉粥样硬化，而且波及全身大、中、小动脉，病变弥漫且严重，多较早死亡。目前研究较多的主要是轻中度高同型半胱氨酸血症，发现编码 MTHFR、CBS、MS 的基因发生碱基突变或插入、缺失，引起相应的酶缺陷或活性下降。②环境营养因素：为代谢辅助因子如叶酸、维生素 B_6 或维生素 B_{12} 缺乏，这些因子在同型半胱氨酸代谢反应中为必需因子，均可导致高同型半胱氨酸血症的发生。许多研究已经证实冠心病患者血浆同型半胱氨酸升高以及血清叶酸、维生素 B_6 和维生素 B_{12} 水平下降。

3. 高同型半胱氨酸血症和缺血性心脑血管病的关系　HCY 的正常参考值随测定方法和种族人群的不同而有所不同，一般正常空腹血浆总 HCY 水平为 5~15μmol/L，HCY>10μmol/L 则为临床异常，这一点在检验报告单上没有提出。研究表明：HCY 每升高 5μmol/L 则脑卒中风险升高 59%，缺血性心脏病风险升高 32%；HCY 每降低 5μmol/L 脑卒中风险降低 24%，缺血性心脏病风险降低 16%。

4. 治疗　对于高同型半胱氨酸血症的治疗，针对其发病原因，一方面补充叶酸+维生素 B_6+维生素 B_{12}，可降低同型半胱氨酸。有人研究发现即使叶酸水平未降低的患者，补充叶酸和维生素也可促进 HCY 代谢，降低同型半胱氨酸的水平，而且二者联合补充效果更好。另一方面限制甲硫氨酸的摄入，饮食中减少动物蛋白摄入量。

5. 指南最新推荐　2014AHA/ASA 脑卒中和 TIA 二级预防指南推荐对于新近发生缺血性脑卒中/TIA 患者，不建议常规筛查高同型半胱氨酸血症；新近发生缺血性脑卒中/TIA 的成年患者，如伴有轻至中度高同型半胱氨酸血症，补充叶酸、维生素 B_6 和维生素 B_{12} 可安全降低同型半胱氨酸水平，但未显现出对脑卒中预防的益处。

五、不良生活方式

健康的生活方式，不但有利于预防缺血性脑卒中，而且对高血压病、糖尿病、高脂血症等脑血管病危险因素有重要的预防和控制作用。主要关注以下几个方面：

1. 合理膳食　控制热量的摄入，均衡饮食，多进食新鲜的蔬菜和水果，减少主食及动物性食品的摄入。最新的研究指出，应以地中海饮食代替之前所推荐的低脂饮食。

地中海饮食（Mediterranean diet）泛指希腊、西班牙、法国和意大利南部等处于地中海沿岸的南欧各国以蔬菜水果、鱼类、五谷杂粮、豆类和橄榄油为主的饮食风格。现也用"地中海式饮食"代指有利于健康、简单、清淡以及富含营养的饮食。主要特点为下：以种类丰富的植物食品为基础，包括大量水果、蔬菜、五谷杂粮、豆类、坚果、种子。对食物的加工尽量简单，并选用当地、应季的新鲜蔬果作为食材，避免微量元素和抗氧化成分的损失。烹饪时用植物油（含不饱和脂肪酸）代替动物油（含饱和脂肪酸）以及各种人造黄油，尤其提倡用橄榄油。脂肪最多占膳食总能量的 35%，饱和脂肪酸只占 7%~8%。适量吃一些奶酪、酸奶类的乳制品，最好选用低脂或者脱脂的。每周吃两次鱼或者禽类食品。一周吃不多于 7 个鸡蛋，包括各种烹饪方式。用新鲜水果代替甜品、甜食、蜂蜜、糕点类食品。每月最多吃几次红肉，总量在 7~9 两（350~450g），而且尽量选用瘦肉。适量饮用红酒，最好进餐时饮用，避免空腹；男性每天不超过 2 杯，女性不超过 1 杯。研究发现地中海饮食可以减少患心脏病的风险，还可以保护大脑血管免受损伤，降低记忆力减退和发生脑卒中的风险。

2. 体育运动　合理的体育运动，可以增强体质，对治疗和预防缺血性脑血管病及其各种危险因素均有明显效果。目前推荐如能参加体育运动，至少每周 3~4 次、每次 40min 的中到高强度的体育运动。中等强度的定义是剧烈程度足以出汗或明显增加心率（如快走、蹬健身脚踏车等）；高强度锻炼包括慢跑等。须知运动绝非三天打鱼两天晒网，而要持之以恒，日复一日，年复一年，才能收到良好效果。

3. 戒烟限酒　吸烟对身体的危害，不言而喻。吸烟会加重动脉硬化的形成，直接导致缺血性脑卒中。据报告，吸烟者发生脑卒中的风险是不吸烟者的 2~3.5 倍；如果吸烟和高血压同时存在，脑卒中的危险性就会升高近 20 倍。应立即戒烟。

不饮酒的人群，不推荐通过饮酒来预防缺血性脑血管病。常饮酒者，限制摄入量，建议轻到中度的酒精摄入（男性每天不超过 2 杯，非妊娠女性每天不超过 1 杯）可能是合理的。不应劝说不饮酒者开始饮酒。

4. 心理平衡　情绪对健康影响极大。保持积极健康乐观的心态，有利于身体健康。很多疾病都与情绪有关，如缺血性脑血管病最重要的危险因素——高血压病，就和心理应激和精神压力密切相关。舒缓平和的心态对健康有很大好处。

六、其　他

1. 心脏疾病　心房颤动、瓣膜性心脏病、冠心病、心力衰竭、扩张型心肌病、先天性心脏病等均为脑血管病的危险因素。心房颤动最为常见，常引起脑栓塞，预防首选口服抗凝治疗。

2. 颈动脉狭窄　颈动脉狭窄为缺血性脑血管病重要的危险因素，多由动脉粥样硬化所致。应给予抗血小板聚集类和他汀类药物，必要时可手术治疗（包括颈动脉内膜切除术及血管内介入治疗）。

3. 肥胖　目前认为，男性腰围大于臀围和女性体重指数（body mass index，BMI；体重公斤数除以身高米数的平方）增高为脑卒中的独立危险因素，这与肥胖容易导致高血压病、糖尿病、高脂血症有关。成人 BMI 应控制在 28 以内，腰臀比<1，波动范围在 10% 以内。推荐 TIA 或缺血性脑卒中后，所有患者应该计算 BMI 进行肥胖筛查。

第2节 不同血管病变的临床表现

缺血性脑血管病的临床表现和其损害的血管有密切关系，各脑血管有自己相对固定的供血区，而各个部位有其不同的神经功能，这就决定了各个血管的狭窄或闭塞会导致各种不同的症状体征。因此，我们按照血管的分布来介绍临床表现。不同的是，TIA 的症状和体征可能持续时间较短。

一、颈内动脉系统（前循环）

1. 颈内动脉病变 症状复杂多变，如果侧支代偿良好，可以无任何症状；若侧支代偿不好，则出现相应供血区的缺血症状。表现为病变对侧发作性单瘫、偏瘫和面瘫，病变对侧单肢或偏身麻木，也可导致病变侧单眼一过性黑蒙或失明，对侧偏瘫或感觉障碍（眼动脉交叉性瘫痪）；同侧 Horner 征，对侧偏瘫（Horner 征交叉性瘫痪）；优势半球可出现失语等。也可引起大脑前动脉或（和）大脑中动脉供血区症状。查体可发现同侧颈内动脉搏动减弱或消失，听诊可闻及血管杂音。

2. 大脑中动脉病变 根据病变部位在主干还是各级分支，所表现出来的症状体征大有不同。总的来说有：三偏征（对侧偏瘫、偏身感觉障碍、同向性偏盲）；双眼向病灶侧凝视；优势半球损害可发生失语，非优势半球可出现体像障碍；如为主干闭塞，可因梗死面积较大而出现意识障碍，脑水肿严重可出现脑疝而危及生命。

3. 大脑前动脉病变 大脑前动脉 A1 段病变，若前交通动脉开放，可无症状。A2 段以远病变，可引起对侧偏瘫，下肢重于上肢。优势半球病变可导致 Borca 失语，累及中央旁小叶，可伴有尿失禁及对侧强握反射。深穿支损伤可出现面舌瘫及上肢轻瘫、排尿障碍及强握等原始反射。

二、椎-基底动脉系统（后循环）

1. 椎动脉病变 可出现延髓背外侧综合征（Wallenberg syndrome）：主要为小脑后下动脉或椎动脉闭塞所致。表现为：眩晕、恶心、呕吐及眼震（前庭神经核损害）；病灶侧软腭、咽喉肌瘫痪，出现吞咽困难、构音障碍、同侧软腭低垂及咽反射消失（疑核及舌咽、迷走神经损害）；病灶侧共济失调（绳状体损害）；霍纳综合征（交感神经下行纤维损害）；交叉性偏身感觉障碍，即同侧面部痛、温觉缺失（三叉神经脊束及脊束核损害）；对侧偏身痛、温觉减退或丧失（脊髓丘脑侧束损害）。

2. 基底动脉病变 可出现眩晕、眼震、复视、构音障碍、吞咽困难、共济失调。病情进展迅速，可致延髓性麻痹、四肢瘫、中枢性高热，死亡率高。基底动脉分支病变可引起脑干和小脑病变。常见综合征有：①短旋支和旁正中支闭塞可致脑桥前下部综合征（包括 Millard-Gubler 综合征和 Foville 综合征）；②脑桥基底部双侧梗死导致闭锁综合征（locked-in syndrome）；③基底动脉尖综合征（top of the basilar syndrome，TOBS），即基底动脉尖端分出两对动脉——大脑后动脉和小脑上动脉，供血区域包括中脑、丘脑、小脑上部、颞叶内侧和枕叶。临床表现为眼球运动障碍、瞳孔异常、觉醒和行为障碍，伴有记忆力丧失以及对侧偏盲或皮质盲，少数患者出现大脑脚幻觉。

3. 大脑后动脉病变　由于大脑后动脉变异较大，加之大脑动脉环代偿功能差别很大，导致大脑后动脉病变时症状轻重不一。主要表现为对侧偏盲、对侧偏瘫、偏身感觉障碍、丘脑综合征，优势半球可伴有失读。皮层受损可伴有视物变形、视幻觉，累及颞叶下部可伴有记忆障碍。累及深穿支特定血管，可出现特定的综合征：①丘脑膝状体动脉闭塞可致丘脑综合征；②丘脑穿动脉闭塞可致红核丘脑综合征；③中脑脚间支闭塞可出现 Weber 综合征。

三、并发症

脑梗死特别是大面积脑梗死或脑干梗死后，容易发生并发症，主要的并发症有：吸入性肺炎、上消化道出血、水电解质紊乱、心脏损伤、癫痫发作、深静脉血栓形成和肺栓塞等。应充分重视并给予积极预防和治疗。

第 3 节　辅助检查

一、一般检查

1. 基本检查　血常规、尿常规、粪常规及粪便隐血、肝功能、肾功能、电解质、心电图和胸部 X 线片等。

2. 排查脑血管病危险因素的检查　血脂、同型半胱氨酸、血糖、糖化血红蛋白、糖耐量实验、抗磷脂抗体、BMI、心脏彩超、经食管超声心动图、动态心电图和动态血压监测等。

二、结构影像学检查

1. 头颅 CT　计算机体层成像（computed tomography，CT）对于急性脑卒中患者，可在数秒钟之内完成扫描，鉴别有无出血，具有不可替代的作用。但是对超早期缺血性病变和皮质或皮质下小的梗死灶不敏感，特别是颅后窝的脑干和小脑梗死较难检出。

在超早期阶段（发病 6h 内），CT 平扫可出现 3 种提示动脉阻塞或脑梗死的征象：①脑动脉高密度征，表现为一段脑动脉的密度高于同一支动脉的另一段或其他动脉的密度；一般为动脉内血栓所致，提示预后较差；高密度征需要和动脉管壁钙化所致的极高密度点状影相鉴别。②局部脑组织肿胀征，表现为局限区域脑沟消失，基底池不对称，脑室受累和中线结构移位；为血管源性脑水肿所致，提示预后不佳。③脑实质密度降低征，表现为局限性脑实质的密度降低，灰白质界限不清，皮质边缘（尤其是岛叶）以及豆状核区灰白质分界不清楚，内囊和其内外侧结构分界模糊；为血-脑屏障受损后血管源性水肿所致，此征对诊断超急性期脑梗死具有重要参考意义。这些征象出现说明脑梗死面积较大，溶栓治疗要慎重。

在发病的第1周内，梗死灶呈低密度区，位于大脑皮质区的病灶与脑血管支配区的分布一致，按血管分布区不同，病灶的形状不同。第2~3周：梗死区内脑水肿和占位效应逐渐消失，皮质侧支循环建立，吞噬细胞浸润，血液循环部分逐渐恢复，平扫病灶可呈等密度或接近等密度，此现象称为"模糊效应"，易导致漏诊。由于病灶部位的血-脑屏障破坏、周围有小血管增生，增强扫描显示病灶周围有环形或脑回样强化。第4周至2个月：梗死区的边界清晰，密度均匀降低，直至接近或达到脑脊液的密度。发病2个月以后：梗死区内的坏死组织被吞噬细胞清除，形成边缘清晰锐利的低密度囊腔，此期病灶无强化。可伴有局限性脑萎缩，表现为病侧的脑室及脑沟扩大，中线结构向病侧移位（图1-3-1）。

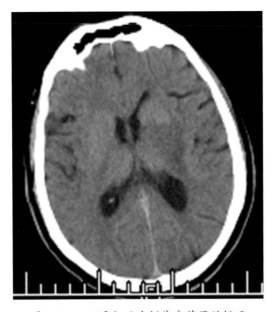

图1-3-1　CT平扫示左侧基底节区脑梗死

2. **磁共振成像**　磁共振成像（magnetic resonance imaging，MRI）为诊断脑梗死最重要的检查。脑梗死发病数小时后，可见T1低信号，T2高信号病变区域。与CT相比，MRI可早期检出小灶病变及颅后窝病变。标准的MRI序列（T1、T2和质子相）对发病数小时内的脑梗死不敏感。磁共振弥散加权成像（diffusion weighted imaging，DWI）是利用MRI的特殊序列，观察活体组织中水分子的微观弥散运动的一种成像方法，是一种对水分子弥散运动敏感的成像技术。弥散快慢可用表观弥散系数图（apparent diffusion coefficient，ADC）和DWI图两种方式表示。

ADC 图是直接反映组织弥散快慢的指标，如果弥散速度慢，ADC 值低，图像黑，反之亦然。DWI 图反映弥散信号强弱，如果组织弥散速度慢，其去相位时信号丢失少，信号高，呈白色。DWI 可以早期显示缺血组织的大小、部位，甚至可显示皮质下、脑干和小脑的小梗死灶。早期梗死的诊断敏感性达到 88%~100%，特异性达到 95%~100%。MRI 诊断出血不如 CT 敏感。但某些新技术可观察出血，如应用梯度回波技术（gradient recalled echo，GRE）和磁敏感加权成像技术（图 1-3-2）。

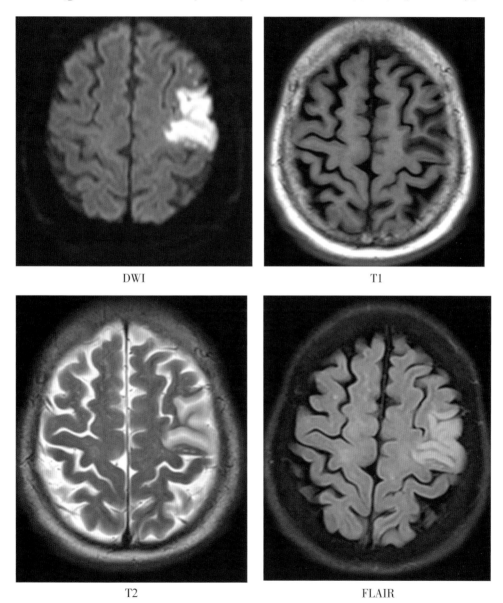

图1-3-2　急性脑梗死DWI、T1、T2、FLAIR（磁共振成像液体衰减反转恢复序列）

3. PET 成像　正电子发射计算机断层扫描（polyethylene terephthalate，PET），是核医学领域最先进的临床影像技术，是目前唯一的用解剖形态反方式进行功能、代谢和受体显像的技术。PET揭示了细胞水平的代谢器官或组织发生的变化，不仅能测定脑血流量，还能测定脑局部葡萄糖代谢及氧代谢，若减低或停止，提示存在梗死。

4. 根据病变位置推测责任血管　结构影像学检查我们需要根据病变位置特点分析推测责任血管（图1-3-3）。

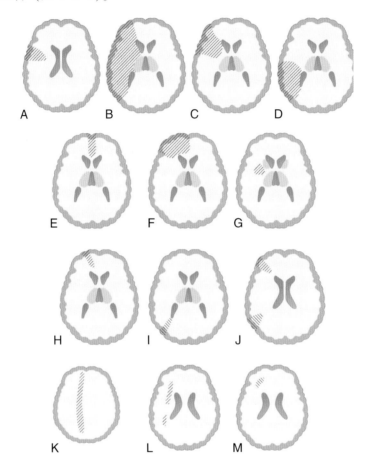

图1-3-3　不同部位脑梗死模式图，斜线代表梗死区域。A. MCA分支闭塞所致楔形梗死。B. MCA主干。C. MCA上干。D. MCA下干。E. ACA。F. ACA、MCA。G. 纹状体内囊梗死。H. 前分水岭区楔形梗死。I. 后分水岭区楔形梗死。J. 前、后分水岭梗死。K. 线形内分水岭梗死。L. 椭圆形内分水岭梗死。M. 白质区小分水岭梗死

三、脑血管检查

1. 磁共振血管成像（magnetic resonance angiography，MRA）　MRA是显示血管和血流信号特征的一种技术。MRA不但可以对血管解剖腔简单描绘，而且可以反映血流方式和速度等血管功能方面的信息。MRA检查方法主要有时间飞越法（time of flight，TOF）、相位对比法（phase contrast，PC）和增强磁共振血管造影

(contrast enhanced MRA，CEMRA）等技术，以及新近应用于临床的磁共振数字减影血管造影（MR-DSA）。CEMRA 对生理运动区及搏动性强的弓上大血管显示极佳，能够克服普通 TOF 和 PCA 技术成像时间较长、过高评价血管狭窄、搏动伪影明显等缺点，并具有高空间分辨力（图 1-3-4）。

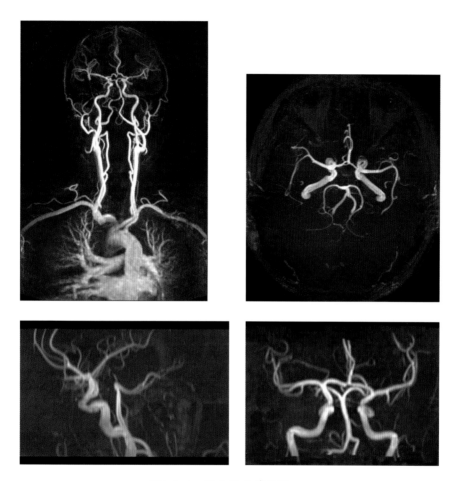

图1-3-4　磁共振血管成像

2. **高分辨核磁显像**（high resolution magnetic resonance imaging，HRMRI）HRMRI 不仅能显示管腔，更能清晰显示动脉壁及粥样硬化斑块的病理变化（如斑块内脂质、出血、钙化和纤维帽破裂等），鉴别动脉狭窄病因。早期检出斑块脆弱不稳定的患者，根据 HRMRI 作出的粥样硬化分型与病理分型高度一致。此外，HRMRI 显示的是颈动脉的横断面，因此不仅能根据管腔的直径，还能根据其面积测定狭窄程度。对于偏心性狭窄测定更加准确。

3. **CT 血管成像**（CT angiography，CTA）　　CTA 是指静脉注射对比剂后，在循环血液中及靶血管内对比剂浓度达到最高峰的时间内，进行螺旋 CT 容积扫描，经计算机最终重建成靶血管数字化的立体影像。CTA 能提供与常规血管造影相近似的诊断信息，且具有扫描时间短、并发症少等优势。报道显示颈动脉 CTA 和 DSA 评价颈动脉狭窄的相关系数达 82%~92%。颅内动脉的 CTA 能清晰显示 Willis 环及其分支血管。CTA 可以用于诊断动脉瘤、血管畸形及烟雾病或血管狭窄。CTA 的优点有：可同时显示血管及其相邻骨结构及其关系，如钩椎关节增生对椎动脉压迫，根据程度可分为级：Ⅰ级有椎动脉平直，无压迫；Ⅱ级有椎动脉受压迂曲，管腔无狭窄；Ⅲ级有椎动脉受压，管腔狭窄；可同时显示血管内硬化斑块，特别是在颈动脉；0.6mm~0.625mm 层厚的原始图像可以清晰显示血管壁硬化斑块，并根据 CT 值分为：富脂软斑块（CT 值<50HU）、纤维化斑块（CT 值 50~120HU）和钙化（CT 值>120HU）；一次注药可分别完成动脉和静脉血管造影以及常规增强扫描；一次注药后，实现CTA和脑灌注成像同时完成。CTA 主要的不足是由于邻近高密度结构的重叠而影响动脉的显示，如颅底骨骼、钙化和海绵窦、静脉、脉络丛的强化等（图 1-3-5，图 1-3-6）。

4. **数字减影血管造影技术**（digital subtraction angiography，DSA） DSA 目前仍然是脑血管成像技术的金标准（详见第 3 章）。

5. **颈部动脉彩色多普勒超声** 可明确颅外颈部大动脉的狭窄情况、内膜厚度、动脉粥样硬化斑块的大小及性质、血流情况等信息；但其对轻中度动脉狭窄的临床价值较低，也无法辨别严重的狭窄和完全颈动脉阻塞。

6. **经颅多普勒超声**（transcranial doppler，TCD） TCD 对评估颅内外动脉狭

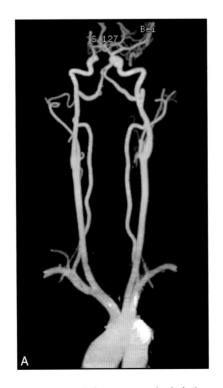

图1-3-5 弓上CTA。A. 主动脉弓

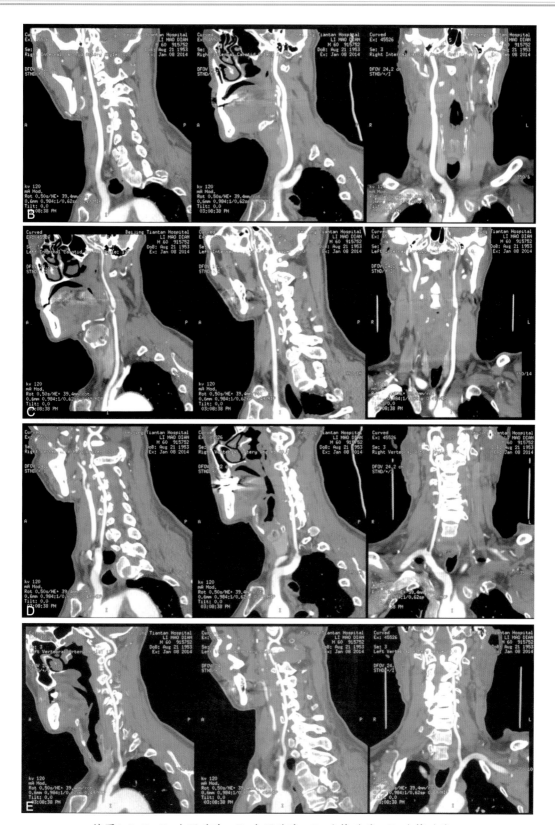

续图1-3-5　B. 右颈动脉。C. 左颈动脉。D. 右椎动脉。E. 左椎动脉

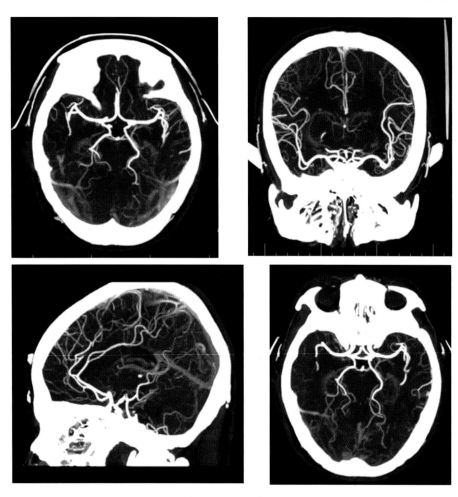

图1-3-6 颅内CTA

窄、闭塞、血管痉挛或者侧支循环建立的程度有帮助，也可监测栓子流向，监测有无心脏右向左分流（发泡实验）等（图1-3-7）。

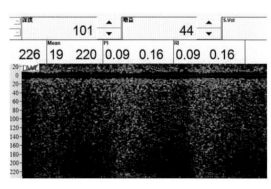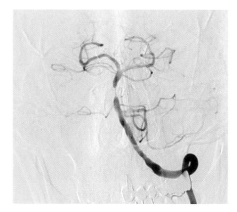

图1-3-7 TCD显示基底动脉中远段血流速度增快伴湍流，声频粗糙；DSA显示基底动脉中段重度狭窄

四、脑血流灌注

1. **磁共振灌注加权成像**（perfusion weighted imaging，PWI）　PWI 是用来反映组织微循环的分布及其血流灌注情况，评估局部组织的活力和功能的磁共振检查技术。PWI 的基本原理是静脉内团注顺磁性对比剂后，立即进行快速磁共振扫描，获得对比剂首过兴趣区血管床的图像。由于顺磁性对比剂使脑局部 T2 时间缩短，致信号降低，信号降低程度与局部对比剂浓度成正比。根据脑组织信号变化过程，可以绘制出信号强度-时间曲线，根据这个曲线变化可分析脑组织血流灌注情况。PWI 评价指标有：局部血容量（regional cerebral blood volume，rCBV）是容量指标；局部血流量（regional cerebral blood flow，rCBF）是流量指标；平均通过时间（mean transit time，MTT）是血流通过组织的速度指标。三者关系为：rCBF=rCBV/MTT。

2. **CT 灌注成像**（CT perfusion，CTP）　CTP 是结合快速扫描技术及先进的计算机图像处理技术而建立起来的一种成像方法，能够反映组织的微循环及血流灌注情况，获得血流动力学方面的信息，属于功能成像的范畴。

CTP 指标：rCBF、rCBV、MTT 和最大峰值时间（time-to-peak，TTP）。脑梗死前期 CTP 分期包括 I 1 期：TTP 延长，MTT、rCBF 和 rCBV 正常；I 2 期：TTP 和 MTT 延长，rCBF 正常，rCBV 正常或轻度升高；II 1 期：TTP、MTT 延长以及 rCBF 下降，rCBV 基本正常或轻度下降；II 2 期：TTP、MTT 延长，rCBF 和 rCBV 下降（图 1-3-8）。

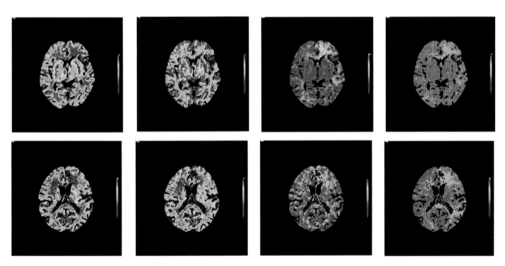

图1-3-8　CT灌注成像。A. 前循环

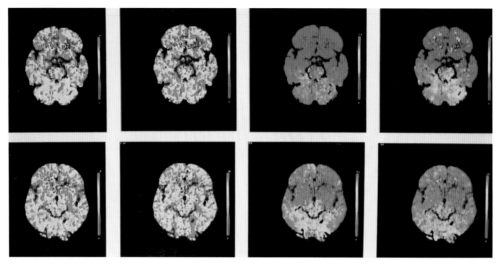

续图1-3-8　B.后循环

第4节　规范化分型与评估

一、缺血性脑血管病的分型

缺血性脑卒中分型方法很多，当前国际广泛使用 TOAST（trial of org 10172 in acute stroke treatment）病因分型，TOAST 是一项缺血性脑卒中亚型流行病学研究，将缺血性脑卒中分为5型：大动脉粥样硬化型，心源性栓塞型，小动脉闭塞型，其他明确病因型和不明原因型。牛津郡社区脑卒中计划（oxfordshire community stroke project，OCSP）的分型将其分为4型：全前循环梗死（total anterior circulation infarct，TACI），部分前循环梗死（partial anterior circulation infarct，PACI），后循环梗死（posterior circulation infarct，POCI）和腔隙性脑梗死（lacunar infarction）。而我国分型目前为中国缺血性脑卒中亚型（Chinese ischemic stroke subclassification，CISS）分型。本书主要对我国缺血性脑卒中亚型（CISS）分型给予重点介绍。

CISS 分型分为5型：大动脉粥样硬化（large artery atherosclerosis，LAA），心源性脑卒中（cardiogenic stroke，CS），穿支动脉疾病（penetrating artery disease，PAD），其他病因（other etiologies，OE），病因不确定（undetermined etiology，VE）。

1. **大动脉粥样硬化**　包括主动脉弓和颅内外大动脉粥样硬化。

（1）主动脉弓粥样硬化

● 急性多发梗死病灶，特别是累及双侧前循环和（或）前后循环同时受累。

● 没有与之相对应的颅内或颅外大动脉粥样硬化性病变（易损斑块或狭窄≥50%）的证据。

● 没有心源性脑卒中潜在病因的证据。

● 没有可以引起急性多发梗死灶的其他病因，如血管炎、凝血异常以及肿瘤性栓塞的证据。

● 存在潜在病因的主动脉弓动脉粥样硬化证据 [经高分辨 MRI/MRA 和（或）经食管超声证实的主动脉弓斑块 ≥4mm 和（或）表面有血栓]。

（2）颅内外大动脉粥样硬化

● 无论何种类型梗死灶（除了穿支动脉区孤立梗死灶）有相应颅内或颅外大动脉粥样硬化证据（易损斑块或狭窄 ≥50%）。

● 对于穿 2 支动脉区孤立梗死灶类型，以下情形也归到此类（其载体动脉有粥样硬化斑块 HR-MRI 或任何程度的粥样硬化性狭窄 TCD、MRA、CTA 或 DSA）。

● 需排除心源性脑卒中。

● 排除其他可能的病因。

颅内外大动脉粥样硬化所致缺血性脑卒中的潜在发病机制分类：

①载体动脉（斑块或血栓）阻塞穿支动脉。穿支动脉分布区的急性孤立梗死灶、载体动脉存在斑块或任何程度狭窄的证据。例如：发生在基底节区的急性孤立梗死灶，在同侧 MCA 分布区不存在其他急性梗死病灶，或者在脑桥发生的急性孤立梗死灶，而在基底动脉供血区内不存在其他急性梗死病灶。该急性孤立梗死灶推断是由载体动脉的斑块突出后堵塞了穿支动脉的血流所致。

②动脉-动脉栓塞。影像学上显示在粥样硬化的颅内外大动脉分布区内皮层小的梗死灶或单发的区域性梗死灶。在该病变血管分布区内不存在与之相关的分水岭区梗死。如果病灶为多发，或者虽为单一梗死病灶但在 TCD 上发现微栓子信号，则该诊断可以明确。但是，即使皮层梗死病灶为单发或者虽有流域性梗死但 TCD 未发现微栓子信号，也可以诊断动脉-动脉栓塞。

③低灌注/栓子清除下降。此类机制的梗死病灶仅位于分水岭区。在病变血管分布区内没有急性皮层梗死灶或区域性梗死灶。与临床症状相对应的颅内或颅外血管狭窄程度通常 >70%。伴有或不伴有低灌注或侧支代偿不好的证据。

④混合机制。上述 2 种或 2 种以上机制同时存在。

2. 心源性脑卒中

● 急性多发梗死灶，特别是累及双侧前循环或前后循环共存且在时间上很接近的包括皮层在内的梗死灶。

● 无相应颅内外大动脉粥样硬化证据。

● 不存在能引起急性多发梗死灶的其他原因，如血管炎、凝血系统疾病、肿瘤性栓塞等。

● 有心源性脑卒中证据。

● 如果排除了主动脉弓粥样硬化，则为肯定的心源性脑卒中。如果不能排除，则考虑为可能的心源性脑卒中。心源性脑卒中的潜在病因有：二尖瓣狭窄，心脏瓣膜置换，既往 4 周内的心肌梗死，左心室附壁血栓，左心室室壁瘤，任何有记录的永久性或阵发性房颤或房扑，伴或不伴超声自发显影或左房栓子，病窦综合征，扩张性心肌病，射血分数<35%，心内膜炎，心内肿物，伴有原位血栓的卵圆孔未闭 PFO，在脑梗死发生之前伴有肺栓塞或深静脉血栓形成的卵圆孔未闭 PFO。

3. 穿支动脉疾病　由于穿支动脉口粥样硬化或小动脉纤维玻璃样变所导致的急性穿支动脉区孤立梗死灶称为穿支动脉疾病。

- 与临床症状相吻合的发生在穿支动脉区的急性孤立梗死灶，不考虑梗死灶大小。
- 载体动脉无粥样硬化斑块（HR-MRI）或任何程度狭窄（TCD、MRA、CTA 或 DSA）。
- 同侧近端颅内或颅外动脉有易损斑块或>50%的狭窄、孤立穿支动脉急性梗死灶归类到不明原因或多病因。
- 有心源性栓塞证据的孤立穿支动脉区梗死灶归类到不明原因、多病因。
- 排除了其他病因。

4. 其他病因　存在其他特殊疾病（如血管相关性疾病、感染性疾病、遗传性疾病、血液系统疾病、血管炎等）的证据；这些疾病与本次脑卒中相关，且可通过血液学检查、脑脊液（CSF）检查以及血管影像学检查证实，同时排除了大动脉粥样硬化或心源性脑卒中的可能性。

5. 病因不确定　未发现能解释本次缺血性脑卒中的病因。多病因：发现两种以上病因，但难以确定哪一种与该次脑卒中有关。无确定病因：未发现确定的病因（或有可疑病因但证据不强），除非再做更深入的检查。检查欠缺（常规血管影像或心脏检查都未能完成）常难以确定病因。

二、评　估

对缺血性脑血管病（脑梗死及 TIA）的评估，在临床上非常重要，可以指导治疗及预测预后，包括脑卒中严重程度的评估、昏迷程度评估、日常生活能力的评估、TIA 再发及患脑梗死风险评估和认知功能评估等。

1. 美国国立卫生研究院脑卒中量表（National Institute of Health stroke scale，NIHSS）

检　查	评　分
1a	意识水平： 即使不能全面评价（如气管插管、语言障碍、气管创伤、绷带包扎等），检查者也必须选择 1 个反应。只在患者对有害刺激无反应时（不是反射），方记录 3 分	0=清醒，反应敏锐 1=嗜睡，最小刺激能唤醒患者完成指令、回答问题或有反应 2=昏睡或反应迟钝，需要强烈反复刺激或疼痛刺激才能有非固定模式的反应 3=仅有反射活动或自发反应，或完全没反应、软瘫、无反应

检　查	评　分
1b 意识水平提问： （仅对最初回答评分，检查者不要提示）询问月份，年龄。回答必须正确，不能大致正常。失语和昏迷者不能理解问题记 2 分，患者因气管插管、气管创伤、严重构音障碍、语言障碍或其他任何原因不能说话者（非失语所致）记 1 分	0=都正确 1=正确回答一个 2=两个都不正确或不能说
1c 意识水平指令： 要求睁眼、闭眼：非瘫痪手握拳、张手。若双手不能检查，用另一个指令（伸舌）。仅对最初的反应评分，有明确努力但未完成也给评分。若对指令无反应，用动作示意，然后记录评分。对创伤、截肢或其他生理缺陷者，应给予一个适宜的指令	0=都正确 1=正确完成一个 2=都不正确
2 凝视： 只测试水平眼球运动。对自主或反射性（眼头）眼球运动记分。若眼球侧视能被自主或反射性活动纠正，记录 1 分。若为孤立性外周神经麻痹（Ⅲ、Ⅳ、Ⅴ），记 1 分。在失语患者中，凝视是可测试的。对眼球创伤、绷带包扎、盲人或有视觉或视野疾病的患者，由检查者选择一种反射性运动来测试。建立与眼球的联系，然后从一侧向另一侧运动，偶尔能发现凝视麻痹	0=正常 1=部分凝视麻痹（单眼或双眼凝视异常，但无被动凝视或完全凝视麻痹） 2=被动凝视或完全凝视麻痹（不能被眼头动作克服）
3 视野： 用手指数或视威胁方法检测上、下象限视野。如果患者能看到侧面的手指，记录正常。如果单眼盲或眼球摘除，检查另一只眼。明确的非对称盲（包括象限盲），记 1 分。患者全盲（任何原因）记 3 分，同时刺激双眼。若濒临死亡记 1 分，结果用于回答问题 11	0=无视野缺失 1=部分偏盲 2=完全偏盲 3=双侧偏盲（全盲，包括皮质盲）
4 面瘫： 言语指令或动作示意，要求患者示齿、扬眉和闭眼。对反应差或不能理解的患者，根据有害刺激时表情的对称情况评分。有面部创伤/绷带、经口气管插管、胶布或其他物理障碍影响面部检查时，应尽可能移至可评估的状态	0=正常 1=最小（鼻唇沟变平、微笑时不对称） 2=部分（下面部完全或几乎完全瘫痪，中枢性瘫） 3=完全（单或双侧瘫痪，上下面部缺乏运动，周围性瘫）

续表

	检 查	评 分
5	上肢运动： 上肢伸展坐位 90°，卧位 45°。要求坚持 10s；对失语的患者用语言或动作鼓励，不用有害刺激。评定者可以抬起患者的上肢到要求的位置，鼓励患者坚持。仅评定患侧	0=上肢于要求位置坚持 10s，无下落 1=上肢能抬起，但不能维持 10s，下落时不撞击床或其他支持物 2=能对抗一些重力，但上肢不能达到或维持坐位 90°或卧位 45°，较快下落 3=不能对抗重力，上肢快速下落 4=无运动 9=截肢或关节融合，解释_____
6	下肢运动： 下肢卧位抬高 30°，坚持 5s；对失语的患者用语言或动作鼓励，不用有害刺激。评定者可以抬起患者的上肢到要求的位置，鼓励患者坚持。仅评定患侧	0=于要求位置坚持 5s，不下落 1=在 5s 末下落，不撞击床 2=5s 内较快下落到床上，但可抗重力 3=快速落下，不能抗重力 4=无运动 9=截肢或关节融合，解释_____
7	共济失调： 目的是发现双侧小脑病变的迹象。试验时双眼睁开，若有视觉缺损，应确保试验在无缺损视野内进行。双侧指鼻、跟膝胫试验，共济失调与无力明显不呈比例时记分。如患者不能理解或肢体瘫痪不记分。盲人用伸展的上肢摸鼻。若为截肢或关节融合，记录 9 分，并解释清楚	0=没有共济失调 1=一个肢体有 2=两个及两个以上肢体有
8	感觉： 用针检查。测试时，用针尖刺激和撤除刺激观察昏迷或失语患者的感觉和表情。只对与脑卒中有关的感觉缺失评分。偏身感觉丧失者需要精确检查，应测试身体多处部位：上肢（不包括手）、下肢、躯干、面部。严重或完全的感觉缺失，记 2 分。昏睡或失语者可记 1 或 0 分。脑干卒中双侧感觉缺失记 2 分。无反应及四肢瘫痪者记 2 分。昏迷患者（1a=3）记 2 分	0=正常，没有感觉缺失 1=轻到中度，患侧针刺感不明显或为钝性或仅有触觉 2=严重到完全感觉缺失，面、上肢、下肢无触觉
9	语言： 命名、阅读测试。要求患者叫出物品名称、读所列的句子。从患者的反应以及一般神经系统检查中对指令的反应判断理解能力。若视觉缺损干扰测试，可让患者识别放在手上的物品，重复和发音。气管插管者手写回答。昏迷患者（1a=3），3 分，给恍惚或不合作者选择一个记分，但 3 分仅给哑人或一点都不执行指令的人	0=正常，无失语 1=轻到中度：流利程度和理解能力有一些缺损，但表达无明显受限。 2=严重失语，交流是通过患者破碎的语言表达，听者须推理、询问、猜测，能交换的信息范围有限，检查者感交流困难。 3=哑或完全失语，不能讲或不能理解

续表

检　查	评　分
10	构音障碍： 不要告诉患者为什么做测试。读或重复附表上的单词。若患者有严重的失语，评估自发语言时发音的清晰度。若患者气管插管或其他物理障碍不能讲话，记9分。同时注明原因	0=正常 1=轻到中度，至少有一些发音不清，虽有困难，但能被理解 2=言语不清，不能被理解 9=气管插管或其他物理障碍，解释_____
11	忽视症： 若患者严重视觉缺失影响双侧视觉的同时检查，皮肤刺激正常，则记分为正常。若患者失语，但确实表现为关注双侧，记分正常。通过检验患者对左右侧同时发生的皮肤感觉和视觉刺激的识别能力来判断患者是否有忽视。把标准图显示给患者，要求他来描述。医生鼓励患者仔细看图，识别图中左右侧的特征。如果患者不能识别一侧图的部分内容，则定为异常。然后，医生请患者闭眼，分别测上肢或下肢针刺觉来检查双侧皮肤感觉。若患者有一侧感觉忽略则为异常	0=没有忽视症 1=视、触、听、空间觉或个人的忽视；或对任何一种感觉的双侧同时刺激消失 2=严重的偏身忽视；超过一种形式的偏身忽视；不认识自己的手，只对一侧空间定位
总分		

2. Glasgow 昏迷量表

项　目	状　态	分　数
睁眼反应	自发性睁眼反	4
	声音刺激有睁眼反应	3
	疼痛刺激有睁眼反应	2
	任何刺激均无睁眼反应	1
语言反应	对人物、时间、地点等定向问题清楚	5
	对话混淆不清，不能准确回答定向问题	4
	言语不当，但字意可辩	3
	言语模糊不清，字意难辩	2
	任何刺激均无语言反应	1
运动反应	可按指令动作	6
	能确定疼痛部位	5
	对疼痛刺激有肢体退缩反应	4

续表

项 目	状 态	分 数
	疼痛刺激时肢体过屈（去皮质强直）	3
	疼痛刺激时肢体过伸（去大脑强直）	2
	疼痛刺激时无反应	1

　　GCS 包括睁眼反应、语言反应、运动反应 3 个项目，应用时，应分测 3 个项目并计分，再将各个项目的分值相加求其总和，即可得到患者意识障碍的客观评分，见上表。GCS 量表总分范围为 3~15 分，正常为 15 分，总分低于 7 分者为浅昏迷，低于 3 分者为深昏迷。若 GCS 评分为 3~6 分说明患者预后差，7~10 分为预后不良，11~15 分为预后良好

3. 改良 Rankin (mRS) 评分

级 别	描 述
0	完全没有症状
1	尽管有症状，但未见明显残障；能完成所有经常从事的职责和活动
2	轻度残障；不能完成所有以前能从事的活动，但能处理个人事务而不需帮助
3	中度残障；需要一些协助，但行走不需要协助
4	重度残障；离开他人协助不能行走，以及不能照顾自己的身体需要
5	严重残障；卧床不起、大小便失禁、须持续护理和照顾

4. 最常用 TIA 评估量表——ABCD2 量表

项 目	内 容	ABCD2 分值
年龄 (A)	>60 岁	1
血压 (B)	收缩压>140mmHg	
	或（和）舒张压>90mmHg	1
临床症状 (C)	单侧无力	2
	不伴无力的言语障碍	1
症状持续时间 (D)	>60min	2
	10~59min	1
糖尿病 (D)	有	1

　　危险分层：低危 0~3 分；中危 4~5 分；高危 6~7 分

5. Barthel 指数评定表

项 目	内 容	评分标准
	失禁	0
大 便	偶尔失禁或需要器具帮助	5
	能控制；如果需要，能使用灌肠剂或栓剂	10

续表

项 目	内　容	评分标准
小 便	失禁	0
	偶尔失禁或需要器具帮助	5
	能控制；如果需要，能使用集尿器	10
修 饰	需要帮助	0
	独立洗脸、梳头、刷牙、剃须	5
洗 澡	依赖	0
	自理	5
如 厕	依赖别人	0
	需要部分帮助；在穿脱衣裤或使用卫生纸时需要帮助	5
	独立用厕所或便盆，穿脱衣裤，冲洗或清洗便盆	10
吃 饭	依赖别人	0
	需要部分帮助（如切割食物，搅拌食物）	5
	能使用任何需要的装置，在适当的时间内独立进食	10
穿 衣	依赖	0
	需要帮助，但在适当的时间内至少完成一半的工作	5
	自理（系、开纽扣、关、开拉锁和穿脱支具）	10
转 移	完全依赖别人，不能坐	0
	能坐，但需要大量帮助（2 人）才能转移	5
	需少量帮助（1 人）或指导	10
	独立从床到轮椅，再从轮椅到床，包括从床上坐起、刹住轮椅、抬起脚踏板	15
行 走	不能动；	0
	在轮椅上独立行动，能行走 45 米	5
	需要 1 人帮助行走（体力或语言指导）45 米	10
	能在水平路面上行走 45 米，可以使用辅助装置，不包括带轮的助行器	15
上 下 楼 梯	不能	0
	需要帮助和监督	5
	独立，可以使用辅助装置	10

6. Montreal Cognitive Assessment chinese version（MoCA 中文版）量表

Montreal Cognitive Assessment (MoCA) Beijing Version
蒙特利尔认知评估北京版

出生日期：
教育水平：　　　　　　　　　　姓名：
性　别：　　　　　　　　　　检查日期：

视空间与执行功能	复制立方体	画钟表（11点过10分）（3分）	得分

轮廓　　　数字　　　指针

[ ]　　　[ ]　　　[ ] ___/5

| 命名 | | | ___/3 |

[ ]　　　　　　　[ ]　　　　　　　[ ]

记忆	读出下列词语,而后由患者重复上述过程重复2次 5分钟后回忆		面孔	天鹅绒	教堂	菊花	红色	不计分
		第一次						
		第二次						

注意	读出下列数字,请患者重复（每秒1个）	顺背 [ ] 2 1 8 5 4	___/2
		倒背 [ ] 7 4 2	

读出下列数字,每当数字1出现时,患者必须用手敲打一下桌面,错误数大于或等于2个不给分
[ ] 5 2 1 3 9 4 1 1 8 0 6 2 1 5 1 9 4 5 1 1 1 4 1 9 0 5 1 1 2 ___/1

100连续减7　　[ ] 93　　[ ] 86　　[ ] 79　　[ ] 72　　[ ] 65 ___/3
4-5个正确给3分,2-3个正确给2分,1个正确给1分,全都错误为0分

语言	重复：我只知道今天张亮是来帮过忙的人 [ ]	___/2
	狗在房间的时候，猫总是躲在沙发下面 [ ]	
	流畅性：在1分钟内尽可多的说出动物的名字 [ ] _____ (N ≥ 11 名称)	___/1

抽象	词语相似性:如香蕉-桔子=水果　[ ] 火车-自行车　[ ] 手表-尺子	___/2

延迟回忆	回忆时不能提示	面孔 [ ]	天鹅绒 [ ]	教堂 [ ]	菊花 [ ]	红色 [ ]	仅根据非提示回忆计分	___/5
选 项	分类提示							
	多选提示							

定向	[ ] 日期　[ ] 月份　[ ] 年代　[ ] 星期几　[ ] 地点　[ ] 城市	___/6

© Z.Nasreddine MD　Version November 7, 2004
Beijing version 26 August , 2006 translated by Wei Wang & Hengge Xie
www.mocatest.org

总分　　___/30

满分30分。如果受教育年限≤12年则加1分，最高分为30分，≥26分属于正常

7. 简易精神状态检查表 （Minimum Mental State Examination，MMSE）

项目		记录	评分	
Ⅰ定向力 （10分）	星期几		0	1
	几号		0	1
	几月		0	1
	什么季节		0	1
	哪一年		0	1
	省市		0	1
	区县		0	1
	街道或乡		0	1
	什么地方		0	1
	第几层楼		0	1
Ⅱ记忆力 （3分）	皮球		0	1
	国旗		0	1
	树木		0	1
Ⅲ注意力和计算力 （5分）	100–7		0	1
	–7		0	1
	–7		0	1
	–7		0	1
	–7		0	1
Ⅳ回忆能力 （3分）	皮球		0	1
	国旗		0	1
	树木		0	1
Ⅴ语言能力 （9分）	命名能力		0	1
			0	1
	复述能力		0	1
	三步命令		0	1
			0	1
			0	1
	阅读能力		0	1
	书写能力		0	1
	结构能力		0	1
总分			0	1

最高得分为 30 分，分数在 27~30 分为正常，分数<27 为认知功能障碍

痴呆严重程度分级方法：轻度，MMSE≥21 分；中度，MMSE 10~20 分；重度，MMSE≤9 分

第5节 治 疗

缺血性脑血管病的治疗，要根据不同的病因、发病机制、临床类型、发病时间及并发症的情况予以分型、分期为核心的个体化和整体化治疗。

一、一般治疗

1. 至少前24h需要心电监护，保持呼吸道通畅及吸氧，维持血氧饱和度>94%；低血容量应给予静脉注射生理盐水纠正，心律失常应纠正，低血糖（<60mg/dL）应给予治疗，使之达到正常水平。

2. **调整血压** 未接受溶栓治疗的患者，除非收缩压>220mmHg或舒张压>120mmHg，一般不给予降压药；合理的目标是病后首个24h降低15%的血压。

3. **控制血糖** 维持血糖在140~180mg/dL，密切监测血糖以防发生低血糖。

4. **降颅压治疗** 使用甘露醇及甘油果糖降低颅压，防止脑水肿，预防脑疝等情况发生。

5. **吞咽困难** 治疗目的是防止吸入性肺炎，并保证营养摄入。可给予吞咽康复治疗，必要时给予鼻饲饮食。

6. **防治并发症** 预防并治疗感染、上消化道出血、水电解质紊乱、癫痫、深静脉血栓形成等并发症。

二、脑梗死急性期静脉溶栓治疗（急性期血管内治疗详见第7章）

1. **适应证** ①急性缺血性脑卒中；②静脉溶栓时间窗内（发病3~4.5h，后循环可适当延长）；③年龄≥18岁。

2. **绝对禁忌证** ①TIA或迅速好转的脑卒中以及症状轻微者；②病史和体检符合蛛网膜下腔出血；③两次降压治疗后血压仍高于185/110mmHg；④治疗前CT检查发现有出血、占位效应、水肿、肿瘤、动静脉畸形（arteriovenous malformations，AVM）；⑤在过去14d内有大手术和创伤；⑥活动性内出血；⑦7d内进行过动脉穿刺；⑧病史中有血液学异常以及任何原因的凝血、抗凝血疾病（PT>15s，INR>1.4，PTT>40s，血小板<100×10^9/L）；⑨正在应用抗凝剂或脑卒中发作前48h内应用肝素者。

3. **相对禁忌证** ①意识障碍；②CT显示早期大面积病灶（超过大脑中动脉分布区的1/3）；③2个月内进行过颅内和脊髓内手术；④过去3个月患有脑卒中或头部外伤；⑤前21d有消化道和泌尿系出血；⑥血糖<2.7mmol/L或>22.2mmol/L；⑦脑卒中发作时有癫痫；⑧以往有脑出血史；⑨妊娠；⑩心内膜炎、急性心包炎；⑪严重内科疾病，包括肝、肾衰竭。

4. **治疗过程**

①对于急性缺血性梗死发病3~4.5h内，无溶栓禁忌证者，推荐静脉内使用

rtPA：0.9mg/kg；其中 10% 静脉推注，其余静脉点滴 1h。或使用尿激酶：100 万 IU ~ 150 万 IU，溶于生理盐水 100~200mL 中，持续静滴 30min。

②监测神经功能变化和出血征象

a. 测血压每 15min 一次共 2h，其后每 30min 一次共 6h，其后每 60min 一次共 16h；

b. 生命体征每 1h 一次共 12h，其后每 2h 一次共 12h；

c. 神经功能评分每 1h 一次共 6h，其后每 3h 一次共 72h；

d. 24h 后每天进行神经系统检查；

e. 用药后卧床 24h，其后再评价；

f. 维持血压<180/105mmHg；

g. 如果出现严重头痛、急性高血压、恶心和呕吐，停止用药，即刻 CT 检查；

h. 24h 后重复 CT 检查。

③合并用药：治疗后首个 24h 内不得使用抗凝药或阿司匹林。24h 后 CT 显示无出血，可行抗血小板或（和）抗凝治疗。

三、抗血小板治疗

1. **阿司匹林** 阿司匹林与环氧化酶（COX-1）氨基酸序列第 530 位丝氨酸残基结合使之乙酰化，不可逆地抑制血小板的 COX-1，并阻止花生四烯酸转化成前列腺素 H_2，进而阻止血栓素 A_2（TXA_2）的合成，对 TXA_2 诱导的血小板聚集产生不可逆的抑制作用。常用剂量 75~325mg/d。阿司匹林能够显著降低脑卒中和 TIA 的患者再次出现严重血管事件的发生率，因此所有指南均把阿司匹林作为二级预防中抗血小板治疗的首选药物，建议长期或终身服用。

2. **氯吡格雷** 氯吡格雷是噻吩并吡啶二磷酸腺苷（adenosine diphosphate, ADP）P2Y12 受体拮抗剂。氯吡格雷是一种前体药物，本身无活性，其在小肠的吸收受到 ABCB1 基因编码的质子泵 P-糖蛋白调控。85% 药物前体通过酯酶代谢为无活性物质（R130964），15% 通过肝内 CYP 代谢为活性产物（SR26334）。其活性代谢产物非竞争选择性地与血小板膜 ADP P2Y12 受体结合，抑制纤维蛋白原与糖蛋白 IIb/IIIa 受体结合，从而抑制血小板聚集。常用剂量 75mg/d。研究发现长期服用氯吡格雷降低动脉粥样硬化性血管疾病患者缺血性脑卒中、心肌梗死或血管性死亡风险的作用优于服用阿司匹林，同时胃肠道出血的风险也低于阿司匹林。因此，指南提出：脑卒中的二级预防抗血小板药物的选择以单药治疗为主，氯吡格雷和阿司匹林都可以作为首选药物，有证据表明氯吡格雷优于阿司匹林，尤其对于高危患者获益更显著。

氯吡格雷用于部分患者时其抗血小板作用降低或无抗血小板作用，称为氯吡格雷抵抗（clopidogrel resistance，CR）。氯吡格雷抵抗患者更易于发生急性和亚急性支架内血栓，导致再发缺血事件，死亡率增加。目前认为其发生是由于多种因素共同导致的结果，患者用药依从性差、种族、高龄、体重指数增加、糖尿病、血脂异常、遗传因素、药物间相互作用等，其中遗传因素尤其是 CYP2C19 基因多态性被认为是最重要的因素。2010 年 3 月 FDA 发布"黑框警告"：可以选择基因检测来识别氯吡格雷代谢不良者，并考虑加大氯吡格雷剂量或更换其他药物。

3. **双嘧达莫（潘生丁）** 本药属环核苷酸磷酸二酯酶抑制剂，能可逆性地抑制磷酸二酯酶，使血小板中的 cAMP 增多；能增强前列环素 PGI_2 的活性，激活血小板腺苷酸环化酶；还有轻度抑制血小板形成血栓素 A_2（TXA_2）的功能。常用剂量 100~200mg/d，分次口服。双嘧达莫联合阿司匹林可加强其药理作用，优于单用阿司匹林治疗。

4. **替格瑞洛** 替格瑞洛是一种环戊三唑嘧啶类化合物。替格瑞洛及其主要代谢产物能可逆性地与血小板 P2Y12ADP 受体相互作用，阻断信号传导和血小板活化。替格瑞洛及其活性代谢产物的活性相当。替格瑞洛具两方面优势：①直接发挥作用。由于为非前体药，替格瑞洛无需经代谢活化，可快速产生抑制效应。②可逆性结合，因此与氯吡格雷相比，更快失去效应，循环中所有血小板均可恢复功能。替格瑞洛不受 CYP2C19 和 ABCB1 基因多态性的影响，与氯吡格雷相比能明显降低心血管事件的发生，同时不增加重大出血事件的发生。起始剂量为单次负荷量 180mg（2 片），此后每次 90mg，每日 2 次。应与阿司匹林联合用药。在服用首剂负荷阿司匹林后，阿司匹林的维持剂量为每日 1 次，每次 75~100mg。但目前替格瑞洛尚未批准用于缺血性脑血管病的患者。

5. **西洛他唑** 西洛他唑通过抑制血小板及血管平滑肌内磷酸二酯酶活性，从而增加血小板及平滑肌内 cAMP 浓度，发挥抗血小板作用及血管扩张作用。本品抑制 ADP、肾上腺素、胶原及花生四烯酸诱导的血小板初期、二期聚集和释放反应，且呈剂量相关性。常用剂量：每次 50~100mg，一日 2 次。西洛他唑口服 100mg 对血小板体外聚集的抑制较相应量阿司匹林强 7~78 倍。对于氯吡格雷抵抗的患者，加用西洛他唑能明显降低缺血事件的发生。

6. **替罗非班和依替巴肽** 替罗非班和依替巴肽是人工合成的小分子的 GP Ⅱb/Ⅲa 受体拮抗剂。替罗非班是一种非肽类酪氨酸衍生物，含 Arg-Gly-Asp 氨基酸序列（RGD）；依替巴肽是一种小分子的七肽，含 Lys-Gly-Asp 氨基酸序列（KGD）。这两种氨基酸序列与纤维蛋白原、vWF 识别结合 GP Ⅱb/Ⅲa 受体的位点类似，能高度特异的结合血小板 GP Ⅱb/Ⅲa 受体，是 GP Ⅱb/Ⅲa 受体特异的竞争性抑制剂。二者与受体的亲和力低，解离速率快，血浆半衰期短，停止输注后 4~8h 内血小板聚集功能恢复到基线水平。其中，替罗非班是国内目前唯一可以应用于临床的血小板 GP Ⅱb/Ⅲa 受体拮抗剂。

7. **相关指南推荐** 2013 年 AHA/ASA 急性缺血性脑卒中早期管理指南推荐脑卒中发病后 24~48h 内口服阿司匹林（初始剂量 325mg），对于脑卒中治疗的其他紧急干预措施（包括静脉 rtPA 治疗，不推荐阿司匹林作为替代。氯吡格雷治疗急性缺血性脑卒中的疗效尚不是很明确，需要进一步研究，以验证氯吡格雷作为急救措施对于治疗急性缺血性脑卒中患者的有效性。替罗非班和依替巴肽的疗效尚不是很明确，其使用仅限于临床试验。

在线发表于 2013 年 6 月 26 日的新英格兰医学杂志上的 CHANCE 研究发现，对于那些能够在症状出现 24h 内获得治疗的 TIA 或轻微脑卒中患者，在降低最初 90d 脑卒中风险方面，联用氯吡格雷和阿司匹林优于单用阿司匹林，且不增加出血风险。

四、抗凝治疗

抗凝治疗一般不作为脑梗死患者的常规治疗。但对于伴发房颤的轻度心源性脑梗死，可使用抗凝治疗（感染性心内膜炎除外）。低分子肝素皮下注射，每日 2 次，共用 7~10d。后继续应用口服抗凝剂华法林 2~6mg 维持，监测国际标准化比值 INR，使 INR 维持在 2.0~3.0。

2013 年 AHA/ASA 急性缺血性脑卒中早期管理指南指出目前阿加曲班或其他凝血酶抑制剂治疗急性缺血性脑卒中的有效性尚不明确；在缺血性脑卒中同侧的颈内动脉重度狭窄患者，紧急抗凝的有效性尚不明确；不推荐紧急抗凝用于急性缺血性脑卒中后预防脑卒中早期复发、阻止神经功能恶化或改善转归；对于中到重度脑卒中患者，不推荐紧急抗凝用于非脑血管病的管理；静脉 rtPA 治疗后 24h 内，不推荐启动抗凝治疗。

五、神经保护治疗

理论上，脑梗死后神经保护剂可保护脑细胞，提高其对缺血缺氧的耐受性，但缺乏有说服力的大样本临床观察资料。依达拉奉、胞磷胆碱、脑活素部分临床试验证实有一定效果；钙拮抗剂、兴奋性氨基酸拮抗剂、神经节苷脂、镁剂、吡拉西坦等在动物实验中的疗效在临床上均未得到证实。2013 年 AHA/ASA 急性缺血性脑卒中早期管理指南指出目前推测具有神经保护作用的药物，还没有一种显示出对于改善缺血性脑卒中后的转归有效，因此不推荐其他神经保护剂。

六、手术治疗

脑梗死伴有占位效应和进行性神经功能恶化者，为了挽救生命，可考虑行去骨片减压手术。开颅去骨片减压术能增加颅脑容积，减轻颅内高压，增加脑组织的有效灌注和改善缺血。对于顽固性的大脑或小脑半球梗死经内科治疗无效者，可能有一定疗效。此类患者均有明显的颅内高压，发生早期脑疝或脑干压迫症状，CT 表现为大面积梗死和水肿。去骨片减压手术的疗效目前尚缺乏系统性评价结论。

七、卒中单元

卒中单元（stroke unit）是指改善住院脑卒中患者的医疗管理模式，专为脑卒中患者提供药物治疗、肢体康复、语言训练、心理康复和健康教育、提高疗效的组织系统。卒中单元的核心工作人员包括临床医师、专业护士、物理治疗师、职业治疗师、语言训练师和社会工作者。卒中单元不是一种具体的疗法，而是针对脑卒中患者的科学管理系统，能充分体现以人为本的医疗服务理念，以及多学科密切配合的综合性治疗。研究表明，卒中单元可明显降低脑梗死患者死亡率，改善患者预后。

八、康复治疗

康复对脑血管病整体治疗的效果和重要性已被国际公认。脑卒中患者经康复后，第1年末约60%可达到日常生活活动自理，20%需要一定帮助，15%需要较多帮助，仅5%需要全部帮助；且30%在工作年龄的患者，在病后1年末可恢复工作。

1. **重视早期康复**　急性缺血性脑卒中患者只要神智清楚，生命体征平稳，病情不再发展，48h后即可进行早期康复。康复量由小到大，循序渐进。在急性期，康复运动主要是抑制异常的原始反射活动，重建正常运动模式，其次才是加强肌肉力量的训练。早期康复对于预防并发症、改善功能非常重要，特别是早期床旁的康复如患肢的保护、被动活动等，这些方法简单实用，很容易掌握，也非常有效。

2. **强调持续康复**　应该指出的是，有些功能障碍是要遗留很长时间的，甚至终身遗留。因此，建议能建立起由综合医院急性期到社区医疗的持续康复体系，与国际上目前脑血管病康复方案相似，使患者享受到完整的康复。

3. **重视心理康复**　脑血管病患者的心理疾患非常突出，但往往会被忽略。心理疾患对患者的功能恢复非常不利，一定要高度重视，积极治疗。

4. **重视家庭成员的参与**　患者最终要回归家庭，因此家庭成员对患者恢复起非常重要的作用，应该让家庭成员充分了解患者的情况，包括功能障碍、心理问题，以便能相互适应，还应掌握一定的康复手段，为患者进行必要的康复训练。

第 2 章 脑血管解剖

第 1 节 脑动脉概论

人脑的血液循环十分丰富，安静状态下，脑部血流为 750~1 000mL，占全身供血量的 20%，脑重 1 300~1 500g，约占体重的 2%，但却需要全身供血量的 20%，脑的血液供应丰富程度不言而喻。脑的灌注压保持在 6.63~17.33kPa 内，血管张力可以代偿性变化，以保持在全身血压波动的情况下，脑血流相对恒定。影响脑血流的因素有：①血液黏滞度；②血液二氧化碳和氧分压；③血管内皮细胞产生和释放的血管舒张和收缩两种因子；④脑血流量受内脏和感觉神经的调节。

脑的耗氧量很大，占全身总耗氧量的 20%~30%，能源以氧化分解为主。由于脑组织的呼吸熵（QR，为摄取氧和产生二氧化碳的体积比）近乎等于 1，故推断脑消耗能源主要为碳水化合物，脑组织所需的碳水化合物主要为葡萄糖，而非糖原。可见脑的主要能量直接来源于血液中的葡萄糖。

由此可见，脑的耗氧量大，而又几乎无能源物质的存储，所以脑组织对血液供应的依赖性很强。通常，动脉血流中断 10~30s，神经细胞就会受到损害，但尚可恢复；中断 3~5min，神经细胞会发生严重破坏，较难恢复正常；中断 30min 之久，神经细胞功能丧失，严重破坏。脑的各部血流量差别较大，一般来讲，前循环较后循环血流量多 3~4 倍，大脑灰质较白质血流量多 3~5 倍。

脑动脉有以下组织学特点：①脑动脉的主干及其主要分支均位于脑的腹侧面，然后再回绕到脑的背侧面；②脑动脉可分为皮质支和中央支两类分支，皮质支和中央支之间吻合较少，但皮质支与皮质支之间、中央支和中央支之间却有大量吻合，不过前者吻合更丰富；③脑动脉为肌型动脉，管壁薄，血管周围没有支持组织；④脑动脉内膜厚，有发达的内弹力膜，但中膜和外膜较薄，仅含少量弹力纤维，没有外弹力膜，由于这种结构特点，脑动脉几乎没有搏动；⑤脑实质内、外动脉均有神经纤维分布。

全身动脉均来源于主动脉，而脑动脉来源于主动脉弓上的 3 个分支，从右往左分别为头臂干、左颈总动脉和左锁骨下动脉，其中头臂干将进一步分出右颈总动脉和右锁骨下动脉。脑动脉总的分为颈内动脉系统及椎基底动脉系统。颈内动脉系统来源于双侧的颈内动脉，而颈内动脉来源于双侧的颈总动脉。椎基底动脉系统来源于双侧的椎动脉，而双侧椎动脉来源于双侧的锁骨下动脉。因此，我们分以下四部分分别介绍主动脉弓，弓上大动脉，颈动脉系统（包含颈外动脉）及其分支，椎基底动脉系统及其分支的走向，造影特点及常见变异。

第2节 主动脉弓

一、解 剖

主动脉弓（aortic arch）位于上纵隔内，平右第2胸肋关节后方接升主动脉，呈弓形向左后行，跨左肺动脉根部，至脊柱左侧第4胸椎下缘续为胸主动脉。弓的上缘平胸骨柄中部或稍上方，下缘平胸骨角。小儿主动脉弓位置略高。

主动脉弓的上缘发出三大分支，从右往左分别为头臂干、左颈总动脉和左锁骨下动脉，其中头臂干将进一步分出右颈总动脉和右锁骨下动脉。新生儿主动脉弓在左锁骨下动脉与左颈总动脉起始部之间至动脉导管相对的部位，常有一明显的窄带，称主动脉峡，其位置平对第3胸椎。

中国人头臂干与左颈总动脉之间主动脉直径为 29.992 ± 3.625 mm（20.9~36.85mm）；左颈总动脉与左锁骨下动脉之间主动脉直径为 27.831 ± 3.209 mm（18.45~36.5mm）；左锁骨下动脉以远的主动脉直径为 26.194 ± 3.075 mm（18.5~34.8mm）。无名动脉与左颈总动脉分支间距离为 4.39 ± 2.49mm，左颈总动脉与左锁骨下动脉分支间距离为 6.43 ± 3.98mm。

二、主动脉弓造影

左前斜位是主动脉弓造影的常用体位，可以很好地显示弓上大分支的起始处。有时左前斜位不能很好显示各大分支开口时，需要加做多种体位的造影。

Myla 根据主动脉弓上大分支开口位置不同将其分成3型（图2-2-1）。经过主动脉弓上下缘各画一条水平线，为弓上线和弓下线。Myla I 型：弓上大分支开口位于弓上线上，约占44.7%；Myla II 型：弓上大分支开口位于弓上线和弓下线之间，约占31.4%；Myla III 型：弓上大分支开口位于弓下线以下，约占23.9%。

随年龄的增长，Myla I 型主动脉弓的比例降低，Myla II 型和 Myla III 型主动脉弓的比例增加；头臂干、左侧颈总动脉和左侧锁骨下动脉的锐角发生率逐渐增加；主动脉弓上分支轻、中、重度迂曲的发生率逐渐升高。

三、常见变异

头臂干和左颈总动脉共干是最常见的变异，也称作牛型主动脉弓，约占13%（图2-2-2）。左颈总动脉起自头臂干约占9%。左颈总动脉与左锁骨下动脉共干，形成左侧头臂干（<1%）。

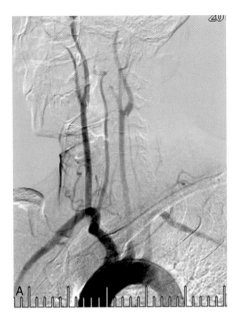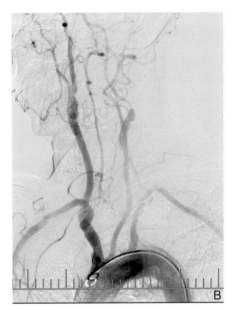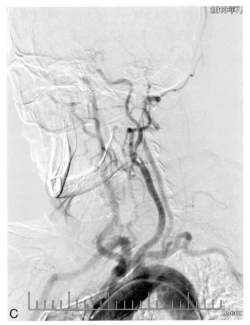

图2-2-1　主动脉弓分型。A. Myla I型主动脉弓。B. Myla Ⅱ型主动脉弓。C. Myla Ⅲ型主动脉弓

　　左椎动脉常在左颈总动脉和左锁骨下动脉之间作为第三分支由主动脉弓发出（<3%）。左颈总动脉由头臂干发出，左椎动脉作为第二分支由主动脉弓发出（<1%）。左椎动脉作为最后的分支直接由主动脉弓发出（<1%）。共同头臂干、左椎动脉作为最后的分支直接由主动脉弓发出（<1%）。左椎动脉在左锁骨下动脉之前发出，右锁骨下动脉为主动脉弓的最后分支（<1%）。左椎动脉分别起自主动脉弓和左锁骨下动脉，并形成共干（<1%）。

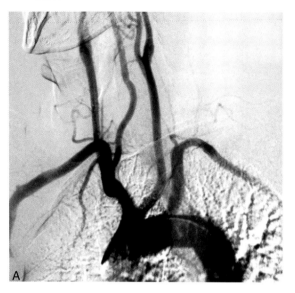
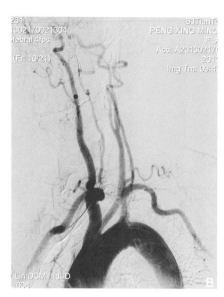

图2-2-2　主动脉弓常见变异。A. 头臂干左颈总动脉共干。B. 左颈总动脉起自头臂干

迷行的右锁骨下动脉，发生率约 0.4%~2%。迷行的右锁骨下动脉是主动脉弓发出的最后一个分支，自左向右在食管后方跨过纵隔。此时主动脉弓上发出四大分支，从右向左依次是右颈总动脉、左颈总动脉、左锁骨下动脉、迷行的右锁骨下动脉（图 2-2-3）。迷行的右锁骨下动脉也可伴左颈总动脉由头臂干发出，此时主动脉弓上发出三大分支，自右向左依次是头臂干、左锁骨下动脉和迷行的右锁骨下动脉（图 2-2-4）。

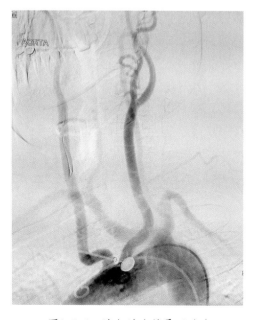

图2-2-3　迷行的右锁骨下动脉

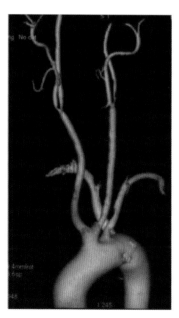

图2-2-4　迷行的右锁骨下动脉，左颈总动脉由头臂干发出

右位主动脉弓伴迷行的左锁骨下动脉，此时右位主动脉弓上发出四大分支，从左向右第一个分支是左颈总动脉，之后是右颈总动脉和右锁骨下动脉，迷行的左锁骨下动脉最后发出（图2-2-5）。

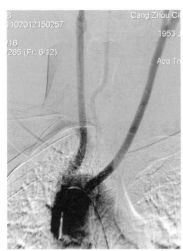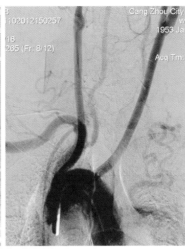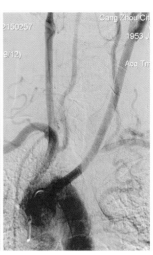

图2-2-5　右位主动脉弓伴左锁骨下动脉闭塞

其他变异：左颈总动脉及右锁骨下动脉可自主动脉弓分别发出，颈外动脉、颈内动脉也可自主动脉弓单独发出。双主动脉弓、左位主动脉弓伴右侧降主动脉，右位主动脉弓伴左侧降主动脉等。

第3节　弓上大动脉

一、头臂干

头臂干（brachiocephalic trunk），也称无名动脉、头臂动脉干，为一短粗的动脉干，起自主动脉弓之后向右上方斜行，到右胸锁关节后分为右颈总动脉和右锁骨下动脉。国人头臂干起始处直径为13.121±1.944mm（8.3~17.6mm）；头臂干分叉处直径为12.752±2.273mm（8.8~21.4mm）；平均长度36mm。右前斜位可清楚显示头臂干及其分叉。

二、颈总动脉

颈总动脉（common carotid artery，CCA）有左右两支。右颈总动脉自右侧胸锁关节水平起源于头臂干，向后外上行；左颈总动脉通常是主动脉弓上发出的第二支大血管，向左侧后外上行。颈总动脉沿食管、气管和喉的外侧颈动脉间隙内上行，至甲状软骨上缘高度（约平颈4或颈5椎体水平）分为颈内动脉和颈外动脉。颈总动脉分叉处有两个重要结构，分别为颈动脉窦和颈动脉小球。

一般颈总动脉无带命名的分支，但有时甲状腺上动脉、咽升动脉或枕动脉可以在分叉前从颈总动脉发出。

颈总动脉起处直径为 8.716±1.538mm（5.9~18.3mm）；分叉处直径为 7.894±1.042mm（5.8~10.8mm）。

三、锁骨下动脉

锁骨下动脉（subclavian artery，SCA）左侧起自于主动脉弓，右侧起自头臂干。锁骨下动脉从胸锁关节后斜向外至颈根部。呈弓状经胸膜顶前方，穿斜角肌间隙至第 1 肋外缘延续为腋动脉、肱动脉。以前斜角肌为标志，将 SCA 分为 3 段：第一段位于前斜角肌的内侧，第二段居于前斜角肌后方，第三段为前斜角肌外侧缘至第一肋外侧缘之间的部分。SCA 起始处直径为 10.707±1.666mm（7.1~15.25mm）；SCA 椎动脉发出处直径 9.285±1.309mm（6~12.8mm）。

锁骨下动脉有以下主要分支：

1. **椎动脉**（vertebral artery，VA） VA 是 SCA 最大的分支，由 SCA 第一段上壁发出，沿前斜角肌内侧与颈长肌之间的沟内垂直上行。

2. **胸廓内动脉**（internal thoracic artery） 又名内乳动脉，在胸膜顶前方正对椎动脉起始处，发自 SCA 的下壁，在锁骨下静脉后方和胸膜顶前方降入胸腔。

3. **甲状颈干**（thyroid neck dry） 短而粗，在前斜角肌内缘处由锁骨下动脉前壁发出，立即分为以下各支：①甲状腺下动脉（inferior thyroid artery）沿前斜角肌内侧缘上升，约达环状软骨的高度转向内行，经颈动脉鞘之后，交感神经干的浅面或后方，椎动、静脉前方，到达甲状腺侧叶。②肩胛上动脉（superior scapular artery）在前斜角肌前面向外下行，经锁骨后面，继续向后外至肩胛上切迹，入冈上窝，绕过肩胛颈至冈下窝。沿途分支至冈上、下肌和肩胛骨，并与腋动脉的分支肩胛下动脉和肩胛背动脉吻合，在肩胛骨背面形成肩胛动脉网。该网是锁骨下动脉与腋动脉间重要侧支吻合。③颈升动脉（cervical ascending artery）细小，也可起自甲状腺下动脉，在颈椎横突前方，膈神经的内侧上升，营养颈深肌及脊髓和脊髓被膜。④颈浅动脉（superfacial cervical artery）较肩胛上动脉略高，横过前斜角肌、膈神经和臂丛的前方，经颈后三角达肩胛提肌前缘，在斜方肌深面分支分布于邻近的肌肉。⑤颈横动脉（tansversal cervical artery）往往与甲状腺下动脉共干或单独发自锁骨下动脉第三段，其行程与肩胛上动脉相似，穿过臂丛向后，分布于菱形肌周围（图 2-3-1）。

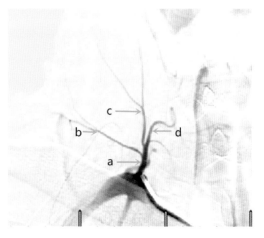

图 2-3-1 甲状颈干及其分支。a，甲状颈干；b，肩胛上动脉；c，颈横动脉；d，甲状腺下动脉

4. **肋颈干**（costocervical trunk） 肋颈干起自锁骨下动脉的第二段，行向后越过胸膜顶，分为颈深动脉和最上肋间动脉，前者上行与枕动脉降支吻合，后者在胸膜顶后方降入胸廓，分布于第 1、2 肋间隙后部。

第 4 节　颈动脉系统

一、颈外动脉

颈外动脉（external carotid artery，ECA）自甲状软骨上缘高度（约平颈 4 或颈 5 椎体水平）来源于颈总动脉，在颈动脉鞘内上行时，开始位于颈内动脉前内侧，然后转向后外侧，在颈内静脉前方，其前方有胸锁乳突肌及舌下神经穿过，位于迷走神经的前外侧。主要供血区在头面部，颈部，甲状腺，口腔，头皮，硬脑膜等处。其主要分支有 8 支：甲状腺上动脉，舌动脉，面动脉，颞浅动脉，上颌动脉，枕动脉，耳后动脉，咽升动脉等（图 2-4-1）。

颈外动脉变异较常见，但真正的异常却非常少见。重要类型的变异有颈外动脉直接起源于主动脉弓，或原本起源于颈外动脉的分支起源于其他动脉，如枕动脉起源于颈部颈内动脉或椎动脉，脑膜中动脉起源于眼动脉等。

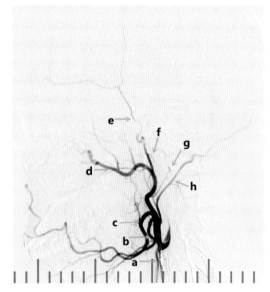

图2-4-1　颈外动脉及其分支。a，甲状腺上动脉；b，舌动脉；c，面动脉；d，上颌动脉；e，颞浅动脉；f，咽升动脉；g，耳后动脉；h，枕动脉

二、颈内动脉

1. **解剖**　颈内动脉（internal carotid artery，ICA；图 2-4-2）在第 4 椎体平面分出，颈内动脉先在颈外动脉的后外侧上行，后转至颈外动脉的后内侧沿咽侧壁达颅底，进入颈动脉管后走行于颅底骨性结构内，穿硬膜环进入颅内。Bouthillier 将颈内动脉分 7 个解剖段：

C1 颈段（cervical segment）：颈段起于颈总动脉分叉水平，终止于颞骨岩部的颈动脉管颅外口，为颈内动脉各段中最长的一段。这段颈内动脉同位于其外侧的颈内静脉和后外侧的迷走神经共同位于颈动脉鞘内。在鞘内，颈内动脉周围绕以含脂肪的结缔组织、静脉丛和节后交感神经。颈段几乎不发出分支动脉，较少见到本该

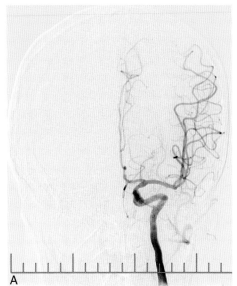
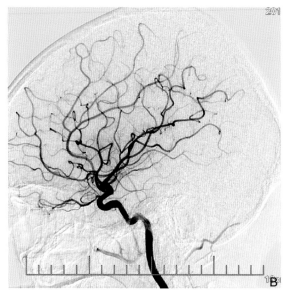

图2-4-2　正常颈内动脉造影，显示颈内动脉及其分支。A. 正常左侧颈内动脉造影正位。B. 正常左侧颈内动脉造影侧位

起源于颈外动脉的一些迷走动脉或胚胎期残留动脉，如咽升动脉主干或分支（ascending pharyngeal artery or pharyngeal trunk），甲状腺上动脉（superior thyroidal artery），枕动脉（occipital artery），脑膜后动脉（posterior meningeal artery），永存舌下动脉（persistent hypoglossal artery），永存镫骨动脉（persistent stapedial artery）和前环椎间动脉–Ⅰ型（proatlantal intersegemental artery typeⅠ）。C1 段起始部有颈动脉窦，为压力感受器。

C2 岩段（petrous segment）：这段颈内动脉位于颈动脉管内，起于颈动脉管颅外口，终止于破裂孔后缘。岩段颈内动脉在颈动脉管骨膜内行走，周围绕以结缔组织、静脉丛和节后交感神经。岩段按其行走方向可分为三部：垂直部、弯曲部（颈内动脉后弯）和水平部（向前、向内行走），如倒"L"形。C2 岩段常发出 3 个分支动脉：颈鼓室动脉、翼管支和骨膜支、罕见原始三叉动脉和原始听动脉。①颈鼓室动脉起自岩骨颈动脉管垂直段末端，进入鼓室。与脑膜中动脉的分支鼓室上动脉，颌内动脉的分支鼓室前动脉，咽升动脉的分支鼓室下动脉及枕动脉的分支茎乳突动脉存在广泛的吻合。②翼管支起于颈内动脉进入翼管供应相应区血运，与颌内动脉的分支–翼管动脉吻合（图 2-4-3）。③原始三叉动脉是颈内动脉–基底动脉吻合支的胚胎残余动脉，血管造影出现率为 0.1%~0.2%；原始听动脉自岩段发出，在内耳道伴面神经及听神经走行。

C3 破裂（孔）段（lacerum segment）：破裂段起于颈动脉管末端，动脉越过孔部，但不穿过这个孔，在破裂孔的垂直管内上升，向着海绵后窦，止于岩舌韧带上缘。岩舌韧带是颈动脉管骨膜的延续，联结前方蝶骨小舌和后方的岩尖之间。此韧带以远，颈内动脉进入海绵窦。破裂段颈内动脉四周为结缔组织、静脉丛和节后交

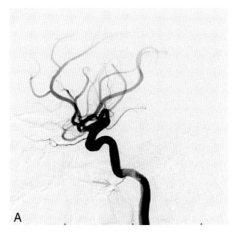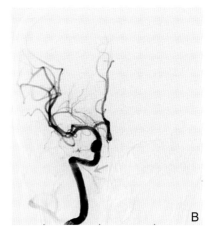

图2-4-3 颈内动脉造影，箭头所示为翼管支。A，侧位。B，正位

感神经。C3段常发出破裂孔返动脉：自颈内动脉破裂段前壁发出向下内走行，与咽升动脉吻合，血管造影很少显示。

C4海绵窦段（cavenous segement）：此段始于岩舌韧带上缘，止于近侧硬膜环（proximal dural ring）。这段颈内动脉主要行走于海绵窦内，四周为结缔组织、脂肪、静脉丛和节后交感神经。海绵窦段按其行走方向可分为垂直部、后弯、水平部和前弯。近侧硬膜环是由前床突的内、下面骨膜结合形成的，该环不完整地围绕着颈内动脉。C4段有3根分支动脉自颈内动脉海绵窦段发出：脑膜垂体干、海绵窦下外侧干和包膜动脉。①脑膜垂体干起源于海绵窦段水平部或弯部，有3个主要分支：小脑幕缘支，沿小脑幕缘向后外侧走行至切迹顶；斜坡支，向内、后方走行，供应斜坡和鞍背；垂体下动脉，向前内侧走行至垂体沟，供应垂体后叶、蝶鞍和海绵窦的硬膜。两侧的脑膜垂体干均有丰富的吻合。②海绵窦下外侧干：起于颈内动脉鞍旁下外侧面，主要供应海绵窦内脑神经和硬膜的血运，主要分支为圆孔支，供应三叉神经血运，并与眼动脉、颌内动脉、脑膜副动脉和脑膜中动脉有广泛的吻合。③包膜动脉：由颈内动脉内侧壁发出，血管造影很难显示，主要供应蝶鞍前壁的硬脑膜。

C5床突段（clinic segment）：此段起于近侧硬膜环，止于远侧硬膜环。床突段短，长约4~6mm，是颈内动脉最短的一段。斜行于外侧前床突和内侧颈动脉沟之间，由于近、远侧硬膜环在后方海绵窦顶部融合在一起，因此床段呈楔形。床段C5属于硬膜外结构。

C6眼段（ophtalmic segement）：该段起于远侧硬膜环，止于后交通动脉起点的近侧。颈内动脉穿过远侧硬膜环后，即进入硬膜内，因此远侧硬膜环是颈内动脉硬膜内、外部分的分界线。在血管造影上，如何确认远侧硬膜环的位置，是一个尚未解决的问题。这段颈内动脉常发出两支重要动脉，即眼动脉和垂体上动脉。在颈内动脉穿过远侧硬膜环的内侧，有时硬膜冗长，形成一个小的硬膜囊或隐窝，为硬膜内间隙的扩展，其尖端指向海绵窦这个硬膜隐窝称之为颈动脉窝（carotid cave）。此段发出眼动脉和垂体上动脉。眼动脉是出海绵窦的第一分支，一般自颈内动脉内侧发出，变异时可从脑膜中动脉发出。眼动脉常分为眼组（视网膜中央动脉、睫状动脉），眶组（泪腺动脉、眼肌动脉）和眶外组（筛前、后动脉、滑车上动脉、鼻背动脉和眶上动脉）。眼动脉与颈外动脉的分支有丰富的吻合支：眶上动脉-脑膜中动脉；鼻背动脉-面动脉；泪腺动脉-颞前深动脉（颌内动脉）；筛前动脉-蝶腭动脉（颌内动脉）。垂体上动脉在眼动脉至后交通动脉之间，颈内动脉后内侧发出 1~7 支穿支，造影不易显现。垂体上动脉主要分布于垂体柄、视交叉、乳头体前区和视束，和对侧同名动脉吻合。

C7 交通段（communicating segment）：交通段起于紧靠后交通动脉起点的近侧，止于颈内动脉分叉处。此段颈内动脉依次发出后交通动脉和脉络膜前动脉。后交通动脉起于颈内动脉交通段，与大脑后动脉的最近端吻合，构成 Willis 环的外侧面，有时缺如。后交通动脉上、外侧面发出 4~12 支穿支动脉，供应下丘脑后部、前部、底部和内囊后支。当此动脉粗大时在其起始部可形成漏斗状扩张，易误诊为动脉瘤，如其直径≤3mm，应视为正常，最主要的吻合支是基底动脉-大脑后动脉。脉络膜前动脉从颈内动脉交通段后壁发出，起源与后交通动脉相近，在鞍上池和脚间池内向后方走行，从外向内跨越视束走向外侧膝状体，经脉络膜裂入侧脑室下角向脉络丛供血。脉络膜前动脉供应视束、外侧膝状体、钩回、大脑脚基底前 1/3、丘脑、尾状核、内囊前联合和苍白球背部，与大脑后动脉发出的脉络脉后动脉相交通。

2. 变异及异常

（1）C1 段：颈段先天变异相对较少见，有直接起源于主动脉弓，先天性颈内动脉缺如罕见，估计约 0.01%，多发生于单侧，双侧颈内动脉不发育虽有发生，但极为罕见。这种情况需鉴别后天性颈内动脉堵塞，区别在于有无骨性颈内动脉管，先天性不发育者无该骨性结构。还有颈内动脉发育低下，颅外段颈内动脉重复症，无分支及异常分支（正常起源于颈外动脉的分支来源于颈内动脉）均少见。

颈动脉-基底动脉吻合：颈动脉在胚胎发育时，原始颈动脉与后脑循环有一定交通，这些动脉在后交通动脉发育完全后即消失，如果没有消失而持续存在至成人，即为颈动脉-基底动脉吻合，包括永存的舌下动脉、三叉动脉、耳动脉、寰前节间动脉等。

（2）C2 段：无正常变异，主要有 3 个异常：A.迷行颈内动脉，表现为变异的颈内动脉在外耳道后方进入颞骨，在面神经管与颈静脉球之间上升，进入中耳腔后，突然向外前急剧成角，再转入颈动脉管水平段；B.永存镫骨动脉，较少见；C.永存耳动脉，罕见。

（3）C3 段：变异及异常几乎没有发生。

（4）C4 段：变异见于此段过度迂曲，另外少见的变异为旁正中颈内动脉，即两侧颈内动脉海绵窦段在蝶鞍内走向正中线而不是沿颈动脉沟向外走。异常情况有：永存三叉动脉（三叉动脉为胚胎颈动脉与成对的背侧纵神经动脉最头侧的一时性胚胎期吻合血管，背侧纵神经动脉为基底动脉的前体）。永存的三叉动脉为最常见的颈动脉-基底动脉吻合类型，发生率为 0.02%~0.06%，其常伴有其他动脉异常，如动脉瘤的形成。

（5）C5 段：无正常变异，主要异常为发育低下或缺如，非常少见，可有海绵窦间吻合支将两侧颈内动脉连接。

（6）C6 段：正常变异为眼动脉起源于颈外动脉，异常表现为眼动脉起源于脑膜中动脉，起源于颈内动脉海绵窦段占 8%。

（7）C7 段：正常变异时此段分出胚胎型大脑后动脉，后交通动脉起始部可呈漏斗样状；异常变异主要有后交通动脉及脉络膜前动脉发育低下，脉络膜前动脉增生供血给予大脑后动脉供血区或脉络膜前动脉起源于大脑后动脉的近侧而非远侧。

3. 颈内动脉有数条重要分支，分别介绍如下

（1）眼动脉（ophthalmic artery，OA）：眼动脉为颈内动脉第一个较大的分支，起源于颈内动脉 C6 眼段，穿过硬脑膜与视神经一起入眶，眼动脉以视神经管为界可分为颅内段和眶腔段两部分。其重要一支动脉为视网膜中央动脉，分布于视网膜。眼动脉极少发生变异，极少数情况下，眼动脉由脑膜中动脉发出，在这种情况下，视网膜中央动脉则直接由颈内动脉发出。眼动脉是颈外动脉向颈内动脉颅内段代偿的重要途径。

（2）后交通动脉（posterior communicating artery，PcoA）：后交通动脉起于颈内动脉交通段，位于脑底，丘脑下部灰结节和乳头体两侧，是 Willis 环的重要组成部分。其上方为视束和大脑脚内侧面，下方为蝶鞍，内侧为乳头体，灰结节，下外侧为动眼神经及颞叶海马沟回。后交通动脉起自颈内动脉后水平向后，与基底动脉的终末支——大脑后动脉相连，全程大约 15mm，其走向过程中发出细小分支，为中央支，分布丘脑下部、腹侧部、视束、内囊后肢、丘脑底核等处。后交通动脉变异较多，分为以下几种情况：①两侧后交通动脉不等粗，一侧较粗属正常范围，另一侧较细，管径在 1mm 以下属发育不良；②一侧后交通动脉呈丛状；③一侧后交通动脉缺如；④后交通动脉增粗，而大脑后动脉起始端变细甚至缺如，此时大脑后动脉犹如直接由颈内动脉发出，称为胚胎性大脑后动脉；⑤偶可见到后交通动脉发出丘脑结节动脉（thalamotuberal artery）。

（3）脉络膜前动脉（anteriorchoroidal artery，AchA）：多在后交通动脉起始处外侧 1.5~4.5mm 处，直接由颈内动脉发出，按照行程可分为池部和脑室部，池部自起始至进入侧脑室颞角之前为止，行于环池内故名。转入侧脑室颞角后移行为脑室部，其供应范围包括脉络丛、视束、外侧膝状体外侧部、内膜后肢后 2/3、大脑脚底前 1/3 及苍白球大部分。变异主要有：①来源于大脑中动脉，后交通动脉或大脑前动脉和大脑中动脉共同起始处；②个别情况下，脉络膜前动脉缺如；③仅 3% 起始部位于视束内侧。

三、大脑前动脉

1. 起源和走行 大脑前动脉（anterior cerebral artery，ACA）为颈内动脉终末支较小的一支，其在视交叉外侧，正对嗅三角处，呈直角或近乎于直角由颈内动脉发出，在脑底部水平向中线走行，近中线后，双侧大脑前动脉平行折入大脑纵裂，以后沿胼胝体沟由前向后至压部，与大脑后动脉末梢支吻合，此为前后循环的一处吻合途径。ACA分布于半球内侧面顶枕沟以前皮质和胼胝体，背外侧面达额中回上半部分，额上回，中央前后回上1/4，顶上小叶及眶部内侧半等区域。

2. 分段 ①A1水平段（交通前段）：自起始至前交通动脉止；②A2上行段（交通后段）：自前交通动脉至胼胝体膝部下方止；③A3远侧段，包括远侧ACA及其皮层支（也有将其分为5段，其中A4及A5段在胼胝体上方行走，由冠状裂将二者分开）。

3. 分支 皮质支有眶额动脉、额极动脉、胼周动脉、胼缘动脉、楔前动脉、胼胝体动脉等。中央支为沿大脑前动脉水平段及上行段发出较多深穿支至脑深部，其中有Heubner返动脉较为特殊，其起始于上行段，发出后又折回大脑前动脉起点附近的前穿质入脑。

4. 前交通动脉 前交通动脉（anterior communicating artery，AcoA）在水平段及上行段之间联系两侧大脑前动脉的动脉，长度大约4mm，其与视交叉的关系多变，位于视交叉之上者最多见，偶可位于视交叉之前或侧方，甚至后方。它是两个颈内动脉系统重要的吻合渠道。

5. 变异 ①两侧大脑前动脉侧侧吻合，无前交通动脉；②两侧大脑前动脉起自一侧颈内动脉，即平时所说的双侧共干；③两侧大脑前动脉粗细相差悬殊；④一侧大脑前动脉分为两支或两支以上；⑤前交通动脉缺如；⑥前交通动脉有2~3条；⑦前交通动脉呈横"Y"或"V型"；⑧前交通动脉呈一个或几个"小窗"形；⑨个别前交通动脉可发出细小分支，称胼胝体中央动脉。

四、大脑中动脉

1. 起源和走行 大脑中动脉（middle cerebral artery，MCA）为颈动脉的直接延续，为颈内动脉分支最大的动脉，平均直径4mm。大脑中动脉一般在视交叉外侧，嗅三角和前穿质下方，由颈内动脉分出。分出后，先近乎水平位向外侧走行，在前床突附近经侧沟窝进入大脑外侧沟，然后沿外侧沟深面，与外侧沟方向一致由前下向后上走行。途中发出许多深穿支和皮质支，皮质支主要供应半球外侧面、颞叶外侧面、颞极、眶部外侧半、岛叶各部皮质、深穿支主要供应基底节、尾状核体、豆状核及内囊上3/5等处。

2. 分段 ①M1水平段：起于颈内动脉分叉，水平向外侧走行，至侧裂止。包括分叉前段及分叉后段。78%为双分叉，12%为三分叉，10%分为多干。近岛阈处向后上形成"膝部"。此段发出深穿支，即豆纹动脉。②M2 脑岛段：起始于"膝部"，有 6~8 个主干动脉在侧裂内，行走于脑岛之上。终止于侧裂顶部到达环状沟的终端。③M3 岛盖段：起自环状沟的顶部，当 M2 在侧裂内向外行走处。终止于侧裂表面。④M4 皮层支：开始于侧裂表面，即 MCA 各支在半球皮层表面延伸处。

3. **分支**　皮质支包括有眶额动脉、额前动脉、中央前动脉、中央沟动脉、顶前动脉、顶后动脉、角回动脉、颞枕动脉、颞后动脉、颞前动脉等。中央支主要为水平段发出，又称豆纹动脉、纹状动脉或穿动脉，分为内侧及外侧两组，从大脑中动脉起始段算起，10mm 以内的称内侧组，以外的为外侧组。

4. **变异**　①大脑中动脉主干可有一干、双干、三干甚至四干，其皮质支随干的变化而异；②前中央动脉，中央动脉，顶前动脉总称额顶升支，可以出现这 3 支动脉先共干一支，或两支先共干一支，以后再独立各成一支。

第 5 节　椎–基底动脉系统

一、椎动脉

1. **起源和走向**　椎动脉（vertebral artery，VA；图 2-5-1）为椎基底动脉的主干血管，左右各一。起始于锁骨下动脉第一段的后上部，向上穿行于第 6 颈椎到第 1 颈椎横突孔，由寰椎横突孔穿出，随即向后，绕行寰椎侧块，穿过寰枕后膜及硬脑膜，经枕骨大孔入颅，在脑桥下缘与对侧椎动脉合并，形成基底动脉。

2. **分段**　椎动脉全程分为 4 段：前 3 段为颅外段（图 2-5-2），第 4 段为颅内段。①V1（骨外）段：起自锁骨下动脉，向后上走行至进入第 6 颈椎的横突孔之前；②V2（椎间孔）段：自第 6 颈椎的横突孔起，垂直上升，走行于 C6~C3 的横突孔，呈倒"L"形通过 C2，先上行再转向外出枢椎，再转上行通过寰椎横突孔。至寰椎横突孔止，此段间断发出小支，沿颈神经进入椎管，供应脊髓，第 5 颈椎阶段有一较大固定分支，进入椎管，与脊髓前动脉吻合；③V3（脊椎外）段：自寰椎横突孔穿出处起至穿硬脑膜止，此段因绕行寰椎侧块，故呈虹吸状弯曲，可能与人直立行走后头部抬起有关，此段与颈外动脉枕支有吻合；④V4（硬膜内）段：穿过硬脑膜，经枕骨大孔入颅，行于蛛网膜下腔内，在脑桥下缘双侧椎动脉汇合成基底动脉。此段有 3 处狭窄：穿硬脑膜处，分出脊髓前动脉上方及位于二者之间。造影时常因痉挛而导致失败，似与此处狭窄有关。

3. **变异**　椎动脉变异较多:①起源变异：起自主动脉弓（左侧椎动脉 6%，右侧更少见），颈内动脉，颈外动脉等；②两侧椎动脉不等粗较常见，一般情况下，左侧椎动脉较右侧为粗，左侧直径平均 3.4mm，右侧 3.1mm，个别情况下右侧较左侧粗，少数情况下，一侧椎动脉颅内段闭锁或缺如；③椎动脉发出后不进入第 6 颈椎

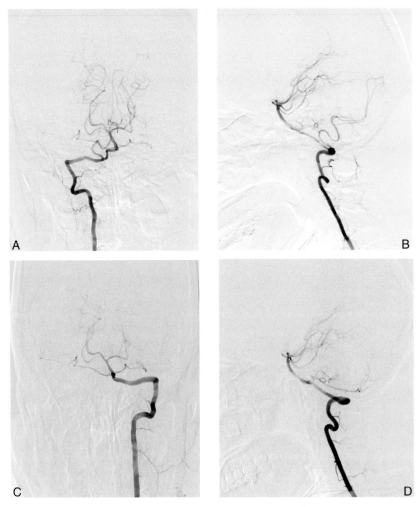

图2-5-1 椎-基底动脉及其分支。A. 右椎动脉造影正位。B. 右椎动脉造影侧位。C. 左椎动脉造影正位。D. 左椎动脉造影侧位

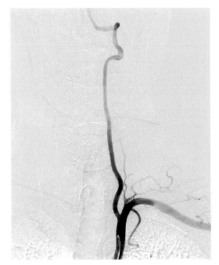

图2-5-2 左椎动脉颅外段造影

横突孔，而是进入第7、第5、第4甚至第2横突孔；④两侧椎动脉汇合处可高可低，左右也不一定在中线，可有偏差；⑤两侧椎动脉走向可不对称；⑥有孔型（开窗）或重复椎动脉（图 2-5-3）。

4. 椎动脉的数条重要分支

（1）脑膜支（meningeal branch）：可为1~2支，自椎动脉第2颈椎水平及寰椎椎弓上方，相当于枕骨大孔水平由椎动脉发出，供应枕骨大孔处的硬脑膜、小脑镰、大脑镰、小脑幕和邻近的硬脑膜。

（2）脊髓后动脉（posterior spinal artery）：

为椎动脉颅内分支中位置较低的一对分支，发出后绕向颈髓的外侧，分别在脊髓后外侧，沿后外侧沟下行，沿途有5~16支后根动脉补充加强，从而使脊髓后动脉能延伸至脊髓下部。脊髓后动脉不断发出环状分支与技术前动脉发出的环状分支吻合，形成脊髓冠状动脉环，参与构成脊髓表面的软膜小动脉网，供应脊髓血供。

（3）脊髓前动脉（anterior spinal artery）：脊髓前动脉是椎动脉末端的小分支，左右各一，发出后在延髓前面斜向下内，约至延髓橄榄下端水平，两侧脊髓前动脉合并，形成单干，沿脊髓前正中沟下行，改称为脊髓前正中动脉。下降过程中，接受6~8支前根动脉补充加强，最大的一根前根动脉成为Adamkiewicz大前根动脉，发自腰1、腰2节段动脉，供应整个腰骶节脊髓的前2/3并使前正中动脉一直延续到终丝。前正中动脉不断发出细小分支，供应脊髓血供。

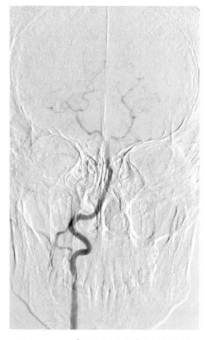

图2-5-3 有孔型（开窗）椎动脉

（4）小脑后下动脉（posterior inferiorcerebellar arteries，PICA）：小脑后下动脉为椎动脉颅内分支最大的一支，左右各一。发出点在延髓橄榄中或下1/3水平，距基底动脉下端1.2~2cm，但也可很高，甚至自基底动脉发出，或与小脑前下动脉共干（图2-5-4），发出后先弯行向后，在舌咽神经、迷走神经和副神经根丝背面，上行至延髓上端或至脑桥下缘，在此转折向下，沿第四脑室下外侧缘，进入小脑后下面。供应延髓、第四脑室、脉络丛和小脑的一部分。供应延髓的部分即延髓背外侧，供应小脑的部分为小脑后下面的皮质，小脑扁桃体及深部的齿状核。小脑后下动脉在脑干和小脑扁桃体之间形成弯曲，有3个主要弯曲：①位于延髓侧面的橄榄处，从动脉发出起向后1~2cm内，此弯较小。②尾襻（caudal loop）位于小脑扁桃体下端的内侧面，襻的最低点在枕骨大孔水平或稍上方。③头襻（rostral loop）位于第四脑室下端的外侧，绳状体附近，襻的最高点大致相当于第四脑室外侧孔附近。PICA的分支有：①小脑支，为PICA的主干延续，有两支，一支为蚓支，主要供应小脑蚓

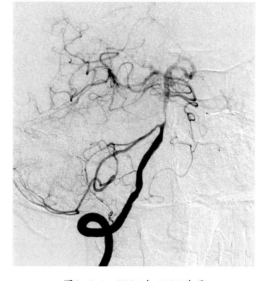

图2-5-4 PICA与AICA共干

部；另一支为半球支，供应小脑半球下面，又分为内侧支（小脑半球下面内侧部分及小脑扁桃体）、中间支（小脑半球下面中间部分）及外侧支（小脑半球下面外侧部分）。②脉络膜支，参与构成第四脑室脉络丛的垂直部。③延髓支，为一组血管，大致分为两组，一组为头侧组，靠上端，自橄榄与绳状体之间进入延髓；另一组为尾侧组，靠下端，自侧方进入延髓。延髓支供应延髓背外侧，上界相当于第四脑室髓纹水平，下界达菱形窝下角，主要结构有：脑神经核团（疑核、迷走神经背核、孤束核、前庭神经核、三叉神经脊束核），纤维束（脊髓丘脑束、三叉神经脊髓束、孤束、脊髓小脑束、绳状体纤维、橄榄小脑纤维及红核脊髓束），网状结构。延髓支闭塞后导致延髓背外侧综合征（Wallenberg 综合征）。PICA 的变异有：①小脑后下动脉起点可高可低，有的由基底动脉发出。②一侧椎动脉发出两侧的小脑后下动脉。③极个别情况下，一侧小脑后下动脉细小，转化为一脉络丛支，分布于脉络丛，其余小脑后下动脉供血区由对侧代偿。④一侧椎动脉向上不与对侧椎动脉合并，独自成为基底动脉，另一侧椎动脉直接移行为同侧的小脑后下动脉。⑤一侧或两侧小脑后下动脉缺失（24%），此时延髓背外侧由椎动脉供应。⑥延髓供应区变异较大，不供应三叉神经脊髓束及核，但供应三叉丘系；供应范围扩大，除三叉神经脊髓束及核，还供应三叉丘系，有时还供应舌下神经核；范围缩小，三叉神经脊髓束及核，三叉丘系均不由此动脉供应。

二、基底动脉

1. **走行**　基底动脉（basilar artery，BA）由左右两侧的椎动脉在脑桥下缘汇合而成，为后循环的主干血管，为一单干，全程3cm。起点位于桥延沟中点，居左右展神经根之间，向上行于脑桥腹侧面的基底动脉沟内，腹侧为斜坡平行，相距 2~3mm。行至脑桥大脑脚中点分为左右大脑后动脉，此点为基底动脉的终点，位于左右动眼神经根之间。BA 的分支较多。

2. **变异**　①走向变异：不沿基底动脉沟走向，向左或向右侧凸或前半段及后半段分别向左右不同方向凸，形成"S"行，还有前后部向右凸，中部向左侧凸。②起止变异：起点高低左右稍偏于桥延沟中点，终点可偏离脑桥上缘中点。③形态变异：包括基底动脉出现"开窗"，位置不恒定，上中下段均有发生；基底动脉某一部分被纵隔隔开；两条基底动脉，只是起点和终点吻合在一起。还有其他罕见的变异：基底动脉由并行4条血管组成，无主干血管，而是成血管丛或异常粗大等情况。

3. **分支**　基底动脉有数条重要分支，分别介绍如下：

（1）脑桥支（pontine branch）为基底动脉至脑桥许多小支的总称，可分为3组：①旁中央动脉（paramedian artery），每侧4~6支，长约3mm，从基底动脉背面发出，由基底沟两岸进入脑桥，供应脑桥腹侧面中线两旁结构；②短旋动脉（short circumferential artery）：每侧 5~10 支，长约2cm，绕行至脑桥腹面，从脑桥腹外侧进入脑桥，供应脑桥腹外侧楔形地带；③长旋动脉（long circumferential artery）：每侧 1~2 支，长约 2cm，从基底动脉两侧发出，回绕脑桥，向后走向，至脑桥背面进入脑桥实质，可发出侧支与小脑前下动脉和小脑上动脉发生吻合，主要供应脑桥被盖区。脑桥支血管很细小，血管数目及每支血管长短、直径、供应范围均不恒定，与相邻血管吻合情况变化较大。

（2）内听动脉（internal auditory），又称迷路动脉（labyrinthine artery）：为一细长分支，左右各一。发出后在展神经根前方越过，行向脑桥延髓沟外侧，与面神经、前庭蜗神经伴行，进入内耳道，在内耳道内分为 3 支：蜗支、前庭支、前庭蜗支。分别供应耳蜗、前庭器及半规管。大多数情况下，该动脉发自小脑前下动脉。

（3）小脑前下动脉（anterior inferiorcerebellar artery，AICA）从基底动脉下段发出，行向外下，在展神经、面神经和前庭蜗神经腹侧通过，至内耳门附近形成一小的动脉襻，襻上常发出内听动脉，之后分为两支，内侧支下行与小脑后下动脉吻合，外侧支围绕绒球形成襻，而后沿小脑水平裂向外走行。小脑前下动脉供应区域主要为小脑半球前下面、绒球、蚓锥、蚓小结并至髓质深部及齿状核，脑桥被盖尾侧部，脑桥臂下部，绳状体，第四脑室外侧孔附近脉络丛等处。变异有：小脑前下动脉起自基底动脉中段甚至上段，或与小脑后下动脉共干起自椎动脉；每侧可有 0~3 根不等，当一侧缺如时，由同侧小脑后下动脉代偿；一侧小脑前下动脉供应范围缩小（仅供应绒球）或扩大（分布支小脑后下动脉供血区），与其分布有关。

（4）小脑上动脉（superior cerebellar artery）约在脑桥上缘水平自基底动脉近终点处动脉发出，左右各一，距大脑后动脉很近，约 5mm，动眼神经从两动脉中穿过，发出后至中脑外侧围绕大脑脚向后内，绕经大脑脚时，靠近滑车神经，转至中脑背侧，行于结合臂上方、小脑幕游离缘下方，而后经小脑前上缘至四叠体后部，一路发出其分支：①蚓支，是小脑上动脉的终支，在小脑顶端近直角形式转向后下，在上蚓部延为细小终支，供应小脑上蚓部；②半球支，分布于小脑半球上部，分为内侧支、中间支、外侧支和缘支 4 支。小脑上动脉供应范围包括小脑半球上面、上蚓部、结合臂、小脑髓质深部及齿状核等中央核团、脑桥被盖头端、脑桥臂、中脑尾端被盖外侧部、松果体及第三脑室脉络丛组织等处。变异有：一侧小脑上动脉起自同侧大脑后动脉；可见一侧为 2 支，对侧较纤细；每侧均有 2 支；蚓支不在中线走向，偏向一侧或有 2~4 支不等。

三、大脑后动脉

1. **走行和分段**　大脑后动脉（posterior cerebral artery，PCA）为基底动脉的终末分支，左右各一。自基底动脉发出后，在脚间池内向外侧走行，环绕大脑脚，在环池内侧、弓形向上至中脑后外侧面，继而沿颞叶钩回内侧和胼胝体压部之间、小脑幕上方向后走向，分成内侧的枕支和外侧的颞支二主支，终于颞叶和枕叶内侧面，其分支有皮质支和中央支之分。大脑后动脉分段：① P1（交通前）段，也称中脑段，位于脚间池内，自基底动脉分叉至后交通动脉汇合处，围绕中脑弯向后外，发出数个重要穿支供应脑干和丘脑。② P2（环池）段，自后交通动脉汇合处延伸至中脑后方，在小脑幕上方绕过大脑脚，在环池内向后行走，与视束及基底静脉平行，有穿支、脑室支和皮层支。③ P3（四叠体）段，自四叠体水平延至距状裂，两侧 P3 段在四叠体后方不同程度的相互靠近。PCA 常在达距状裂前发出主要终末支。④ P4（距裂）段，为 PCA 在距状裂内的终支。

2. 分支　①后内侧中央支（posteromedial central branches）：为若干小动脉，从大脑后动脉起始端发出，分为头侧群和尾侧群。头侧群供应丘脑下部的垂体、漏斗和灰结节区，其中有部分血管穿入脑实质较深处，称丘脑穿动脉，供应丘脑前部和内侧部。尾侧群供应下丘脑乳头体区和底丘脑部等处。②后外侧中央支（posterolateral central branches）：又名丘脑膝状体动脉，从大脑后动脉较外侧发出，进入外侧膝状体，供应膝状体及丘脑尾侧大部。③四叠体动脉（quadrigeminal artery）：有 1~2 支，由大脑后动脉内侧部发出，与小脑上动脉平行绕过大脑脚，沿途分支到大脑脚及其后部的四叠体、松果体甚至小脑上蚓部等处。④脉络膜后内动脉（posteromedial choroidal artery）：大多为单干，也有双干，起由大脑后动脉外侧部发出，走向在大脑后动脉及脑干之间，沿途发出细小分支，供应大脑脚、上丘、松果体、第三脑室脉络丛等处。⑤脉络膜后外动脉（posterolateral choroidal artery）：多为两支，由大脑后动脉外侧部发出，与脉络膜前动脉吻合，前支主要供应颞角的脉络膜前部，后支向后，绕枕部供应三角区和侧脑室脉络丛。⑥中脑支（mesencephalic branches）：类似于脑桥的血供，也分为 3 组，旁正中动脉、短旋动脉、长旋动脉分别供应中脑腹侧中线两旁、侧面及背侧。⑦皮质支：大脑后动脉自基底动脉发出后，沿大脑脚后行，越海马沟行于海马裂内，至胼胝体压部后下方进入距状沟，分成两个终支，即顶枕动脉和距状裂动脉，沿途发出许多皮质支，供应大脑半球底面和内侧面的一部分。这些皮质支自前向后依次为颞下前动脉、颞下中动脉、颞下后动脉、顶枕动脉及距状裂动脉。

3. 变异　①大脑后动脉起源变异情况较多，可发自颈内动脉，作为后交通动脉的延续（胚胎性大脑后动脉）；一侧有两支，分别来自颈内动脉和基底动脉；来源于颈内动脉但行至基底动脉附近有一小分支和基底动脉相连等。②两侧大脑后动脉管径不对称。③偶见大脑后动脉干上有"开窗"。

第 6 节　侧支循环

动脉血管主干在行程中发出侧支。发自主干不同高度的侧支彼此相互吻合，或一主干发出的侧支与另一主干发出的侧支相互吻合，称为侧支吻合（collateral anastomosis）。正常状态下侧支比较细小，但当主干动脉闭塞时，侧支增粗，血流可经扩大的侧支吻合到达闭塞以下的血管主干，使血管受阻区的血液循环得到不同程度的代偿恢复。这种通过侧支建立的循环称侧支循环（collateral circulation）。

脑对缺氧缺血耐受力很差。脑组织内，氧、葡萄糖和糖原贮备甚微，血流一旦中断，6s 内神经细胞代谢受到影响，10~15s 内意识丧失。2min 内脑的电活动停止，若持续 5min 以上，脑细胞就可能发生不可逆性损害。在病理情况下，当动脉闭塞时，侧支循环的迅速建立可大大降低脑功能和结构的受损程度。

脑的侧支循环主要有 Willis 环，还存在其他的常见侧支循环及罕见的侧支循环。

一、Willis环

1. **概念及组成** Willis 环又名大脑动脉环（cerebral arterial circle）、基底动脉环（basilar arterial circle）、动脉环（arterial circle）或环状动脉（circlar artery）等，是脑动脉的重要吻合通路。因 1664 年 Willis 首先描述此环故名 Willis 环。Willis 环位于脑底面蝶鞍上方的脚间池内，处于脑脊液之中。从外形看，为一多角形动脉环，围绕在视交叉、灰结节、乳头体和脚间窝四周。此环由单一的前交通动脉，左、右大脑前动脉近侧段，左、右颈内动脉，左、右后交通动脉以及左、右大脑后动脉近侧段共同组成。大脑中动脉不参与此环的构成。Willis 具体来说由前、后弓组成：颈内动脉进入蛛网膜下腔后，在视神经下方向后行走，于视神经外侧到达视交叉平面，在此处成直角转向，进入外侧沟，发出后交通动脉，连接两侧大脑后动脉的近侧段，并与基底动脉前部一起形成 Willis 环后弓；颈内动脉的终端分出大脑前动脉和大脑中动脉，两侧大脑前动脉主干迅速在中线处靠拢，并通过前交通动脉相连接，组成 Willis 环的前弓。

2. **分型** Willis 环可分为 4 型，分型标准如下：①正常型，以一般教科书所述经典概念（Willis 最先提出此环时的概念）为准，即组成此环的各组成动脉俱全，形态无变异也无发育不良。②变异型，为 Willis 环各组成动脉中，有一处或几处发生形态变异，但各动脉发育均良好。③发育不良型，为 Willis 环各组成动脉中，有一处或几处直径小于 1.0mm 或者缺无。④混合型，即 Willis 环各组成动脉中，既有变异又有发育不良。

3. **生理意义** Willis 环在脑的血液循环中有着重要的意义。Willis 环是个侧支循环装置。当 Willis 环组成动脉中的一支动脉发生闭塞后，Willis 环可提供侧支循环，将两侧血流加以沟通，使健侧血流进入患侧动脉供应区，从而维持其血液供应。但遗憾的是，正常 Willis 环的比例仅占 50% 甚或远远低于此数，约有 50% 的人脑动脉闭塞后，此环并不能提供良好的侧支循环，因而造成严重的后遗症，此点应有足够认识。

二、其他脑动脉侧支循环

1. **软脑膜内吻合** 在大脑半球或小脑半球表面的软脑膜内存在丰富的侧支吻合，一种为直接的端对端吻合，另一种是动脉呈树枝状分叉，越分越细，其终末血管与另一动脉的终末血管形成吻合。这样，大脑前动脉、大脑中动脉及大脑后动脉直接有着大量的吻合，其吻合处成为"分水岭"，当主干动脉有明显狭窄时，一旦有血容量下降，血压减低导致脑灌注下降时，则会出现"分水岭"脑梗死。

2. 皮质动脉的穿动脉间的吻合 虽然大脑动脉深穿支被认为是终动脉，但深穿支之间也有广泛的吻合。烟雾病及烟雾状血管的存在，说明了穿动脉是存在吻合的。

3. 脑和脑膜动脉的吻合 颈内动脉海绵窦段的脑膜支和脑膜中动脉之间，眼动脉和脑膜中动脉的眶支之间，穿过硬脑膜的某些分支和软脑膜动脉之间等均有脑和脑膜动脉之间的吻合。

4. 颈内动脉和颈外动脉之间的吻合 这些吻合主要位于眼、耳、鼻等处。如：颈内动脉的眼动脉和颈外动脉的面动脉在鼻背和内眦处的吻合；颈内动脉的鼻背动脉、筛动脉和颈外动脉的眶下动脉、蝶腭动脉之间的吻合；颈内动脉的鼓支和颈外动脉的上颌动脉分支等的吻合，均为颈内动脉和颈外动脉的吻合。

5. 椎基底动脉系统和颈外动脉之间的吻合 基底动脉的内听动脉和颈外动脉的茎突舌骨动脉之间的吻合；椎动脉在入颅前发出肌支与颈外动脉的枕动脉等有吻合；椎动脉的脑膜支和颈外动脉的枕动脉脑膜支有吻合等均为椎基底动脉与颈外动脉之间的吻合。

三、罕见的脑动脉侧支循环

在人胚胎早期，有 3 条重要的动脉——原始三叉动脉、原始耳动脉及原始舌下动脉，总称为原始前阶段动脉。它们连接前后循环，胚胎发育至 14~15mm 左右时便消失，但偶有保留至出生后的，从而形成罕见的颈内-基底动脉吻合。

1. 原始三叉动脉 原始三叉动脉最常见，发生率在 0.1%~1.5%，在胚胎发育的最初阶段，原始三叉动脉连于原始颈内动脉和长纵神经动脉之间。长纵神经动脉为基底动脉前身，人胚 3~4 个月时，两侧长纵神经动脉融合为一条基底动脉。通常，在人胚 5~6mm 时，原始三叉动脉功能为颈内动脉的后交通动脉所替代，至 14mm 时，此动脉自然消失。但是少数情况下，原始三叉动脉一直存留至生后。从颈内动脉起至基底动脉止，构成颈内-基底动脉吻合（图 2-6-1）。

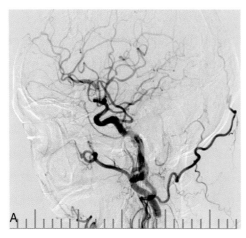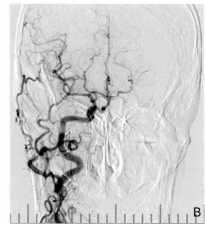

图2-6-1 原始三叉动脉

2. **原始耳动脉**　通常它由颈内动脉岩骨段发出，与面神经及位听神经一起走行于内耳道内，出内耳门后约在小脑前下动脉和小脑后下动脉起点之间注入基底动脉，构成颈内-基底动脉吻合。

3. **原始舌下动脉**　在胚胎时期，它连于颈内动脉和长纵神经动脉（将来的基底动脉）之间，构成颈内动脉和未来基底动脉间的吻合渠道。正常情况下，此动脉在人胚长约 5mm 时退化消失，但个别人一直可保持到生后。构成颈内-基底动脉吻合。

第 3 章　脑血管造影术

　　脑血管造影术目前仍然是诊断脑血管疾病的"金标准"。脑血管造影诊断技术是所有脑血管内治疗手术的基础，也是踏入神经介入大门之后的第一课。有学者指出在成为神经介入的术者之前必须要有 100~250 例的脑血管造影的基础。但是目前的造影技术已经日臻成熟，专业化培训和规范化操作可有效缩短学习曲线。因此没有必要一定强调要做过多少例造影，而是从第一次上台之前就必须从理论上掌握脑血管造影术的规范要求和技术细节，在台下就要熟悉材料和设备的操作方法。

第 1 节　适应证和禁忌证

一、脑血管造影术适应证

　　1. 怀疑血管本身病变或寻找脑血管病的病因。

　　2. 怀疑脑静脉病变。

　　3. 脑内或蛛网膜下腔出血病因检查。

　　4. 头面部富血性肿瘤术前检查。

　　5. 了解颅内占位病变的血供与临近血管的关系及某些肿瘤的定型。

　　6. 实施血管介入或手术治疗前明确血管病变和周围解剖关系。

　　7. 急性脑血管病需行动脉溶栓者。

　　8. 头面部及颅内血管性疾病治疗后复查。

二、脑血管造影术相对禁忌证

　　1. 碘过敏或造影剂过敏。

　　2. 金属和造影器材过敏。

　　3. 有严重出血倾向或出血性疾病，血小板计数 $\leq 80 \times 10^{12}/L$。

　　4. 有严重心、肝、肾功能不全，血肌酐 $>250\mu mol/L$。

　　5. 全身感染未控制或穿刺部位局部感染。

　　6. 并发脑疝或其他危及生命的情况。

　　上述适应证和禁忌证来源于 2011 年中国缺血性脑血管病血管内介入诊疗指南，属于一般性的原则。

> **师说**：①鉴于脑血管造影的有创性和风险性，能用 CTA、MRA、血管彩超、TCD 这些无创性检查方法明确诊断的，绝不能贸然实施脑血管造影。②脑血管造影仍然是诊断脑血管疾病的"金标准"，尤其是在全面动态观察血流情况、变异情况、侧支代偿、Willis 环情况、狭窄率计算等方面具有不可替代的作用。③紧急情况下，例如急性脑梗死需要动脉溶栓时应急诊行脑血管造影术，以便早诊断早治疗。④所有禁忌证都是相对的，需要综合评估患者状况后决定是否行脑血管造影术。

第 2 节　术前准备

一、患者准备

除非急诊造影，术前必须访视患者，全面掌握情况，并取得有效知情同意。同时做好以下几个方面的准备工作：

1. **掌握临床资料**　了解现病史、既往史、过敏史、目前用药情况。进行仔细、全面的神经系统查体作为基线，以便在术中、术后对比。血管检查包括头颈部血管听诊，双侧血压测定，双侧桡动脉搏动触诊，双侧股动脉、足背动脉搏动触诊，测定脉搏波传导速度（pulse wave velocity，PWV）、踝臂血压指数（ankle-brachial index，ABI）等。拟行股动脉穿刺者如果股动脉搏动有异，建议行下肢血管彩超或 CTA 检查，以便在术前明确入路情况。拟行桡动脉穿刺者需要行 Allen 试验。所有患者需行碘过敏试验。

2. **完善实验室检查**　血常规、出凝血时间、血糖、血脂、同型半胱氨酸、肝功能、肾功能、电解质、乙肝系列、丙肝抗体、梅毒螺旋体抗体、艾滋病抗体、心电图、胸部 X 线检查、心脏彩超等。

3. **复习神经影像检查**　仔细判读 CTA、MRA、TCD、超声、CT、MRI 等神经影像检查结果，结合临床资料初步判断责任血管，以便术中关注。弓上 CTA 及 CE-MRA 可提供主动脉弓结构信息，可在造影前就发现相关变异和入路困难，提前做好相关材料和技术准备。

4. **规范化术前诊断及评估**　明确术前诊断，并进行规范化评估。如诊断脑梗死患者的 TOAST/CISS 病因分型、NIHSS 评分、mRS 评分，诊断 TIA 患者的 ABCD2 分级等。

5. **做好医患沟通**　良好的医患沟通是造影检查顺利进行的保障，以下内容需要在术前有效告知患者及家属：①脑血管造影检查的必要性。②简要直观介绍操作过程。③告知可能发生的并发症及相关的预防及应急预案。④告知患者造影期间可能体验到的不适感受，如穿刺时的疼痛、导管插入时的不适、注射造影剂时的局部发热等都是正常反应，以防患者在没有任何思想准备情况下感到不适时产生恐慌。⑤告知患者造影期间需要配合医生的注意事项，如发生任何不适时一定要告知术者，造影时尽量保持头部不动，不要吞咽口水等。⑥沟通过程中可早期发现过度焦虑的患者，需请心理咨询师协助疏导。⑦严重并发症（脑卒中和死亡）的发生率在无症状患者中约为 0.3%，在有症状患者中约为 0.5%，需告知尽管发生率低，DSA 也可能导致灾难性的结果。有效沟通后签署知情同意书，患者和家属同时签字，患者病情不允许签字时需要注明。

6. **其他术前准备事项**　手术区域备皮，股动脉穿刺者需双侧腹股沟区备皮；术前 6h 禁饮食，不禁药；左侧肢体静脉留置针；练习平卧位排尿，无法平卧位排尿患者需术前留置导尿；准备中号护理垫 2 张，2kg 压迫用盐包。

二、设备准备

1. **造影设备**　必须在术前熟练掌握造影设备的操控。各种品牌和机型的 DSA 操作大同小异，以下以西门子双 C 臂数字减影血管造影机为例说明（图 3-2-1）。

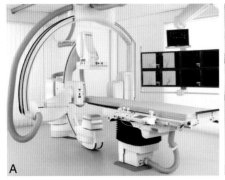
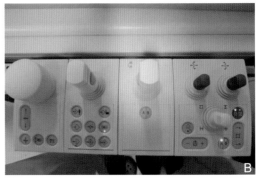
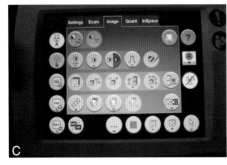
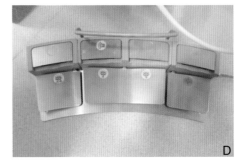

图3-2-1　西门子双C臂数字减影血管造影机。A. 西门子双C臂数字减影血管造影机外观。B. 操作区：主要需要记住的是下列常用按钮和手柄。上排左起第一个为手术床平移手柄，推动可向相应的方向移动手术床。上排左起第2个是A平板操作手柄，上排左起第3个是B平板操作手柄，中排左起是手术床上下移动按钮。中排中央AB按钮用于切换双球管是否联动操作。下排右起第3个是放大缩小按钮，下排右起第2个AB按钮用于切换放大缩小所对应的是A/B球管。C. 这个屏幕我们需要记住的是右侧上数第3个按键，为"给线"按键，操作结束后为防止误操作触发射线，可用此按键关闭射线，开始操作后再次接触以开启射线。D. 脚踏板区域：下排依次是双平板、A平板、B平板透视，上排第2个是造影，上排第3个是路径图

2. **高压注射器**　高压注射器可以对造影时所需的对比剂注射速度、压力及剂量进行精确控制。注射头构件有针筒及控制针筒活塞、显示容量刻度装置、指示灯及加热器等。针筒一般规格有150mL、200mL等。加热器可将针筒内对比剂预热并保温。后端指示灯主要显示注射筒的工作状态，灯亮为工作状态，灯不亮表示非工作状态。控制台主要显示注射器的工作状态及操作提示。参数选择：按照检查要求，可分别选择对比剂总量、流速（mL/s）、压力、选择单次或多次重复注射、注射或曝光延时选择（图3-2-2）。

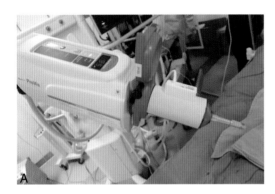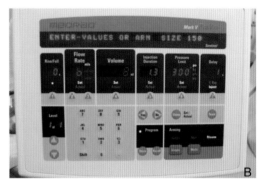

图3-2-2　高压注射器。A.高压注射器注射头。B.高压注射器控制台

3. **监护设备**　术中需要持续监测患者心率、心律、呼吸、血压及经皮血氧饱和度（图3-2-3）。

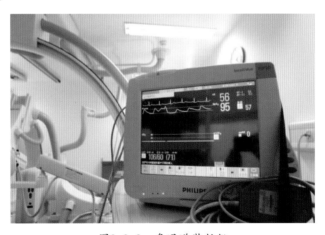

图3-2-3　多通道监护仪

三、材料器械准备

造影材料有穿刺针、动脉鞘、造影导管、超滑导丝、Y形阀、三通、注射器、压力延长管等（图3-2-4，图3-2-5）。抢救器械有听诊器、血压计、吸引器、氧气、简易人工呼吸器、开口器、呼吸机等。测量材料有钢球（直径10mm）、钢尺等。

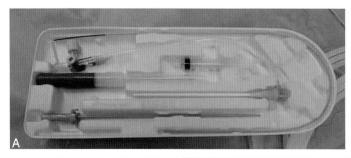

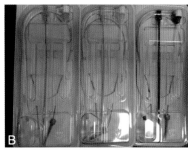
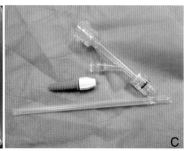

图 3-2-4　常用材料。A. 泰尔茂的 6F 动脉穿刺鞘组。B. 动脉鞘：由左至右依次为灰色 5F 动脉鞘，绿色 6F 动脉鞘，蓝色 8F 动脉鞘。C. Y 阀、扭控子、塑形针

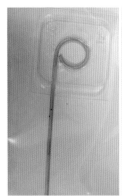
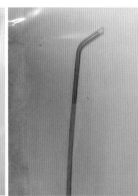
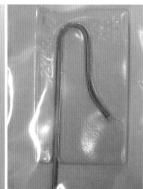
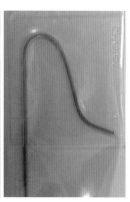

图3-2-5　常用导管头端依次为：猪尾导管、单弯导管、西蒙Ⅰ导管、西蒙Ⅱ导管

四、药品准备

1. 造影剂　造影剂也称对比剂，脑血管造影应选用非离子型造影剂，毒性低、性能稳定、等渗、耐受性好。常用造影剂有碘海醇、碘普罗胺、碘克沙醇、碘佛醇等（图 3-2-6）。

2. 常规药品　常规药品有肝素、利多卡因、地塞米松、苯海拉明、0.9% 氯化钠、平衡盐、500mL 软包装 0.9% 氯化钠、地西泮等。

3. 备用抢救药品　应备以下抢救药品：阿托品、盐酸肾上腺素、异丙肾上腺素、氢化可的松、异丙嗪、多巴胺、间羟胺、山梗菜碱、尼可刹米、氨茶碱、罂粟碱、羟乙基淀粉、尿激酶、阿替普酶、欣维宁、乌拉地尔等。

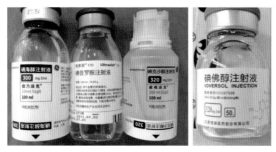

图3-2-6 常用的几种造影剂：碘海醇、碘普罗胺、碘克沙醇、碘佛醇

五、术前准备阶段注意细节

1. 头颈部血管听诊 患者取坐位，用钟形听诊器听诊，如发现异常杂音，应注意其部位、强度、性质、音调、传播方向和出现时间，以及患者姿势改变和呼吸等对杂音的影响。常用听诊位置：颈动脉分叉听诊区位于甲状软骨水平或第4颈椎水平；椎动脉听诊区位于头部后下方；锁骨下动脉听诊区位于锁骨上窝；眼动脉听诊区位于眼眶部。如在颈部大血管听诊区听到血管杂音，应考虑颈动脉或椎动脉狭窄。颈动脉狭窄的典型杂音发自颈动脉分叉部，并向下颌部放射，出现于收缩中期，呈吹风样高音调性质。这种杂音往往提示强劲的颈动脉血流和颈动脉粥样硬化狭窄，但也可见于健侧颈动脉，可能是代偿性血流增快的原因。若在锁骨上窝处听到杂音，则可能为锁骨下动脉狭窄。颈静脉杂音最常出现于右颈下部，它随体位变动、转颈、呼吸等改变其性质，需与动脉杂音鉴别。如在右锁骨上窝听到低调、柔和、连续性杂音，则可能为颈静脉流入上腔静脉口径较宽的球部所产生，这种静脉音是生理性的，用手指压迫颈静脉后即可消失。

2. 碘过敏试验 一般采用静脉注射30%碘造影剂1mL，5min后观察试验结果，如患者出现荨麻疹、面部潮红、流涕、喷嚏、流泪、恶心呕吐、胸闷气急、腹痛、头晕、球结膜充血者均为阳性反应。如无任何不适，测量血压波动低于10~20mmHg为阴性反应。由于1mL试验液也可以引起严重的过敏反应，甚至是致命的过敏反应，所以在试验前必须做好抢救过敏反应的准备。另外，由于过敏试验的可靠性有限，试验阴性者也有可能发生延迟性过敏反应，所以应用造影剂后也须密切观察。造影前肌内注射地塞米松5~10mg，糖尿病患者肌内注射苯海拉明20mg，也可预防过敏反应发生。对于碘过敏试验阳性的患者，如病情需要必须行脑血管造影术，应在术前3d进行激素治疗，并尽量使用非离子碘水溶液造影剂。也可术前24h、12h、1h口服泼尼松和苯海拉明各50mg预防。

3. 苯海拉明 应用苯海拉明时应注意：重症肌无力、闭角型青光眼、前列腺肥大者禁用；幽门十二指肠梗阻、消化性溃疡所致幽门狭窄、膀胱颈狭窄、甲状腺功能亢进、心血管病、高血压以及下呼吸道感染（包括哮喘）者慎用；有发生中枢神经抑制作用、共济失调、恶心、呕吐、食欲缺乏等不良反应的可能。

4. 造影剂肾病　造影剂肾病是指由造影剂引起的肾功能急骤下降。应用造影剂 24~48h 内出现少尿、无尿、皮疹、心悸、出冷汗、血压下降，严重者出现过敏性休克，尿检异常，肾功能急骤变化尤其肾小管功能明显异常者，可确诊为造影剂肾病。常用的造影剂一般均为高渗性，含碘量高达 37%，在体内以原形由肾小球滤过而不被肾小管吸收，脱水时该药在肾内浓度增高，可致肾损害而发生急性肾衰竭。造影剂肾病伴肾功能不全为 6%~92%，不伴肾功能不全为 0~22%。危险因素有：①原有肾功能不全。②伴有肾功能不全的糖尿病。③充血性心力衰竭。④肾病综合征。⑤肝硬化伴肾功能损害。⑥血容量减少或脱水。⑦多发性骨髓瘤。⑧同时应用其他的肾毒性药物。⑨短期内接受多种放射性造影剂者。⑩高血钙。可能的危险因素有：①年龄，由于高龄者肾单位减少及肾血流量的降低，GFR 随年龄而下降，造影剂肾病发生率高。②无肾功能损害的糖尿病患者。③贫血。④蛋白尿（不伴有肾病综合征）。⑤肝功能异常。⑥高尿酸血症。⑦男性患者。⑧高血压。⑨接受肾移植者。治疗包括：①造影后水化治疗及碱化尿液。在应用大剂量造影剂时，为避免或减轻其肾毒性，可用 20% 甘露醇及呋塞米（速尿）静脉滴注，于造影前 1h 开始应用，可增加肾组织的灌注，降低血黏度，增加肾血流量，加强利尿，促进造影剂的排泄。造影结束后鼓励患者多饮水，用 5% 碳酸氢钠静脉滴注以碱化尿液，增加尿酸盐排泄。②改换造影剂种类。对于有高危因素或碘过敏的患者应选用不含碘的造影剂（如碘普胺），或选用非离子性、低渗性造影剂，可降低其肾毒性。③积极治疗急性肾衰竭。一旦发生少尿型急性肾衰竭，经扩容、利尿等仍无效者，应紧急透析治疗并按急性肾衰竭处理。④其他药物治疗包括：A. 钙通道阻滞药，动物实验中证实，钙通道阻滞药能抑制造影剂所致的肾内血管收缩。钙拮抗药通过抑制细胞内钙的内流防止肾缺血，并能阻断肾血管收缩、防止肾小管细胞死亡。B. 血管扩张剂，心房利钠肽（atrialnatriuretic peptide，ANP）对造影剂肾病具预防作用，可阻断造影剂所致的肾血流和 GFR 降低。在主动脉内 ANP 能减轻造影剂所致的肌酐清除率及肾血流量的降低。腺苷拮抗剂对造影剂引起的肾内血管收缩具一定保护作用。预防：对于肾功能不全患者血肌酐 >140μmol/L 需停止造影，治疗后再重新评估；血肌酐 ≤140μmol/L 可造影，术前补充碳酸氢钠 3.5mL/kg 超过 1h，术中及术后 6h 补充 1.2mL/kg。必要时术前和术后应用血液净化治疗。

5. 二甲双胍　二甲双胍是目前治疗 2 型糖尿病的首选药物，它主要由肾脏排泄。如果在肾功能减退时服用该药，可能在体内大量积聚，引起高乳酸血症或乳酸性酸中毒。同时，二甲双胍本身也可引起肾脏血管强烈收缩，可加重肾脏损害。肾血管改变及损伤的过程通常发生在使用造影剂后的 24~48h。因此在造影前 48h 应停用二甲双胍，调整降糖用药方案，48h 后复查肾功确定无造影剂肾病发生时再继续使用二甲双胍。

6. Allen 试验　术者用双手同时按压桡动脉和尺动脉，嘱患者反复用力握拳和张开手指 5~7 次至手掌变白；松开对尺动脉的压迫，继续保持压迫桡动脉，观察手掌颜色变化。若手掌颜色10s之内迅速变红或恢复正常，表明尺动脉和桡动脉间存在良好的侧支循环，即Allen试验阴性，可以经桡动脉进行介入治疗，一旦桡动脉发生闭塞也不会出现缺血。相反，若10s手掌颜色仍为苍白，即为Allen试验阳性，这表明手掌侧支循环不良，不应选择桡动脉行介入检查及治疗。也可应用血氧饱和度监测来进行Allen试验评估尺桡动脉侧支循环。

7. **知情同意**　知情同意时需要客观地介绍手术情况、获益、风险，取得患者及家属的书面知情同意书。不可过分强调造影检查的危险性，这样可能导致患者过度恐惧以致拒绝检查，从而影响患者的最大利益。但也不可过分夸大检查的安全性，虽然可以将严重并发症的发生率控制在0.1%以下，但对于患者个体来讲，一旦出现将会是百分之百的灾难。

附：陕西省人民医院脑血管造影术知情同意书模版

姓名：	性别：	年龄：
科室：	床号：	住院号：

目前诊断：

拟行手术名称：全脑血管造影术

可能发生的医疗意外及并发症：

1. 造影剂过敏、麻醉剂过敏、过敏性休克，严重时危及生命；

2. 造影剂肾病，严重时需要透析治疗；

3. 术中导丝损伤血管，导致血管破裂、颅内或其他部位大出血，危及生命；

4. 术中原有动脉瘤、血管畸形破裂出血，危及生命；

5. 术中出现脑血管痉挛，无法纠正，导致神经功能缺损；

6. 术中动脉原有斑块脱落、血凝块栓塞，动脉夹层形成，导致急性脑梗死；

7. 术中导管导丝断裂，滞留体内，需要长期抗凝或手术取出；

8. 穿刺部位出现血肿、血栓形成/闭塞、假性动脉瘤、动静脉瘘，压迫下肢血管神经，导致下肢坏死；

9. 后腹膜血肿，失血性休克，危及生命；

10. 全身或局部感染，需要药物治疗；

11. 造影阴性可能；

12. 患者血管发育异常或走行迂曲，造影无法实施，材料费照收；

13. 其他意外。

目前脑血管造影术的严重并发症发生率约为 0.3%~0.5%。我们将以高度的责任心，严格按照医疗工作制度及操作常规进行以预防上述并发症的出现。由于目前医学技术的局限性和疾病的复杂性，尚不能绝对避免上述医疗意外和并发症。一旦发生任何情况，我们将全力救治，但不能保证救治完全成功，所有的不良后果和产生的费用将由患者承担。

如果拒绝手术，患者可能面临的风险是：可能延误病情诊断和及时治疗，病情进一步进展加重，丧失救治时机。

医师签字： 签字日期：

经过医生详细告知，我已经充分了解病情及上述风险，并理解这是目前医学上难以避免的风险。经过认真考虑，我同意实施全脑血管造影术检查，并有充分的思想准备承担可能面临的风险。在此特申请并授权委托陕西省人民医院为我实施此项检查。

患者签字： 签字日期：

家属签字：（代表全部家属） 关系： 签字日期：

经过医生详细告知，我已经充分了解病情及不进行手术可能发生的后果。经过认真考虑，我自主拒绝实施全脑血管造影术检查，并愿意承担因不实施手术而发生的一切后果，特此声明。

患者签字： 签字日期：

家属签字：（代表全部家属） 关系： 签字日期：

第 3 节　术中准备

一、消毒铺巾

1. **体位**　患者仰卧，调整头位适宜，固定上肢，双腿稍分开并外展，接监护导联。

2. **药物**　术前 30min 肌内注射地塞米松 5mg，糖尿病患者苯海拉明 0.1mg 肌内注射以预防过敏反应。开通静脉通道，滴注 0.9% 氯化钠或平衡盐液 500mL。对于过度紧张或无法配合的患者可在术前 0.5h 给予地西泮 5~10mg 肌内注射，或苯巴比妥 0.1~0.2g 肌注，或术中给予阿普唑仑或咪唑达仑静推。应在术前或术中给予适当镇静处理。

3. **术者手臂消毒**　清水冲洗双手、前臂至肘上 10cm 后，用无菌刷蘸灭菌王 3~5mL 刷手和前臂 3min。流水冲净，用无菌纱布擦干，再取吸足灭菌王的纱布球涂擦手和前臂。

4. **穿刺部位消毒**　穿刺部位用 0.05% 碘附消毒两遍，范围要包括穿刺部位周围 15cm 的区域。股动脉穿刺消毒范围：上界平脐，下界为大腿上 1/3 处，外侧界为腋中线延长线，内侧界为大腿内侧。如果一侧穿刺不成功，有可能需要穿刺对侧，所以消毒时需准备双侧股动脉穿刺区域。

5. **铺巾**　第 1 块无菌单由上而下盖住会阴部；第 2 块无菌单在穿刺点上方与第 1 块消毒巾垂直，盖在穿刺点上方；第 3 块无菌单与第 1、2 块无菌单交叉呈 45°，露出左侧穿刺点；第 4 块无菌单与第 1、2 块无菌单交叉呈 45°，露出右侧穿刺点。无菌单放置不准确时只能向外移而不应向内移动。

6. **无菌套**　用无菌套覆盖影像增强器、操作面板和遮挡板。

7. **术者**　穿手术衣，戴无菌手套，用生理盐水冲洗手套，铺大手术单，开口对准穿刺点（图 3-3-1）。

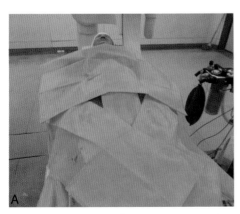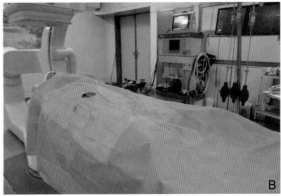

图 3-3-1　消毒铺巾。A. 4 块无菌巾铺好后暴露双侧股动脉穿刺点。B. 铺大手术单

二、材料准备

在台面打开造影手术包，天坛医院的习惯是在大碗里盛肝素盐水（6000U/500mL）用于冲洗材料，小碗准备盛装术中废液，大盘里为 500mL 生理盐水用于浸泡导丝，两个小杯子用于盛造影剂（图 3-3-2）。现在很多导管室都用一次性的造影包，内容物也都大同小异（图 3-3-3）。

肝素盐水冲洗穿刺针、动脉鞘、Y 阀、泥鳅导丝、造影导管，充分浸透 J 形导丝及泥鳅导丝（图 3-3-4）。备好刀片、弯血管钳、注射器、纱布等无菌材料。抽吸 2% 利多卡因 5mL+生理盐水 5mL 配成 1% 的利多卡因 10mL 以备麻醉使用。高压注射器枪筒抽吸造影剂 150mL（双 C 臂造影仪需 100mL），接压力延长管，排气备用。造影导管末端连接 Y 阀、三通，接持续加压滴注（图 3-3-5）。加压袋包裹软包装 0.9% 氯化钠 500mL 加入肝素 500U，连接时一定要注意排空连接管内和导引导管内的气泡，待气泡排空后再加压到标准压力。

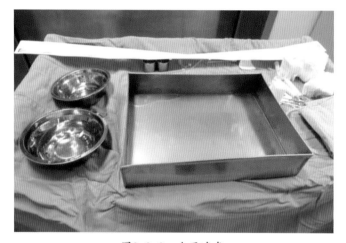

图3-3-2　台面准备

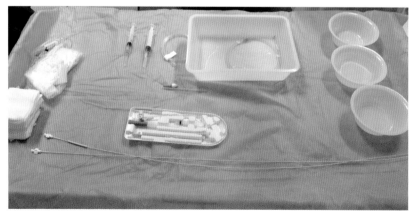

图3-3-3　台面准备（一次性造影手术包）

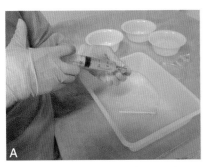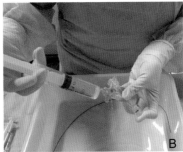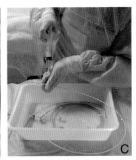

图3-3-4 冲洗。A.肝素盐水冲洗动脉鞘。B.肝素盐水冲洗Y阀、三通。C.肝素盐水冲洗造影导管

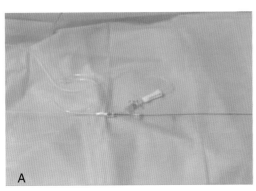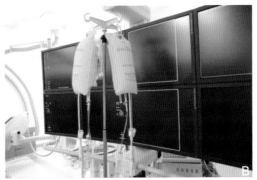

图3-3-5 加压滴注。A.造影导管末端连接Y阀、三通,接持续加压滴注。B.加压滴注

三、穿刺成功后给予肝素化

全身肝素化是指控制活化部分凝血活酶时间(activated partial thromboplastin time,APTT)>120s 或活化凝血时间(activated coagulation time,ACT)>250s。肝素化的方法可参照以下方法:肝素钠首次剂量 2/3(mg·kg)静脉注射,1h 后再给半量,2h 后再加 1/4 量,以后每隔 1h 追加前次剂量的半量,若减到 10mg 时,每隔 1h 给予 10mg。也有首剂 1mg/kg 静脉注射,2h 后再半量追加的文献报导。在天坛医院,造影中一般给予半量肝素化,根据体重给予肝素 2 000~3 000U,每隔 1h 追加 1 000U。

四、术中准备阶段注意细节

导管室需准备个有脚踏的小凳子(图 3-3-6)。我们发现造影手术台就算降到最低,对于大多数患者来说也还是太高了,躺上去很困难,常常看到患者需要手脚并用艰难地爬上去。有个小凳子就简单多了,这样患者就不会在刚刚入室就产生紧张和挫败感。偶尔我们会有要在造影手术台上拔鞘压血的情况,踩在小凳子上会舒服很多。

造影手术台患者身下铺护理垫一张。当患者在术中要求小便的时候,我们就知道这张护理垫有多重要了。我们就可以鼓励患者放心大胆地排尿，患者不会因为憋尿引起血压波动，术者也不会因为患者不断诉说要小便而搞得心烦意乱。

患者仰卧于造影手术台上，上衣拉起至脐上，裤子褪下至膝盖，膝上铺护理垫一张。这张护理垫也很重要。膝部上下是操作时渗血渗液最多的地方，铺巾几层也难免会渗透下去。有了这张护理垫，就避免了术中和术后的一片狼藉。也有导管室要求患者将裤子完全脱下，双腿分开稍外展，铺巾后双腿间的区域相对平整，易于将操作系统拉直，放置的造影剂、盐水碗也不易被打翻。

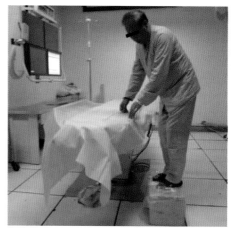

图 3-3-6　导管室的脚踏

为了及时处理患者术中可能出现的各种不良反应和并发症，必须在操作开始前建立静脉输液通道。当出现紧急情况如造影剂过敏、血管痉挛、低血压、心动过缓等情况时，可以及时处理。一般左侧上肢静脉留置针用于持续静脉滴注及术中静脉给药；右侧上肢进行血压监测。

消毒顺序为：第一消毒穿刺点，第二消毒对侧穿刺点，之后以穿刺点为中心向周围消毒，最后消毒会阴部。注意，已经接触污染部位的药液纱布，不应再返擦清洁处；消毒范围内不可有遗漏区域；第二遍消毒不能超过第一遍消毒边界。

术中需要有经过培训的工作人员密切监视患者的生命体征，患者有任何不适及状态变化及时查体。不能由造影医师负责关注患者的情况监测。

穿刺用的短导丝用肝素盐水冲洗，用肝素盐水浸泡冲洗穿刺鞘管和与之配套的扩张器，冲洗中关闭鞘管侧臂的开关。扩张器插入鞘管组成鞘管组，扩张器底座需锁死，防止其在鞘管进入时退出。

导丝的直径单位常用为英寸（1 in=25.4 mm）。可供选择的导丝直径有 0.010、0.014、0.018、0.025、0.035 及 0.038 英寸。每一款导丝的直径都有与之相配套的导管。造影常用的导丝规格是 0.035 英寸。

导管的单位是 "French"，该单位是对导管周长的描述。"French" 系统是以圆周率为基础的，圆周率就是一个圆的周长和这个圆直径的比值。用导管或鞘管的 "French" 尺寸除以圆周率或是除以 3，即可得到导管或鞘管的直径。例如，6F 的鞘管，其直径是 2mm。扩张器和导管都是用外径（OD）描述的，而鞘管是用内径（ID）描述的。鞘管的内径表示可以通过其管腔的器材的尺寸，如 5F 的鞘管适合 5F 的导管。标准的 5F 鞘管其外径为 6F 或 7F。鞘管有多种直径，造影诊断一般用 5F~6F 动脉鞘，治疗通常需 6F~8F 的鞘管。

第4节　穿刺技术

一、股动脉穿刺置鞘术（Seldinger技术，图3-4-1~图3-4-10）

1. **穿刺点选择**　优先右侧股动脉穿刺，以腹股沟韧带下1.5~2cm股动脉搏动最明显处为穿刺点。

2. **麻醉**　1%利多卡因10mL逐层浸润麻醉，注意浸润股动脉的两侧及上方。注意尽量避免穿刺股动脉或股静脉，每次注射前必须先回抽确认。如不慎进入股动脉或股静脉，需要移出麻醉针，压迫止血。

3. **开皮**　在选择好的穿刺点处切开一长度约3mm的切口，用弯止血钳钝性分离皮下组织，建立经皮穿刺点至动脉点的通道。

4. **穿刺**　左手食指及中指固定股动脉位置，右手持针穿刺股动脉，掌心向上，进针角度与皮肤呈30°~45°。推送针尖接近股动脉时可以感到血管的搏动，继续推送到穿刺针尾端搏动性鲜红色动脉血液喷出为穿刺成功标志。

5. **置入导丝**　左手稳定穿刺针位置，自穿刺针尾端插入J形导丝，如无阻力继续插入导丝，透视确认导丝头端越过中线位于降主动脉为导丝位置良好的标志。

6. **置鞘**　左手固定导丝位置并压迫股动脉防止出血，旋转撤出穿刺针，盐水纱布擦拭导丝，导丝穿入动脉鞘组至尾端从动脉鞘尾端出现，沿导丝缓慢旋转推进置入动脉鞘组，到位后将导丝与动脉鞘扩张器内芯一起撤出。

7. **冲洗**　注射器抽吸肝素盐水，连接动脉鞘侧管并回抽，回血良好时注入肝素盐水20mL，接加压滴注每分钟30滴左右持续冲洗。

用泰尔茂穿刺系统操作与此大同小异：穿刺成功时穿刺针的尾端回血可至小帽内，同时可见穿刺针套管内回血，取出针芯后可见尾端搏动性鲜红色动脉血液喷出。也可进行透壁穿刺，通过动脉，移除针芯，缓慢回退套管至尾端搏动性鲜红色动脉血液喷出，提示针尖位于动脉腔内。泰尔茂的导丝是直头导丝，置入时注意软头在前。直头导丝进入夹层的风险较大，需注意有阻力时绝不能盲目冒进。

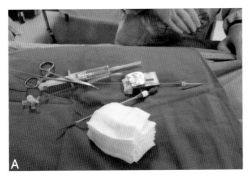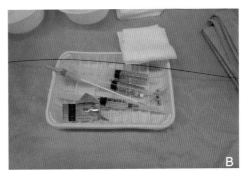

图3-4-1　A. 准备好的穿刺材料。B. 准备好的穿刺材料（泰尔茂）

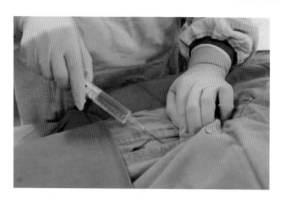

图3-4-2　1%利多卡因10mL局部麻醉

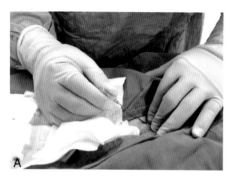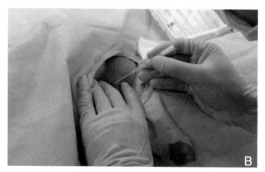

图3-4-3　A. 穿刺进针。B. 穿刺进针（泰尔茂）

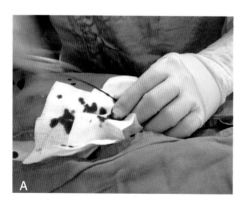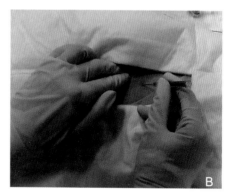

图3-4-4　A. 穿刺成功回血。B. 穿刺成功回血（泰尔茂）

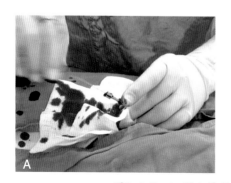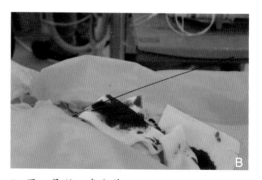

图3-4-5　A. 置入导丝。B. 置入导丝（泰尔茂）

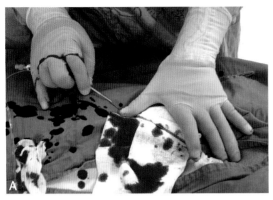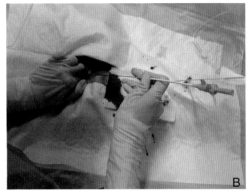

图3-4-6　A.撤出穿刺针后沿导丝置入股动脉鞘。B.置入股动脉鞘（泰尔茂）

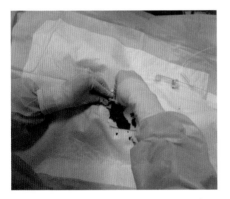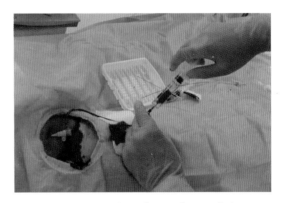

图3-4-7　导丝与动脉鞘扩张器内芯一起撤出　　　图3-4-8　回抽观察回血良好，冲洗

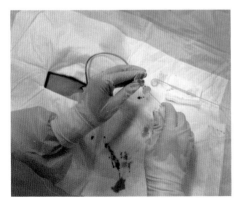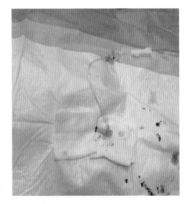

图3-4-9　动脉鞘接加压滴注持续冲洗　　　　　图3-4-10　穿刺成功

二、桡动脉穿刺置鞘术（图 3-4-11）

1. **体位**　腕部垫高，腕关节处于过伸位，消毒铺巾。

2. **穿刺点选择**　选择桡动脉走形较直且搏动最明显处为穿刺点。一般在桡骨茎突近端 1cm 处，桡动脉走形较直、相对表浅，分支较少。

3. **麻醉**　1%利多卡因 0.5mL 局部麻醉。

4. **穿刺**　左手食指及中指固定桡动脉位置，右手持针穿刺桡动脉，进针角度与皮肤呈 30°缓慢穿刺。直接穿刺：当发现针芯有回血时，再向前推进 1~2mm，固定针芯而向前推送外套管，后撤出针芯，这时套管尾部可见搏动性鲜红色动脉血液喷出，说明穿刺成功。透壁穿刺：当见有回血时再向前推进 5mm 左右，后撤针芯，将套管缓慢后退当出现喷血时停止退针，并立即将套管向前推进，送入无阻力并且有搏动性鲜红色动脉血液喷出说明穿刺成功。

5. **置入导丝**　左手稳定穿刺针位置，软头在前置入导丝，左手固定导丝，小心移除穿刺针套管。可透视观察导丝位置，一般要求前送导丝至少达到尺骨鹰嘴水平。

6. **开皮**　左手固定导丝，补充注射约 2mL 利多卡因麻醉，用刀片轻轻划开穿刺点皮肤约 2~3mm。

7. **置鞘**　左手固定导丝位置，沿导丝尾端置桡动脉鞘，调整导丝位置使导丝尾端在动脉鞘尾出现，将动脉鞘缓慢旋转置入桡动脉。到位后右手握住导丝尾部连同动脉鞘扩张器内芯一起拔出。

8. **冲洗**　注射器抽吸肝素盐水，连接动脉鞘侧管并回抽，回血良好时注入肝素盐水 10mL。桡动脉鞘连接加压滴注会导致动脉痉挛，所以一般不接滴注。

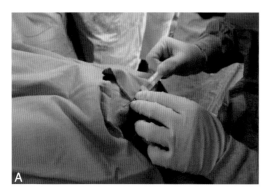
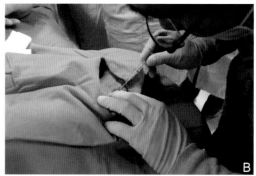
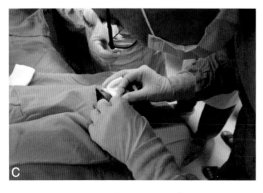
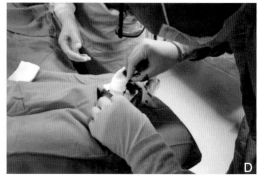

图3-4-11　A.局部麻醉。B.穿刺。C.撤出针芯，套管缓慢后退。D.喷血良好，置入导丝

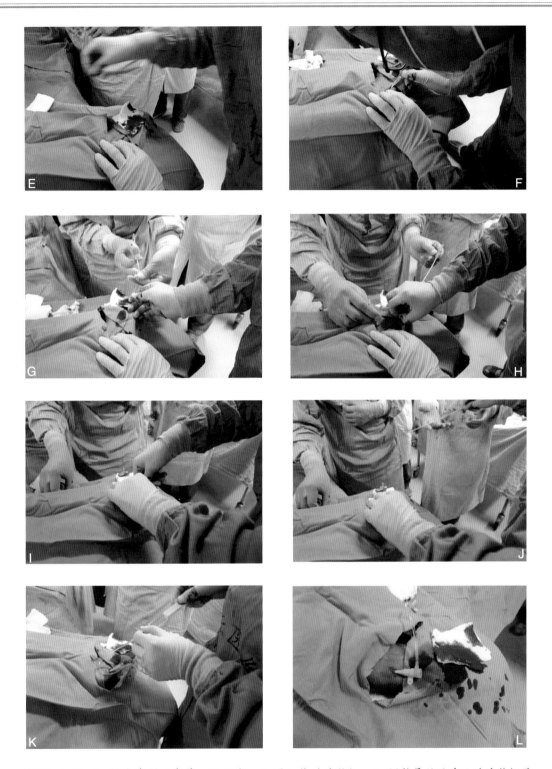

续图3-4-11　E.撤出穿刺针套管。F.开皮。G.置入桡动脉鞘组。H.调整导丝至其从动脉鞘组尾端出现。I.导丝与动脉鞘扩张器内芯一起撤出。J.导丝与动脉鞘扩张器内芯一起撤出。K.冲洗。L.穿刺置鞘成功

三、肱动脉穿刺置鞘术

患者取平卧位，上肢平伸外展并轻度外旋，掌心向上放置于臂托上，与导管床成 40°~60° 角。肱动脉走行在肱骨的前内面，上臂中部稍下方，位置表浅，前方只有筋膜与皮肤，正中神经在其内侧，桡神经在其后方，尺神经在其稍远的后内侧。穿刺肱动脉时常规选择左侧入路，以肘窝皮肤横纹上 1~2cm 肱动脉搏动最强处为穿刺进血管点，此处动脉浅表，深部有肱骨，术后压迫止血容易，同时可以避免对正中神经的损伤。常规消毒铺巾，1% 利多卡因 2mL 局部麻醉，局麻药用量一般不超过 2mL，以免局部水肿影响穿刺。选用 18G 套管穿刺针，采用改良 Seldinger 技术经皮穿刺肱动脉，待针尖触及动脉搏动后进针，尽量仅穿透肱动脉前壁，待针尾喷血后，将穿刺针外套管向动脉腔内推进少许，避免进入血管周围间隙，导致操作失败或皮下血肿发生。拔出穿刺针内芯后送入短导丝及 5F 动脉鞘。要避免盲目反复穿刺或多次经同一肱动脉反复行诊疗操作，一次穿刺成功率 78.3%。

四、穿刺注意事项

股动脉穿刺时皮下组织的充分扩张非常重要，置换入动脉鞘时可以减少阻力；压鞘时如果有少量渗血可经此通道流出体外，不至于形成皮下血肿；术后缝合时能确保缝合器到位。

股动脉穿刺时穿刺针尾端出现暗色回血，非搏动性喷血提示进入股静脉，说明穿刺点选择偏内侧；穿刺针尾端无回血，患者诉放电样疼痛，提示触及股神经，说明穿刺点选择偏外侧。穿刺针尾端上下摆动提示穿刺针在股动脉正上方，继续进针即可穿刺成功；穿刺针尾端左右摆动提示穿刺针在股动脉旁边，需要重新调整穿刺位置及角度。如果回血很弱或很少，提示穿刺入股静脉或者针尖紧靠动脉壁，甚至可能在动脉内膜下。此时不能插入导丝，调整穿刺针的位置，直到获得满意的动脉回血。如果导丝插入时遇到明显阻力，需考虑导丝可能进入内膜下或进入血管外组织，需要撤回导丝调整穿刺针的位置，必要时可注入少量造影剂观察穿刺针的位置。动脉鞘组推进时如遇到阻力，应考虑是否进入血管内膜下、进入髂动脉分支或反转向下。故置鞘前透视确认导丝位置非常重要（图 3-4-12）。如考虑进入动脉内膜下，可移去动脉鞘内芯扩张器，鞘内注入造影剂核实。穿刺困难时可在透视下穿刺，股动脉目标点在股骨头中央偏内侧 1cm 处。有条件的单位可在超声引导下穿刺。

桡动脉痉挛是经桡动脉介入中较常见的现象，穿刺成功、置入鞘管后注射桡动脉

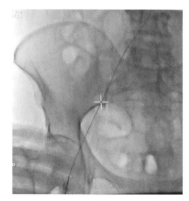

图 3-4-12　透视下观察，股动脉目标点在股骨头中央偏内侧 1cm 处，导丝头端越过中线位于降主动脉为导丝位置良好标志

"鸡尾酒"（3 000U 肝素、2.5mg 维拉帕米和 200μg 硝酸甘油的混合液），选用较软的导管，轻柔操作等可减少其发生机会。导管阻力增大提示桡动脉痉挛，此时应暂停操作，并向桡动脉内注入硝酸甘油及维拉帕米以解除痉挛。严重痉挛可导致鞘管或导管无法拔出，应避免强行拔出，可在患者充分放松或药物解除痉挛后延迟拔出。

桡动脉穿刺困难时的操作技巧：较硬易于滚动的桡动脉，搏动很强，但难以刺中，选择裸针穿刺更具优势，加大进针角度和速度。桡动脉较细、搏动较弱，选择套管针穿刺进入真腔的成功率高，小角度穿刺，缓慢进针。桡动脉走行迂曲，更换穿刺点至走行较直部位后再行穿刺。桡动脉发生痉挛时，桡动脉的搏动减弱甚至消失，盲目穿刺可能会进一步加重桡动脉痉挛，等桡动脉搏动恢复后再行穿刺；可应用解痉药物。穿刺局部形成血肿时，应避开血肿部位后重新选择穿刺点。桡动脉破裂血肿会导致前臂挤压综合征，发生率低，一旦发生需要及时减压处理，否则可终身致残。

第 5 节　造影程序

一、主动脉弓造影

1. **连接**　猪尾导管尾端连接 Y 阀+三通+加压滴注，泥鳅导丝经 Y 阀尾端插入猪尾导管导丝不出头，打开滴注持续冲洗。

2. **置入**　猪尾导管进入动脉鞘后进泥鳅导丝 20cm 左右，透视下将猪尾导管头端置于升主动脉远端。

3. **对位**　双 C 臂造影机要求双斜 45°，单 C 臂时选左前斜 30°~45°（一般年龄越大斜度越大）。将猪尾导管头端置于屏幕下界，尽量包含较多的分支血管信息。

4. **对接**　撤出泥鳅导丝，去除 Y 阀，猪尾导管尾端直接连高压注射器的压力延长管，"半月–半月技术"对接，确认无气泡。

5. **造影**　高压注射器调量造影剂 20mL/s，总量 25mL，压力 600PSI，造影（图3-5-1）。

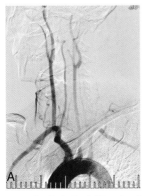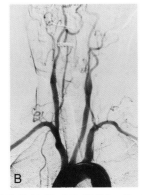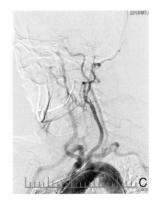

图3-5-1　主动脉弓造影。A. 主动脉弓造影（Ⅰ型弓）。B. 主动脉弓造影（Ⅱ型弓）。C. 主动脉弓造影（Ⅲ型弓）

6. 撤管　导管尾端卸掉压力延长管，连接 Y 阀+三通+加压滴注，插入泥鳅导丝，展开猪尾导管头端，猪尾导管同导丝一起撤出。

二、颈总动脉造影

1. 连接　单弯导管尾端连接 Y 阀+三通+加压滴注，泥鳅导丝经 Y 阀尾端插入单弯导管导丝不出头，打开滴注持续冲洗。

2. 置入　单弯导管进入动脉鞘后进泥鳅导丝 20cm 左右，在导丝导引下透视下将单弯导管头端置于升主动脉。导丝回撤到导管内，翻转导管头回撤，弹入无名动脉（或左颈总动脉）。固定导管，出导丝，导丝在动脉腔内摆动前行，头端置于颈总动脉远段。固定泥鳅导丝，沿导丝上导管达颈总动脉稳定位置（透视下出胸廓口）。

3. 确认　撤出泥鳅导丝，连接吸有造影剂的注射器，先回吸确认没有顶壁，再冒烟确认导管位置在颈总动脉管腔中央。

4. 对位　颈段造影侧位观察颈动脉分叉，上缘到眶下线水平，第 3 颈椎位于屏幕正中，正位时脊柱位于屏幕中线；颅内段造影标准侧位，上界平颅盖骨，下界平颅底，左界到额骨前缘；汤氏位观察颈内动脉颅内段，上界平颅盖骨，下界平牙齿。双 C 臂造影机大平板时 B 平板对标准侧位，A 平板对汤氏位，包含颈动脉分叉及全部颅内段信息。

5. 对接　Y 阀三通连接高压注射器的压力延长管，"半月–半月技术"对接，确认无气泡。

6. 造影　高压注射器调量造影剂 6mL/s，总量 8mL，压力 300PSI，造影（图 3-5-2）。

7. 再次造影　如发现血管重叠或病变显示不好，可放大或加照适当角度再次造影。

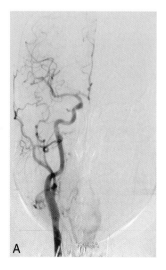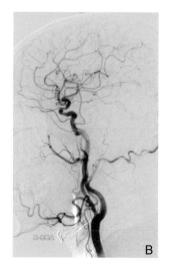

图3-5-2　正常右颈总动脉造影。A. 正常右颈总动脉造影正位。B. 正常右颈总动脉造影侧位

三、颈内动脉造影

1. **置入**　颈总动脉造影后确认无颈内动脉开口狭窄，做路径图，上泥鳅导丝到颈内动脉 C1 段远端，沿导丝推进导管到颈动脉窦远端。

2. **确认**　撤出泥鳅导丝，连接吸有造影剂的注射器，先回吸确认没有顶壁，再冒烟确认导管位置在颈内动脉管腔中央。

3. **对位**　标准侧位，上界平颅盖骨，左界到额骨前缘；汤氏位，上界平颅盖骨，下界平牙齿。

4. **对接**　Y 阀三通连接高压注射器的压力延长管，"半月–半月技术"对接，确认无气泡。

5. **造影**　高压注射器调量造影剂 5mL/s，总量 7mL，压力 300PSI，造影。

6. **再次造影**　如发现血管重叠或病变显示不好，可放大或加照适当角度再次造影。

四、锁骨下动脉造影

无名动脉或左锁骨下动脉开口做路径图，如有锁骨下动脉狭窄即投照，一般选正位投照，无名动脉可选右前斜 45°，能清楚显示右锁骨下动脉与右颈总动脉分叉。高压注射器调量造影剂 6mL/s，总量 8mL，压力 300PSI，造影。

如无锁骨下动脉狭窄即上泥鳅导丝到锁骨下动脉远端，沿导丝推进导管头端置于椎动脉开口近端行椎动脉造影。撤出导丝，对位：正位加对侧 10°左右斜加头位 10°左右，导管头距屏幕下界 2cm 脊柱位于屏幕中线，冒烟确认导管位置及椎开口是否显示清楚；侧位时脊柱位于屏幕中线。颅内段造影，正位时头颅位于屏幕正中，侧位时屏幕下界平第 2 颈椎椎体下缘、屏幕右界平枕骨最后部造影（图3-5-3）。

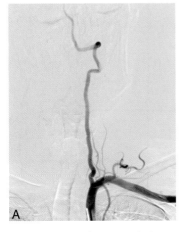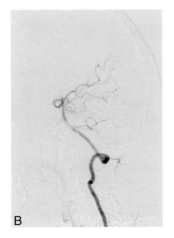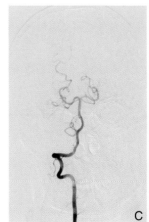

图3-5-3　左锁骨下动脉造影。A. 左锁骨下动脉造影。B. 左椎动脉颅内段造影（侧位）。C. 左椎动脉颅内段造影（正位）

五、椎动脉造影

锁骨下动脉造影确认椎动脉开口处无狭窄，在路径图指导下，泥鳅导丝选入椎动脉送至 V2 段，沿导丝推进导管到椎动脉 V1 段。撤出泥鳅导丝，冒烟确认导管位置。高压注射器调量造影剂 4mL/s，总量 6mL，压力 250PSI，造影。

六、经桡动脉全脑血管造影术

桡动脉穿刺成功后，猪尾导管尾端连接 Y 阀+三通+加压滴注，在交换导丝（0.035，260cm）导引下经桡动脉鞘、肱动脉、腋动脉、锁骨下动脉、头臂干置入升主动脉。撤出交换导丝，行主动脉弓造影。造影结束后置入交换导丝，借助猪尾导管将交换导丝头端置于降主动脉。保持交换导丝位置，撤出猪尾导管，沿交换导丝置入西蒙 2/3 导管至降主动脉。回撤导丝，推进并旋转导管，使之在升主动脉成襻。成襻后旋转调整导管头端选择性插入左锁骨下动脉开口处、回撤导管进入左锁骨下动脉，冒烟确认后造影。逐步回撤导管依次行左颈总动脉、右颈总动脉造影。送入导丝回撤导管、导管撤入右锁骨下动脉时行右锁骨下动脉及右椎动脉造影（图3-5-4）。

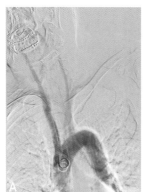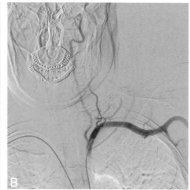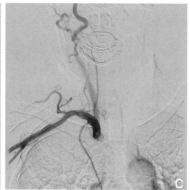

图3-5-4　经桡动脉全脑血管造影。A. 猪尾导管行主动脉弓造影。B. 西蒙导管成襻后行左锁骨下动脉造影。C. 西蒙导管回撤后行右锁骨下动脉造影

七、附加造影

双肾动脉造影：完成主动脉弓造影后，猪尾导管下撤至第 1 腰椎平面进行腹主动脉造影。可冒烟确认导管头端位于肾动脉平面的腹主动脉近心端。体位选择正位，脊柱置于屏幕中线，导管头端置于屏幕垂直中央，注意包全双肾。流率 10mL/s，流量 15mL，压力 600PSI，每秒 3~6 帧，注射延迟 0.5s。屏气状态曝光，持续至静脉期。如发现肾动脉病变，可用 Cobra 导管分别做两侧肾动脉造影，进一步明确病变的性质及程度。流率 6mL/s，流量 8mL，压力 300PSI，每秒 3~6 帧，注射延迟

0.5s。屏气状态曝光，持续至静脉期。

双侧髂动脉造影：猪尾导管置于第 4 腰椎平面进行腹主动脉造影。可"冒烟"确认导管头端位于主动脉分叉平面。体位选择正位，脊柱置于屏幕中线，导管头端置于屏幕上端。

> **师说**：在患者肾功能许可的情况下，一次造影可以为患者取得尽量多的诊断信息。可以考虑在进行脑血管造影的同时加做肾动脉造影和下肢动脉造影，也可考虑同期行冠状动脉造影。考虑到增加造影剂用量和延长造影时间，不主张给所有患者常规实施。有相关适应证的情况下可综合评估患者的全身状况后进行。

八、造影过程中关注细节

一般造影顺序：主动脉弓，右颈总动脉/右颈内动脉，左颈总动脉/左颈内动脉，左锁骨下动脉/左椎动脉，右锁骨下动脉/右椎动脉。原则上先做已知病变血管，如果患者在造影过程中有病情变化，可以在最短的时间内获取最有价值的诊断信息。也可由右侧向左侧依次造影，或导管进入哪条血管，做哪条血管。

关于主动脉弓造影：千万不要因为图省事略过主动脉弓造影，尤其是缺血性脑血管病患者。原因有：①它能给我们提供大量有关诊断的信息。②如果是Ⅱ型弓或Ⅲ型弓，在上导管时能提供路径参考，在这个意义上反而可以节约手术时间。但如果术前有弓上动脉的 CTA 或 MRA 可以提供主动脉弓的信息，患者全身状况差或肾功能减退不允许使用过多造影剂时，可考虑略过主动脉弓造影。主动脉弓造影需要在透视下将猪尾导管头端置于升主动脉远端，如果不到位，可能导致在Ⅲ型弓的头臂干及其分支显影不清（图3-5-5）。撤出猪尾导管时需要再次置入泥鳅导丝，头端出头至少 10cm 使导管头端弯曲拉直后一起撤出。

缺血性脑血管病患者、老年人和有动脉粥样硬化高危因素患者，应常规采

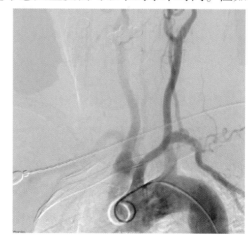

图3-5-5　Ⅲ型主动脉弓，猪尾导管位置偏高

用导管和导丝同轴送入的方式，以减少动脉内斑块脱落的风险。也就是说要求全程带导丝，导管尽可能沿导丝进退，以减少导管头对血管壁的损伤。导丝尽可能沿路径图推进，导丝头端一点要在视野内。要求所有动脉开口造影，导丝一般不通过狭窄段。导管头端尽可能不触及血管壁，导管一般不进入狭窄段。旋转导管时导丝要在导管内。遇到阻力不要强行操作导管。

椎动脉较细，受刺激后易发生痉挛，除非必须进行椎动脉选择性造影，一般导管不进入椎动脉内。必须行选择性椎动脉造影时需要注意导管位置不宜过高，置于V1段稳定位置即可。

造影时需要叮嘱患者屏住呼吸，不要吞咽口水，不要动，以取得质量良好的造影图像。技师一般会在按下造影按钮之前重复"吸一口气、憋住、不动"这样的指令。注意各段脑供血动脉和颅内静脉窦均不可遗漏。

发现狭窄病变后，调整影像增强器，使影像增强器沿狭窄段血管轴线变换投照位，多角度投照，找出狭窄切线位放大投照。如动脉某一处造影剂充盈不佳，且除外骨伪影，应考虑偏心狭窄的可能，需多角度投照。

汤氏位是眉弓与枕外隆凸重叠的位置，大约为20°~30°，颈内动脉颅内段正位造影时选择汤氏位，或者在特意避开骨性标志时选择，其他标准造影一般选择不加汤氏位。

如考虑基底动脉病变，正位需要加足10°~20°以显示其切线位。如平板较小，后循环颅内段造影时可以适当去点顶，屏幕上界平人字缝顶端。但如前循环有狭窄病变时，造影需要评估后循环对前循环的侧支代偿，此时要求"包全"：标准侧位，上界平颅盖骨，右界平枕骨最后部；正位加汤氏位，上界平颅盖骨，下界平牙齿。

如入路迂曲或Ⅱ、Ⅲ型主动脉弓导管置入颈总动脉到位困难，可在路径图指导下将泥鳅导丝头端置于颈外动脉分支面动脉或上颌内动脉内，可由助手固定泥鳅导丝位置，左手推送、右手旋转导管缓慢将导管置入目标位置。在此过程中如出现推送时导管不进反退或出现"起肩"现象，提示系统张力过大，需要稍稍回退导管，卸掉张力。如仍不能成功，换用加硬导丝加强支撑。如置入锁骨下动脉困难，可将泥鳅导丝头端置于肱动脉主干，用上述技术推送到位。

如右侧锁骨下动脉狭窄或过度迂曲导管难以置入时，可在无名动脉选用右前斜45°造影，此角度能最大程度避免前循环血管和后循环血管的重叠，取得所需的血管信息。在锁骨下动脉行椎动脉造影时，如因椎开口迂曲，反复尝试多个体位都难以显示清楚椎动脉开口处狭窄病变时，可考虑用一根0.014微导丝小心通过病变，血管拉直后造影就容易显示清楚V1段病变。

导管的选择：导管根据头端形状分为单一弯曲导管和复合弯曲导管。常用的选择性造影导管包括Ver导管（椎动脉导管即单弯导管）、Headhunter导管（猎人头导管）、Simmon系列导管、Cobra导管（眼镜蛇导管）、Shepherd导管（牧羊犬导管）、Mani导管等。我们最常使用的是单弯导管，操控性好，可以完成大部分患者的造影操作。有的医生偏爱猎人头导管是因为对于血管迂曲的患者，该导管到位性较好。导管常用外径为4F~7F，常规诊断性血管造影趋向采用4F或5F导管，配合0.035英寸导丝。目前造影导管主要为Cordis、Cook及Terumo公司生产，Cordis导管体部最硬，其扭矩和操控性佳，Terumo导管体部最软，易于完成选择性插管，Cook导管介于两者之间。三者的选择通常依赖于操者的经验与习惯。

左颈总动脉与头臂干共同开口于弓上或左颈总动脉起源于头臂干时可能会出现导管选入困难。一般采用 Cobra 导管或猎人头导管，当导管尖抵达升主动脉时，旋转导管使管尖朝上，后撤导管，使导管进入头臂干，然后推送导管，大部分可进入变异的左颈总动脉。但如果变异的左颈总动脉起始部较低此法则很不容易成功。这时可选用 Simmons 导管，先将导管远段成襻并送到升主动脉，旋转导管使成封闭形并将导管尖朝外，后退导管，管尖即可进入头臂干，注入少量造影剂明确左颈总动脉开口后，做导管旋转进退滑动作，使管尖对准或进入左颈总动脉开口，再在转动导管松解封闭襻的同时后退导管，导管尖借旋转解襻的伸展力深入左颈总动脉（图 3-5-6）。

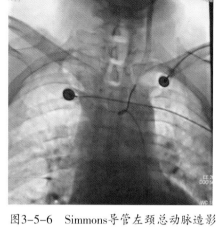

图3-5-6　Simmons导管左颈总动脉造影

"半月-半月技术"：在注射器、导管、延长管、Y 阀、三通、滴注管之间连接时，最好让血回流少许，在导管接口处形成半月形的突起，注射器等末端也形成一个半月形的突起，连接时两个半月相接就减少了气泡产生的可能性（图 3-5-7）。

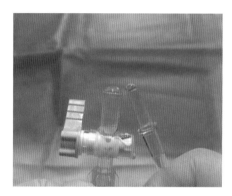

图3-5-7　半月-半月技术

注意观察骨性标志，例如右锁骨下动脉开口多位于锁骨头处，椎动脉开口位于锁骨上缘，这样就避免盲目操作和多次冒烟造影（图 3-5-8）。

"冒烟"时注意，半旋开三通，"半月-半月"连接注射器与 Y 阀，旋转三通开关使注射器与导管相通，注射器尾端向上轻轻回抽，可见少量回血通畅，透视下平稳注射少量造影剂观察。如果回抽不畅，提示导管头端顶在血管壁上，需要调整位置后再"冒烟"确认。

术中持续冲洗，注意排空管道和 Y 形阀内气体。

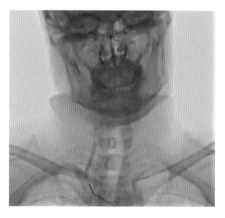

图3-5-8　骨性标志：椎动脉开口位于锁骨上缘

表3-5-1 不同血管病变最佳投照体位

病变位置	最佳投照体位
椎动脉 V3/V4 段	同侧斜 30°左右
基底动脉	正位或加足位 10°~20°
大脑中动脉 M1 段	正位加头位 30°左右
大脑中动脉 M2 段	对侧斜 30°左右
颈内动脉 C6~C7 段	标准侧位，同侧斜 30°~40°

表3-5-2 不同血管的常用注射参数

动脉	速率（mL/s）	总量（mL）	压力（PSI）
主动脉弓	20	25	600
颈总动脉	6	8	300
颈内动脉	5	7	300
颈外动脉	4	6	300
锁骨下动脉	6	8	300
椎动脉	4	6	250
前循环 3D	3	18	300
后循环 3D	2.5	15	250

　　有一次师兄听说有高手可以经桡动脉做全脑血管造影了，他兴冲冲跑去导管室学习。这是一台心脑联合的造影，进门的时候心内科的医生已经完成了冠脉造影和主动脉弓造影，正在努力借助猪尾导管把长导丝送到降主动脉去。反复尝试没有成功，导丝就掉到地上了，猪尾导管也不知怎样被拖到了头臂干。这时患者开始说不舒服，逐渐就变成了嗜睡、昏迷。急诊造影，多支血管闭塞，CT 显示前后循环多发脑梗死。考虑栓塞所致！急诊溶栓、抢救……患者仍然未能苏醒过来。血的教训告诉我们，一项技术在尚未成熟的时候应用于临床一定要慎之又慎！经桡动脉脑血管造影术可能还需要更多的探索和规范。

第6节　术后管理

一、穿刺点的处理

　　1. 压迫止血　中和肝素 10min 后拔动脉鞘，如不用鱼精蛋白中和肝素，可按时间计算体内肝素量，肝素的半衰期是 1h，即每小时体内肝素量减半，至肝素代谢清除后或测定 ACT≤160~180s 后可拔鞘压血。

　　一般用左手压迫，中指置于穿刺进入动脉点的近心端，压迫使动脉点局部压力减低，食指置于动脉点（即穿刺针进入股动脉处，也就是动脉鞘与搏动的股动脉的分界点）正上方压迫止血。手指到位开始压迫后拔出动脉鞘，压迫股动脉15min。皮口暴露用以观察渗血情况。局部穿刺点按压 15min 后手指松开无渗血，无菌敷料覆盖穿刺点，弹力绷带加压包扎。

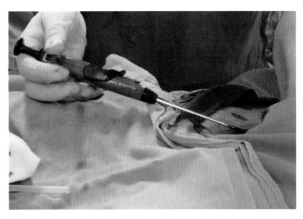

图3-6-1　动脉缝合器

2. **血管缝合**　血管缝合器（图 3-6-1）适用于 6F~8F 动脉鞘。先用肝素盐水冲洗缝合器及导丝。1%利多卡因局部浸润麻醉，置入 J 形导丝，置换出动脉鞘，沿导丝送入血管缝合器，导管部分进入血管后就可撤出导丝。继续前送血管缝合器，至中段导管有搏动性鲜红色血液喷出，将标明 1 号的开关扳向上方，轻轻回撤缝合器至感到阻力；左手持缝合器金属杆部位固定角度，右手将标明 2 号的开关按下并听到咔嗒声，即为丝线已经缝入动脉壁；右手拔下标明 3 号的缝合器尾端，轻轻外拉，用缝合器中部的剪线器剪断 3 号的连接线；将标明 4 号的开关扳向下方，轻轻外撤缝合器，直到看见缝合器中部的丝线；整理丝线，将线向患者头端方向轻拉，使丝线尾端暴露；将长的那根丝线缠绕在左手食指上，将顶杆套入这跟长丝线于皮口处；左手牵拉长丝线、撤出缝合器，随即将顶杆顺长丝线顶入线结处，维持 30s，将线结顶紧；右手牵拉短线，进一步将结打紧；撤出顶杆，将两根丝线合并，顶杆沿两根丝线顶入，稍稍回撤剪断余线。

缝合技巧：①前送缝合器的时候注意平贴送入，角度要小，否则容易撕裂穿刺口。②到第二步的时候用左手拇指和食指捏住金属杆上提，给予一个向上的张力，保证缝合准确。③第三步可以用小剪刀剪线，防止因为用剪切器时的牵拉。④最后记住贴着根剪线，这样留在皮下的绳结小，不易形成瘢痕和感染。

3. **其他处理方法**（图 3-6-2~图 3-6-4）　动脉压迫器压迫止血，适用范围很广，造影和治疗的患者都可应用。动脉闭合器适用于 4F~6F 动脉鞘；桡动脉穿刺点一般用桡动脉压迫器。

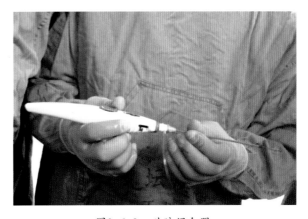

图3-6-2　动脉闭合器

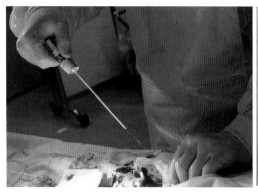

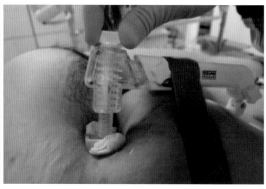

图3-6-3　动脉闭合器　　　　　　　　　图3-6-4　动脉压迫器

二、水　化

所有患者术后均给予 0.9%氯化钠 500mL+乳酸钠林格液 500mL 水化，并嘱患者多饮水促进造影剂排泄以预防造影剂肾病。如出现尿量减少需及时复查肾功，及时治疗，必要时需要透析。

三、观　察

生命监护 24h。2kg 盐袋压迫穿刺点 6~8h，平卧、穿刺侧下肢制动 24h。避免坐起或突然增加腹压，若用力咳嗽，用手压住穿刺点上方。观察血压、脉搏和尿量。观察穿刺点有无渗血、肿胀、疼痛等情况，观察穿刺侧下肢肤色、皮温、足背动脉搏动情况，每 15min 1 次共 8 次。

第 7 节　并发症及其处理

一、穿刺部位血肿、假性动脉瘤或动静脉瘘

穿刺部位血肿、假性动脉瘤或动静脉瘘的原因有：患者凝血机制障碍；使用抗凝、溶栓、抗血小板聚集药物；反复股动脉穿刺；穿刺时穿透股动脉后壁或同时累及股动脉分支；压迫无效或时间过短；患者躁动，穿刺侧过早活动及负重。

预防措施有：规范穿刺、术后管理。术后肝素中和后 10min 后拔鞘，或体内肝素代谢至 1 000U 以下时拔鞘。有效压迫穿刺部位 15min，松开后观察确认无出血后加压包扎。

处理措施有：新鲜血肿，有效压迫穿刺点同时用血管钳钝性分离血肿皮下组织，将血液从皮口挤出，减小血肿。已经形成的小血肿（直径<10cm）24h 后可局部热敷或理疗，造成局部压迫者可切开清除。假性动脉瘤可行超声诊断，局部压迫有效。严重者球囊栓塞、带膜支架植入或手术修复。

二、血管痉挛

血管痉挛的原因可能是由于导管或导丝对血管的刺激引起。

预防措施有：避免导管及导丝的粗暴操作，尽量不进入血管过深，可静脉泵入尼莫地平预防。

处理措施有：注意观察，及时发现血管痉挛，回撤导管、导丝，停止刺激后一般痉挛会迅速缓解。血管痉挛时间较长可能会造成脑缺血或脑卒中发生。出现不可恢复的血管痉挛时我们既往会动脉内推注罂粟碱，但因其作用时间短（不超过 3h）和具有严重副作用（瞬间颅内压升高、癫痫、自相矛盾地加重血管痉挛、出现供血区不可逆的灰质损害）近年来逐渐被淘汰。研究发现球囊成形的效果更为持久，推荐在症状性血管痉挛累及直径>1.5mm 的颅内血管时应用。对于球囊无法到达的血管可动脉注射钙离子通道阻滞剂（尼卡地平用生理盐水稀释为 0.1mg/mL，微导管注射，每根血管最大用量 5mg；25%尼莫地平 2mL/min 泵入，每根血管时间 10~30min，每根血管最大用量 1~3mg，一次治疗总量不超过 5mg；维拉帕米每根血管常用量 2mg，最大单次用量 8mg。

三、血管夹层

血管夹层的原因可能是导管或导丝进入内膜下或注射造影剂压力过大所致。

预防措施有：透视下监视导管、导丝的方向和位置，遇到阻力时不应强行插入；造影前必须先用注射器回抽、冒烟，确认导管头端没有顶壁。

处理措施有：髂动脉、股动脉处多为逆行夹层，可自愈。弓上血管多为顺行夹层，严重者须放置支架或抗凝治疗，须控制性降压并及时请胸心血管外科协助处理。

四、血管穿孔或血管壁撕裂

血管穿孔或血管壁撕裂的原因可能与血管结构异常有关。

预防措施有：操作轻柔，结构复杂的血管须用路径图；保证导丝、导管在视野内；主动脉造影时使用多侧孔导管；造影时导管末端不能顶住血管。

处理措施有：及时中和肝素，止血降压。可闭塞的血管行血管内封堵；不能闭塞的血管行压迫或手术修补。

五、血栓形成或栓塞

血栓形成或栓塞的原因有：血液高凝状态，局部血栓形成，斑块脱落导致动脉-动脉栓塞，导管内血栓形成导致栓塞，排气不良导致气体栓塞（图 3-7-1）。

预防措施有：穿刺成功后全身肝素化；动脉鞘及造影导管持续加压滴注冲洗；导丝及时浸泡冲洗；一旦发现血管壁有斑块形成的可能，禁止导管或导丝超越这些部位，可有效防止斑块脱落；"半月-半月技术"对接，确认无气泡。

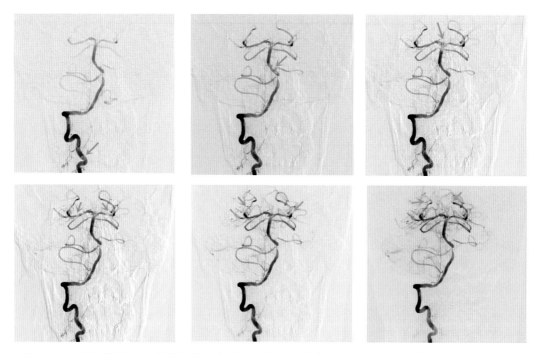

图3-7-1 气体栓塞，在造影中表现为圆形、类圆形透亮的充盈缺损，随着造影剂的流动迅速向前移动（图中箭头所示）

处理措施有：血栓形成后要保持镇静，全面造影，找出栓子的位置，行溶栓或取栓治疗。气体栓塞高压氧治疗效果好且恢复快。

六、迷走反射

迷走反射的原因为压迫牵拉动脉至迷走反射、血压降低、心率变慢。

预防措施有：穿刺前及缝合前动脉壁周围利多卡因浸润麻醉，尽量减少对动脉的刺激。

处理措施有：减轻压迫、静脉推注阿托品、补液，必要时应用多巴胺升压。

七、腹膜后血肿

腹膜后血肿的原因有：穿刺点过高造成穿刺时因股动脉后壁穿透而血液进入腹腔，同时因血管后壁缺少坚韧组织支持而无法进行有效的压迫；导管或导丝损伤髂动脉，特别是髂动脉本身已有严重病变如严重的动脉粥样硬化、迂曲或有动脉瘤存在。

预防措施有：避免穿刺位置过高，导丝及鞘管置入遇到阻力及时透视。

处理措施有：应及时请外科会诊，带膜支架植入或手术修复。

八、深静脉血栓

深静脉血栓的原因可能与造影剂致使内皮细胞损伤，下肢制动、静脉血淤滞有关。

预防措施有：低分子肝素抗凝、按摩下肢促进静脉回流。

处理措施有：严格抗凝，抬高患肢，减少疼痛。必要时需置入下腔静脉滤器。

九、造影剂不良反应

造影剂不良反应的原因有：造影剂过敏和造影剂肾病。

预防措施有：术前必须行造影剂过敏试验，应用地塞米松或苯海拉明预防过敏，用非离子性造影剂减少肾损害，尽量减少造影剂用量，术后观察尿量、复查肾功，水化促进造影剂排泄。

处理措施有：发生过敏后抗过敏治疗；造影剂肾病需要补液、扩容、利尿等，必要时紧急透析治疗。

最后讲一个听来的故事，但绝对真实。因为讲故事的当事人就坐在我的对面，神情肃穆，眼角湿润。一个60多岁的老太太，因为头晕在某医院行全脑血管造影术。她和大家打着招呼，走进导管室，躺在造影床上。一个非常难做的造影，血管极其迂曲。台上的医生费尽千方百计，终于造影导管到达最后一根目标血管——右椎动脉。接枪、改量、造影，回头看老太太，已经唤不醒了。导管室的所有人立刻奔来，发现因为手术时间较长，加压滴注的盐水压力已经没有了，Y阀里还能看到暗红色的血栓。原因是操作时间过长，滴注停止，导管内血栓形成，血栓栓塞。接下来是纷乱的抢救，急诊溶栓，胸外按压，均告失败。老太太的人生永远地定格在她进入导管室时微笑着和大家打招呼的画面。她用生命告诉我们，加压滴注是条生命的安全线。虽然我们说脑血管造影的并发症发生率可控制在0.3%以下，这是一个很小的概率。但是，对于每一个患者，一旦发生，将是百分之百的灾难。每个陪我上台的兄弟，我都会给他讲这个故事。讲完了，他会理解，为什么我们每天不断在喊"看着滴注、打开滴注、及时加压！"因为，加压滴注是条生命的安全线。

第 8 节　造影诊断及评估

一、各部位造影观察内容

1. **主动脉弓造影**　有无发育异常；主动脉弓分型；弓上大血管（无名动脉、锁骨下动脉、颈总动脉）开口有无狭窄、闭塞；双侧椎动脉是否均衡；椎动脉开口是否有狭窄，是否有血液逆流等（图 3-8-1）。

2. **颈总动脉颈段造影**　颈总动脉、颈内动脉 C1 段、颈外动脉有无狭窄、闭塞、溃疡斑块、钙化或严重迂曲，有无发育异常和其他情况。

3. **颈内动脉颅内段造影**　颈内动脉 C1~C7 段、大脑中动脉、大脑前动脉有无狭窄、闭塞、斑块、钙化或严重迂曲，有无发育异常，是否向椎基底动脉系统代偿供血，有无动脉瘤、AVM 和肿瘤等情况（图 3-8-2~图 3-8-8）。

4. **椎动脉颈段造影**　椎动脉 V1、V2 段有无狭窄、闭塞、斑块、钙化或严重迂曲，有无发育异常和其他情况（图 3-8-9~图 3-8-11）。

5. **椎动脉颅内段造影**　椎动脉 V3、V4 段、基底动脉、双侧 PICA、AICA 和大脑后动脉有无狭窄、闭塞或严重迂曲，有无发育异常，是否向颈内动脉系统代偿供血，有无动脉瘤、AVM 和肿瘤等情况（图 3-8-12~图 3-8-14）。

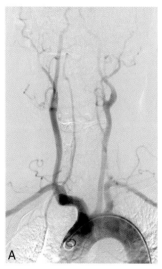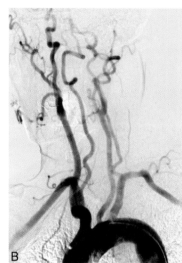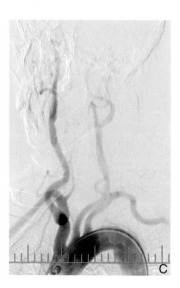

图3-8-1　主动脉弓造影。A. Ⅰ型弓，弓上大血管开口未见明显异常，双椎均衡。B. Ⅱ型弓，弓上大血管开口未见明显异常，双椎均衡。C. Ⅲ型弓，弓上大血管开口未见明显异常，双椎均衡

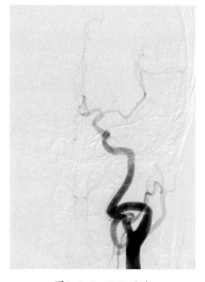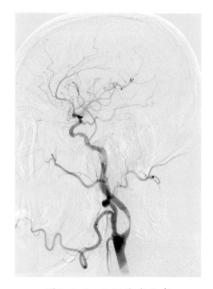

图3-8-2　LC1迂曲　　　　　　　　　图3-8-3　RC1重度狭窄

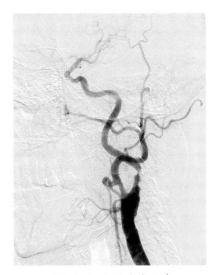

图3-8-4　LC1重度狭窄

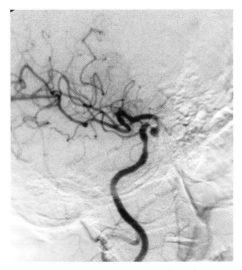

图3-8-5　RC4重度狭窄

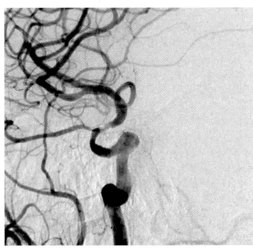

图3-8-6　RC6重度狭窄

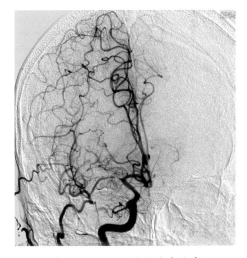

图3-8-7　RM1近段重度狭窄

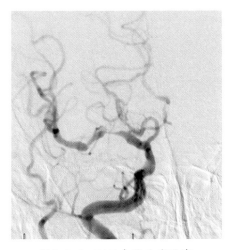

图3-8-8　RM1中段重度狭窄

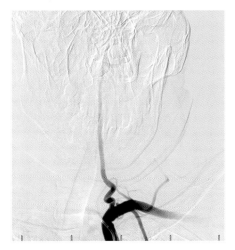

图3-8-9　LV1迂曲

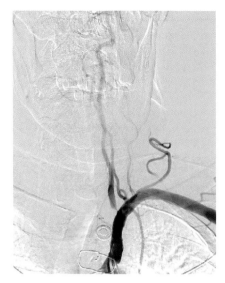

图3-8-10　LV1重度狭窄

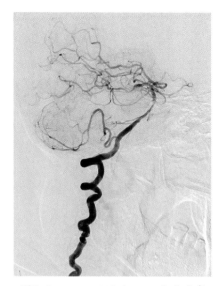

图3-8-11　RV2迂曲，BA重度狭窄

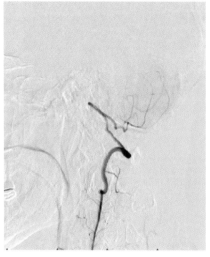

图3-8-12　左椎动脉止于PICA

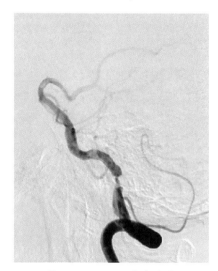

图3-8-13　LV4重度狭窄

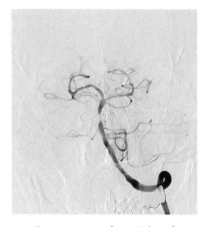

图3-8-14　BA中段重度狭窄

二、病变评估

1. **狭窄率计算** 介入治疗精确的测量是选择材料的基础，也是手术顺利进行的保障。现在的 MRI、CT 和 DSA 都可以准确测量出血管直径，但不能完全相信并依赖机器，要个体化分析并根据经验判断，否则当机器出现误差时会出现很大失误。所以我们还要参考个人经验及中国人颅内动脉血管的平均管径。大脑中动脉 M1 段的平均管径是 2.5mm，基底动脉的平均管径是 3mm，椎动脉 V4 段的平均管径是 3.5mm。

颈动脉狭窄率的计算方法一般参考北美症状性颈动脉内膜剥脱试验法(NASCET)。颅内动脉粥样硬化性狭窄程度的一般用 WASID 法。具体详见第 4 章及第 6 章相关内容。狭窄率分度：

轻度狭窄：狭窄率 < 50%；

中度狭窄：50% ≤ 狭窄率 < 70%；

重度狭窄：70% ≤ 狭窄率 ≤ 99%。

2. **病变范围评估**

局限性病变（Discrete）：长度 < 10mm；

节段性或管状病变（Tubular）：长度 10~20mm；

弥漫性病变（Diffuse）：长度 ≥ 20mm。

3. **TICI 前向血流分级标准**（表 3-8-1）

表3-8-1　TICI前向血流分级标准

TICI 分级	血管造影表现
0 级（无灌注）	血管闭塞部位及远端无前向血流
Ⅰ级（弥散无灌注）	对比剂部分通过闭塞部位，但不能充盈远端血管
Ⅱa 级（部分灌注）	对比剂充盈 <2/3 受累血管的供血区
Ⅱb 级（延迟灌注）	对比剂完全充盈受累血管的全部供血区，但充盈及清除的速度较正常动脉延迟
Ⅲ级（完全灌注）	前向血流快速、完全充盈远端血管，并迅速清除

4. **病变成角** 定义为狭窄近端与远端血管腔中心线形成的角度。

非成角病变：<45°；

中度成角病变：<90°，≥45°；

重度成角病变：≥90°。

5. **夹层** 表现为管腔内线状的充盈缺损，破裂的内膜片将动脉分为真腔和假腔，伴或不伴造影剂残留（图 3-8-15）。分为 6 类：

A：很小充盈缺损，造影剂排空无残留；

B：有充盈缺损区平行管腔或分为两腔，造影剂排空无残留；

C：管腔外帽子影，造影剂排空后有残留；

D：螺旋形充盈缺损；

E：新的持续的充盈缺损；

F：非以上病变引起血流障碍或闭塞。

6. DSA 钙化分级

0度（无）钙化：透视或注射造影剂造影前均不能看到动脉血管影和走形。

Ⅰ度（轻度）钙化：透视或注射造影剂造影前能模糊看到动脉血管影和走形，但不能清晰地看到血管轮廓，注射造影剂后血管钙化模糊影消失。

Ⅱ度（中度）钙化：透视或注射造影剂造影前能基本看到动脉血管影和走形，而且能基本看清动脉血管的轮廓，造影剂能完全覆盖血管阴影。

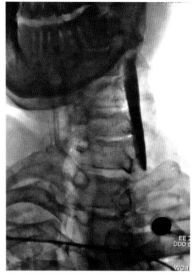

图3-8-15　左侧颈总动脉夹层

Ⅲ度（重度）钙化：透视或注射造影剂造影前能清楚地看到动脉血管影和走形，动脉血管轮廓清晰可见，造影时造影剂能部分覆盖血管阴影。

Ⅳ度（极重度）钙化：透视或注射造影剂造影前动脉血管影、轮廓和走形完全清晰可见，是否注射造影剂与血管阴影密度变化不大。

7. 血栓
伴有明确边界的局限性腔内充盈缺损（低密度影像），多数与近邻的血管壁分开，伴或不伴造影剂滞留（图3-8-16）。

8. 气体栓塞
影像上显示圆形、透亮的充盈缺损，大量气栓表现为血流突然中断，远端完全不显影。

9. 分支受累
不累及主要边支；有需要导丝保护的边支病变；有无法保护的主要边支。

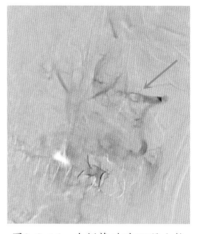

图3-8-16　左侧椎动脉V3段血栓

10. 路径评估
目前检索到3种不同的分度方案（表3-8-2）。

表3-8-2　病变近段迂曲分度

路径迂曲分度	方案一	方案二	方案三
中度	病变位于2个≥75°的弯曲以远	2个≥60°或1个≥90°	2个≥45°
重度	病变位于3个≥75°的弯曲以远	2个或以上≥90°	3个≥45°

我们常用的路径分型是基于导引导管和靶病变之间的路径进行分类：

Ⅰ型路径（轻度迂曲、管壁光滑）；

Ⅱ型路径（中等度迂曲、管壁不光滑）；

Ⅲ型路径（严重迂曲）。

11. 闭塞病变
根据闭塞时间分为:新近(Recent)闭塞:<3个月;慢性(Chronic)闭塞:>3个月。

Ellis 闭塞病变分类：

慢性完全闭塞：完全闭塞血流分级 0 级或 1 级伴以下任何一项：明确闭塞时间≥3 个月；有桥侧支；

非慢性完全闭塞：完全闭塞血流分级 0 级或 1 级，但不符合慢性完全闭塞的病变特征。

12. Mori **分型**

A 型病变：长度<5 mm，向心性或适度偏心性狭窄；

B 型病变：长度 5 mm~10 mm，严重偏心性狭窄，或时间短于 3 个月的闭塞；

C 型病变：长度>10 mm，严重成角病变伴有近端路径明显迂曲，或时间大于 3 个月的闭塞。

13. LMA **分型**　部位分型包括：A 型部位（分叉前病变），B 型部位（分叉后病变），C 型部位（跨分叉病变，但边支开口不狭窄），D 型部位（跨分叉病变且边支开口狭窄），E 型部位（仅边支开口狭窄），F 型部位（分叉前狭窄伴小边支开口狭窄）和 N 型部位（非分叉处狭窄）。

形态学分型与 Mori 分型类似。

附：北京天坛医院急诊介入科脑血管造影（DSA）检查报告单

1. **颅外造影情况**

病变部位			无名动脉												左颈总动脉							左锁骨下动脉			
			主干	右锁骨下动脉				右颈总动脉																	
				主干	右椎动脉			主干	颈外	右颈内动脉					主干	颈外	左颈内动脉					主干	左椎动脉		
					V1	V2	V3			C1	C2	C3	C4	C5			C1	C2	C3	C4	C5		V1	V2	V3
病变类型	未见显影		–	–	–	–	–	–	–	–	–	–	–	–	–	–	–	–	–	–	–	–	–	–	–
	闭塞		–	–	–	–	–	–	–	–	–	–	–	–	–	–	–	–	–	–	–	–	–	–	–
	迂曲		–	–	–	–	–	–	–	–	–	–	–	–	–	–	–	–	–	–	–	–	–	–	–
	狭窄	开口	–	–	–	–	–	–	–	–	–	–	–	–	–	–	–	–	–	–	–	–	–	–	–
		分叉	–	–	–	–	–	–	–	–	–	–	–	–	–	–	–	–	–	–	–	–	–	–	–
		偏心	–	–	–	–	–	–	–	–	–	–	–	–	–	–	–	–	–	–	–	–	–	–	–
		不光滑	–	–	–	–	–	–	–	√	–	–	√	–	–	√	–	–	–	√	–	–	√	–	–
		钙化	–	–	–	–	–	–	–	–	–	–	–	–	–	–	–	–	–	–	–	–	–	–	–
		溃疡	–	–	–	–	–	–	–	–	–	–	–	–	–	–	–	–	–	–	–	–	–	–	–
		长度	–	–		–	–	–	–	–	–	–	–	–	–	–	–	–	–	–	–	–	–	–	–
		迂曲	–	–	–	–	–	–	–	√	–	–	–	–	–	–	√	–	–	–	–	–	√	–	–
		成角	–	–	–	–	–	–	–	–	–	–	–	–	–	–	–	–	–	–	–	–	–	–	–
		狭窄率	–	–		–	–	–	–	–	–	–	–	–	–	–	–	–	–	–	–	–	–	–	–
TICI 分级			–	–		–	–	–	–	–	–	–	–	–	–	–	–	–	–	–	–	–	–	–	–

代偿情况：无

变异情况：无

2. 颅内造影情况

病变部位			右颈内动脉				左颈内动脉				左椎 V4	右椎 V4	基底动脉			左 P1	右 P1
			C6	C7	A1	M1	C6	C7	A1	M1	V4	V4	近	中	远	P1	P1
	未见显影		−	−	−	−	−	−	−	−	−	−	−	−	−	−	−
	闭塞		−	−	−	−	−	√	−	−	−	−	−	−	−	−	−
	迂曲		−	−	−	−	−	−	−	−	−	−	−	−	−	−	−
病变类型	狭窄	开口	−	−	−	−	−	−	−	−	−	−	−	−	−	−	−
		分叉	−	−	−	−	−	−	−	−	−	−	−	−	−	−	−
		偏心	−	−	−	−	−	−	−	−	−	−	−	−	−	−	−
		不光滑	−	−	√	√	−	√	−	√	√	−	√	√	√	√	√
		钙化	−	−	−	−	−	−	−	−	−	−	−	−	−	−	−
		溃疡	−	−	−	−	−	−	−	−	−	−	−	−	−	−	−
		长度	−	−	5mm	3mm	−	−	−	−	−	−	−	−	−	−	−
		迂曲	−	−	−	−	−	−	−	−	−	−	−	−	−	−	−
		成角	−	−	−	−	−	−	−	−	−	−	−	−	−	−	−
		狭窄率	−	−	80%	70%	−	−	−	−	−	−	−	−	−	−	−
TICI 分级			−	−	Ⅱb	Ⅲ	−	−	−	−	−	−	−	−	−	−	−
Mori 分型					A	A											

代偿情况：右大脑中动脉→软脑膜动脉 →右大脑前动脉（代偿分级 1 级）

左大脑后动脉→胼胝体压部动脉 →左大脑前动脉（代偿分级 1 级）

左大脑中动脉→软脑膜动脉 →左大脑前动脉（代偿分级 1 级）

变异情况：无

其　　　他：左后交通动脉开放；右大脑前动脉 A2 段不光滑，远端未见显影，考虑闭塞可能，周围可见片状异常血管网

3. Willis 环　造影提示：完整□、不完整□√ 左后交通动脉开放

其他血管走行正常、管壁光滑、血流通畅、管腔未见狭窄及扩张。

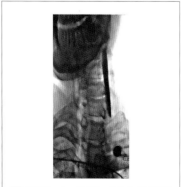

■ 闭塞　▲ 狭窄　□ 未见显影

印象：

1. 主动脉弓及弓上大血管开口未见异常，双椎均衡。

2. 颈动脉系统：

（1）右颈内动脉 C1、C4 段不光滑；右颈内动脉 C1 段迂曲；右大脑中动脉 M1 段狭窄，狭窄率约 70%，狭窄长度度约 3mm，周围见异常血管网；右大脑前动脉 A1 段狭窄，狭窄率约 80%，长

度约 5mm；右大脑前动脉 A2 段不光滑，远端未见显影，考虑闭塞可能，周围可见片状异常血管网。

（2）左颈外动脉不光滑；左颈内动脉 C1 段迂曲；左颈内动脉 C4、C7 段不光滑；左大脑中动脉 M1 段不光滑；左大脑前动脉 A1 段闭塞；左后交通动脉开放。

3. 椎基底动脉系统

左椎动脉 V1、V4 段不光滑；左椎动脉 V1 段迂曲；

基底动脉不光滑；双大脑后动脉 P1 段不光滑。

医师签字：

第 9 节　侧支代偿

侧支代偿（collateral compensatory）是指当大脑的供血动脉严重狭窄或闭塞时，血流通过其他血管（侧支或新形成的血管吻合）到达缺血区，从而使缺血组织得到不同程度的灌注代偿。良好的侧支代偿可减少梗死灶容积、改善预后，减低脑卒中复发风险。准确而全面的侧支代偿评估是进行缺血性脑血管病介入治疗决策的前提。

一、侧支代偿分级与评估

侧支代偿分级：一级侧支代偿指通过 Willis 环的血流代偿。它作为最重要的代偿途径，可迅速使左右大脑半球及前后循环的血流相互沟通；二级侧支代偿指通过眼动脉、软脑膜吻合支以及其他相对较小的侧支与侧支吻合支之间实现的血流代偿；三级侧支代偿属于新生血管，部分病例在缺血后一段时间才可以形成。

侧支代偿的评估方法包括 DSA、经颅多普勒超声（transcranial doppler, TCD）、经颅彩色双功能超声（transcranial color-coded duplex sonography, TCCD）、TCD 血流储备功能测定、CTA、磁共振血管成像（magnetic resonance angiography, MRA）氙增强 CT、单光子发射 CT、正电子成像术、CT 灌注、MR 灌注及磁共振动脉自旋标记灌注成像等。目前 DSA 仍然是评估侧支循环的金标准，但应结合多种影像技术综合评估。

侧支循环的分级标准常用的有基于 DSA 的侧支代偿分级，基于 CTA 的 rLMC 评分以及软脑膜侧支评分。

基于 DSA 的侧支代偿分级（ASITN/SIR 血流分级系统）将侧支循环分为 0~4 级 5 个级别：0 级，没有侧支血流到缺血区域；1 级，缓慢的侧支血流到缺血周边区域，伴持续的灌注缺陷；2 级，快速的侧支血流到缺血周边区域，伴持续的灌注缺陷，仅有部分到缺血区域；3 级，静脉晚期可见缓慢但是完全的血流到缺血区域；4 级，通过逆行灌注血流快速而完全的灌注到整个缺血区域。

rLMC 评分基于 CTA 对软脑膜动脉和豆纹动脉的分级（0 分：无；1 分：较少；

2分：等于或多于对侧相应区域），评估的区域包括：6 个 Alberta 脑卒中项目早期 CT 评分（Alberta Stroke Program Early CT Score, ASPECTS）区域（M1~6）及大脑前动脉区域和底节区。外侧沟的软脑膜动脉评分为 0、2 或 4。定义为：1 分（0~10 分）侧支代偿较差；2 分（11~15 分）侧支代偿中等；3 分（16~20 分）侧支代偿较好。

软脑膜侧支评分（Pial Collateral Score）基于在 CTA 延迟血管造影图像上闭塞动脉支配区内血管的逆行对比模糊效应。侧支循环的分级如下：1 分,闭塞血管的远端部分有侧支循环重建（例如若大脑中动脉 M1 段闭塞，则 M1 闭塞远端的部分被重建）；2 分,侧支重建血管出现在与闭塞血管相邻的近端部分（例如若大脑中动脉 M1 段闭塞，血流重建出现在 M2 近端）；3 分,侧支重建血管出现在与闭塞血管相邻的远端部分（例如如果大脑中动脉 M1 段闭塞，重建血管与 M2 段远端相连）；4 分,侧支重建血管出现在闭塞血管两段远端（例如如果大脑中动脉 M1 段闭塞，侧支重建血管与 M3 段的分支相连）；5 分,闭塞血管支配区无或仅有较少的侧支血管重建（图 3-9-1）。

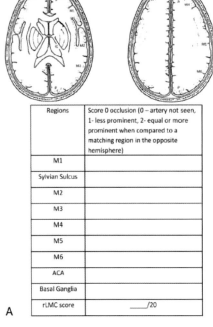
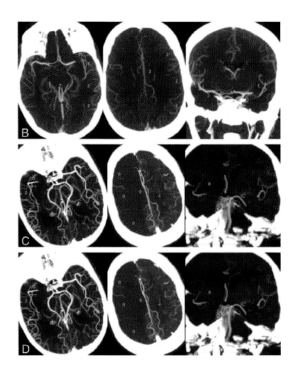

图3-9-1　CTA侧支循环分级

二、不同血管病变常见侧支代偿途径 （图3-9-2~图3-9-21）

大脑中动脉闭塞或狭窄时的侧支代偿途径有：①大脑前动脉通过软脑膜动脉向大脑中动脉代偿供血。②大脑后动脉通过软脑膜动脉向大脑中动脉代偿供血。

颈内动脉闭塞或狭窄时的侧支代偿途径有：①对侧颈内动脉通过前交通动脉代偿供血。②后循环通过后交通动脉向前循环代偿供血。③同侧大脑后动脉通过软脑膜动脉向大脑中动脉或大脑前动脉代偿供血。④颈外动脉通过以下途径向颈内动脉代偿供血：A. 上颌内动脉经翼管动脉至颈内动脉岩段代偿供血；B. 咽升动脉的鼓室下动脉经颈鼓动脉至颈内动脉岩段代偿供血；C. 咽升动脉的咽上动脉（破裂孔）经下外干至颈内动脉海绵窦段代偿供血；D. 上颌内动脉的圆孔动脉（圆孔）经下外干至颈内动脉海绵窦段代偿供血；E. 上颌内动脉的脑膜中动脉（棘孔）经下外干至颈内动脉海绵窦段代偿供血；F. 上颌内动脉的脑膜副动脉（卵圆孔）经下外干至颈内动脉海绵窦段代偿供血；G. 上颌内动脉的脑膜中动脉分支经脑膜返动脉（眶上裂）—泪腺动脉—眼动脉至颈内动眼段代偿供血；H. 颞浅动脉的骨穿支经眼动脉的大脑镰前动脉至颈内动眼段代偿供血；I. 面动脉的角支经眼动脉的眶支至颈内动眼段代偿供血；J. 上颌内动脉的颞深前动脉及中动脉经眼动脉的眶外支至颈内动眼段代偿供血；K. 上颌内动脉的脑膜中动脉经过硬脑膜小动脉向颅内代偿供血。

颈总动脉闭塞或狭窄时的侧支代偿途径有：①~④同颈内动脉闭塞或狭窄时的侧支代偿途径。⑤椎动脉—颈部肌支—枕动脉—颈外动脉—颈内动脉代偿供血。⑥椎动脉—颈部肌支—咽升动脉—颈外动脉—颈内动脉代偿供血。⑦甲状颈干—颈升动脉—颈部肌支—枕动脉—颈外动脉—颈内动脉代偿供血。⑧甲状颈干—甲状腺下动脉—甲状腺上动脉—颈外动脉—颈内动脉代偿供血。⑨对侧颈外动脉分支—患侧颈外动脉—颈内动脉代偿供血。

基底动脉闭塞或狭窄时的侧支代偿途径有：①颈内动脉通过后交通动脉向大脑后动脉及基底动脉狭窄远端代偿供血。②大脑中动脉通过软脑膜动脉向大脑后动脉代偿供血。③大脑前动脉通过软脑膜动脉向大脑后动脉代偿供血。④基底动脉近段闭塞或狭窄时小脑后下动脉通过软脑膜动脉向小脑前下动脉、小脑上动脉、基底动脉狭窄远段代偿供血。⑤基底动脉中段闭塞或狭窄时小脑后下动脉或小脑前下动脉通过软脑膜动脉向小脑上动脉、基底动脉狭窄远段代偿供血。⑥脑膜后动脉经过硬脑膜小动脉向大脑后动脉代偿供血。

椎动脉闭塞或狭窄时的侧支代偿途径有：①颈内动脉通过后交通动脉向后循环代偿供血。②大脑中动脉通过软脑膜动脉向大脑后动脉代偿供血。③大脑前动脉通过软脑膜动脉向大脑后动脉代偿供血。④椎动脉 V4 段小脑后下动脉开口以远狭窄或闭塞时，小脑后下动脉通过软脑膜动脉向小脑前下动脉、小脑上动脉、甚至基底动脉代偿供血。⑤脊髓前动脉血流逆向并向椎动脉 V4 段及其远端代偿供血；⑥脑膜后动脉经过硬脑膜小动脉向大脑后动脉代偿供血。⑦甲状颈干的颈升动脉通过颈部肌支向椎动脉 V2 段代偿供血。⑧甲状颈干的颈横动脉通过颈部肌支向椎动脉 V2 段代偿供血。⑨枕动脉通过颈部肌支向椎动脉 V3 段代偿供血。⑩对侧椎动脉通过节间支向患侧椎动脉代偿供血。

锁骨下动脉闭塞或狭窄时的侧支代偿途径有：①对侧椎动脉、基底动脉血液逆流经椎动脉至远侧锁骨下动脉代偿供血。②对侧颈升动脉/颈深动脉/内乳动脉/椎动脉—肌支—患侧颈升动脉/颈深动脉/内乳动脉/椎动脉—远侧锁骨下动脉代偿供血。③对侧甲状腺下动脉—患侧甲状腺下动脉—甲状颈干—远侧锁骨下动脉代偿供血。④其余参考椎动脉闭塞或狭窄时的侧支代偿途径①②③⑨⑩。

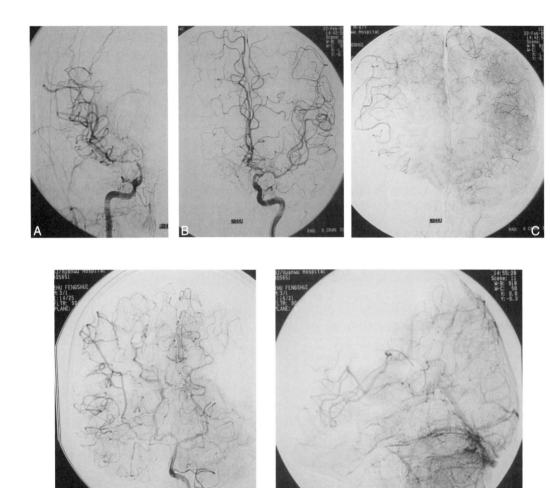

图3-9-2　大脑中动脉重度狭窄侧支循环途径。A. 右颈总动脉造影显示右大脑中动脉重度狭窄，右大脑前动脉A1段未见显影。B. 左颈内动脉造影显示前交通动脉开放，左颈内动脉通过前交通动脉向右大脑前动脉供血区代偿供血，右大脑前动脉通过软膜支向右大脑中动脉供血区代偿供血。C. 左颈内动脉造影晚期。D. 左椎动脉造影显示右大脑后动脉通过软膜支向右大脑中动脉供血区代偿供血。E. 左椎动脉造影侧位晚期

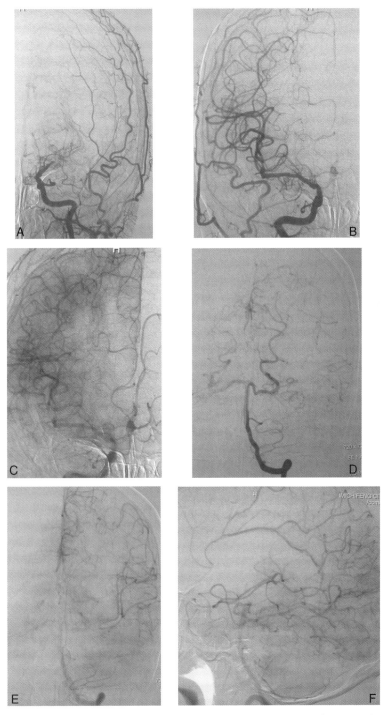

图3-9-3　大脑中动脉闭塞侧支循环途径。A. 左颈总动脉造影显示左大脑中动脉闭塞，左大脑前动脉A1段未见显影，局部烟雾状血管形成。B. 右颈总动脉造影显示右大脑前动脉A1段未见显影，右大脑中动脉通过软膜支向右大脑前动脉供血区代偿。C. 右颈总动脉造影晚期显示右大脑中动脉通过软膜支向右大脑前动脉供血区代偿，右大脑前动脉通过前交通动脉向左侧大脑前动脉供血区部分代偿。D. 左椎动脉造影显示左大脑后动脉通过软膜支向左大脑前动脉及左大脑中动脉供血区代偿。E. 左椎动脉造影晚期。F. 左椎动脉造影侧位

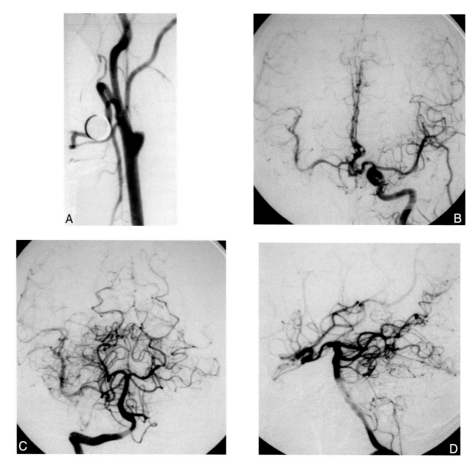

图3-9-4　颈内动脉闭塞侧支循环途径。A. 右颈总动脉造影显示右颈内动脉闭塞。B. 左颈内动脉造影显示前交通动脉开放，左颈内动脉通过前交通动脉向右颈内动脉供血区代偿供血。C. 右椎动脉造影正位显示右侧后交通动脉开放，后循环通过右侧后交通动脉向右颈内动脉-右大脑中动脉供血区代偿供血。D. 右椎动脉造影侧位

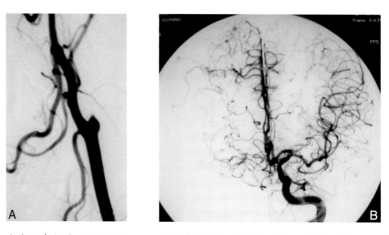

图3-9-5　颈内动脉闭塞侧支循环途径。A. 右颈总动脉造影显示右颈内动脉闭塞。B. 左颈内动脉造影显示前交通动脉开放，左颈内动脉通过前交通动脉向右大脑前动脉供血区代偿供血，右大脑前动脉通过软膜支向右大脑中动脉供血区代偿供血

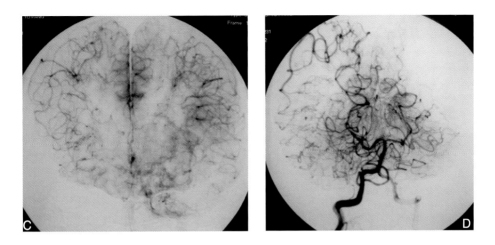

续图3-9-5　C. 左颈内动脉造影晚期。D. 右椎动脉造影显示右大脑后动脉通过软膜支向右大脑中动脉供血区代偿供血

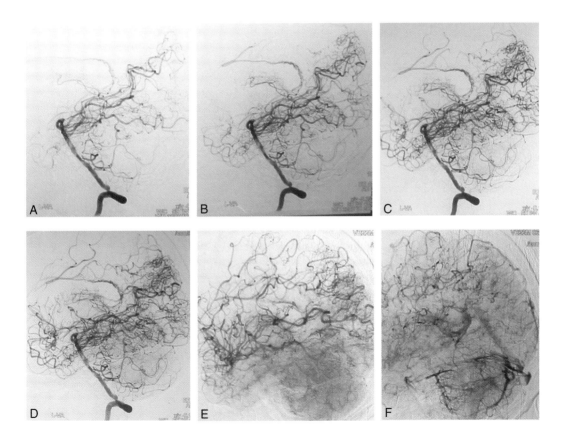

图3-9-6　左颈内动脉动脉狭窄侧支循环途径。A~F. 左椎动脉造影显示左大脑后动脉通过后胼周动脉向大脑前供血区代偿，左大脑后动脉通过软膜支向左大脑中动脉供血区代偿

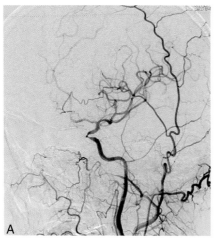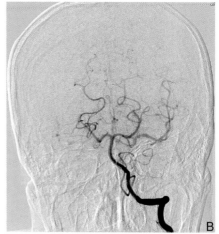

图3-9-7 颈内动脉C6段狭窄侧支循环途径。A. 左颈总动脉造影显示左颈内动脉C6段重度狭窄。B. 左椎动脉造影显示左侧后交通动脉开放，左侧大脑后动脉通过后交通动脉向左侧大脑中及大脑前动脉供血区代偿

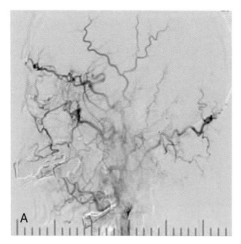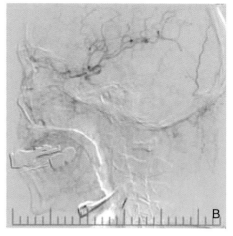

图3-9-8 颈内动脉闭塞侧支循环途径。A. 左颈总动脉造影显示左颈内动脉闭塞，颈外动脉通过眼动脉向颈内动脉C6段以远代偿供血。B. 左颈总动脉造影晚期

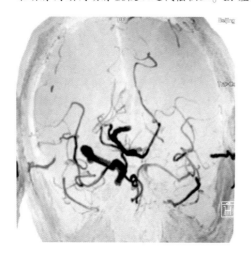

图3-9-9 左颈内动脉闭塞侧支循环途径。MRA可见左大脑后动脉比对侧明显增粗变长，提示左大脑后动脉通过软膜支向左颈内动脉供血区代偿；前交通开放，右颈内动脉通过前交通动脉向左颈内动脉供血区代偿

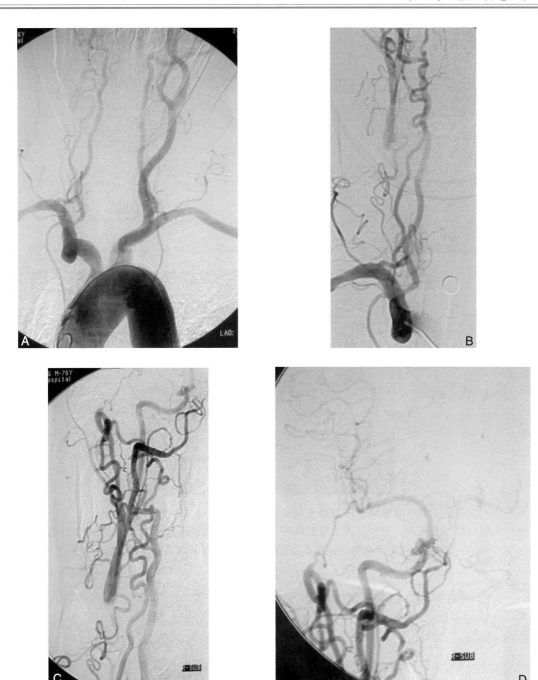

图3-9-10 颈总动脉闭塞侧支循环途径。A. 主动脉弓造影显示右颈总动脉闭塞。B. 右锁骨下动脉造影显示右椎动脉、右颈升动脉通过颈部肌支向右枕动脉代偿供血，逆行向右颈外动脉及颈内动脉代偿供血。C. 右锁骨下动脉造影颈部放大。D. 右锁骨下动脉造影颅内晚期

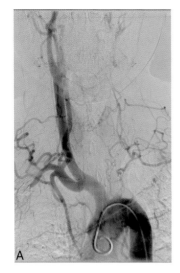
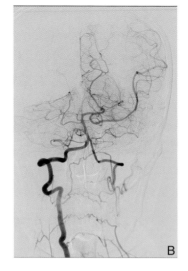
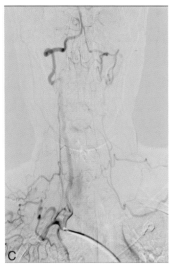
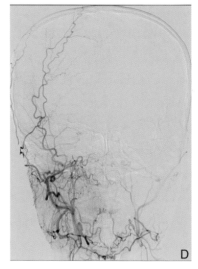
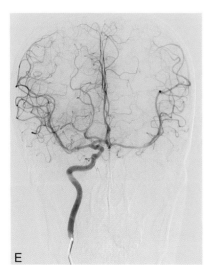

图3-9-11 左颈总动脉及左锁骨下动脉闭塞侧支循环途径。A. 主动脉弓造影显示左颈总动脉及左锁骨下动脉闭塞。B. 右锁骨下动脉造影颅内段早期，可见右椎动脉血液逆流至左椎动脉V2段远端代偿供血；左侧后交通动脉开放，后循环通过后交通动脉向左大脑中动脉代偿供血；右椎动脉通过节间动脉向左椎动脉V2段代偿供血，左椎动脉V2段断续浅淡显影。C. 右锁骨下动脉造影颈段晚期，可见右椎动脉血液逆流至左椎动脉V2段远端代偿供血；右侧颈升动脉通过肌支向左侧颈升动脉代偿供血；右侧甲状腺下动脉向左侧甲状腺下动脉代偿供血。D. 右颈外动脉造影，可见右颈外动脉分支颞浅动脉、颌内动脉、面动脉、舌动脉、咽升动脉向左侧颈外动脉代偿供血。E. 右颈内动脉造影，可见右侧胚胎型大脑后动脉，前交通动脉开放，右侧颈内动脉通过前交通动脉向左侧颈内动脉供血区代偿供血

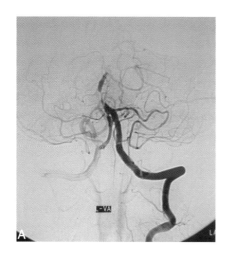
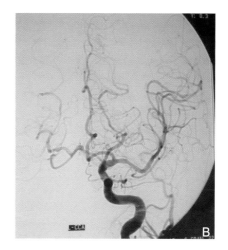
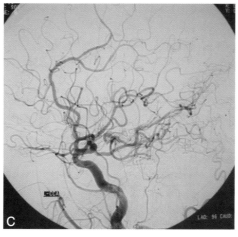

图3-9-12 基底动脉狭窄侧支循环途径。A. 左椎动脉造影显示基底动脉中段重度狭窄，基底动脉尖及双侧大脑后动脉未见显影。B. 左颈总动脉造影显示左侧后交通动脉开放，左侧颈内动脉通过后交通动脉向双侧大脑后动脉供血区代偿。C. 左颈总动脉造影侧位

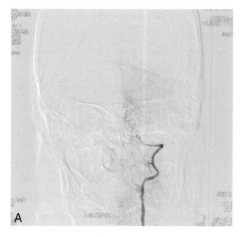
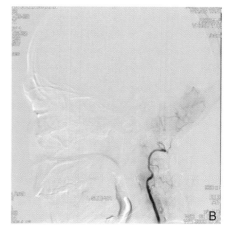

图3-9-13 椎动脉狭窄闭塞侧支循环途径。A. 左椎动脉造影显示左椎动脉V4段闭塞。B. 左椎动脉造影侧位

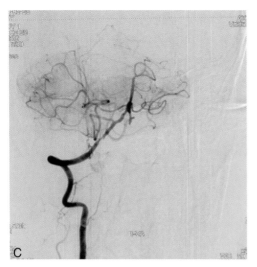

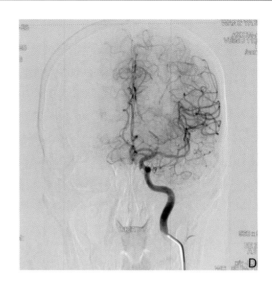

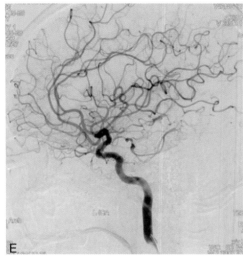

续图3-9-13　C. 右椎动脉造影显示右椎动脉V4段重度狭窄。D. 左颈内动脉造影显示左侧后交通动脉开放，左侧颈内动脉通过后交通动脉向后循环供血区代偿，可见双侧大脑后动脉显影。E. 左颈内动脉造影侧位

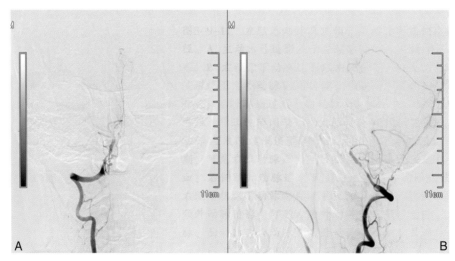

图3-9-14　椎动脉闭塞侧支循环途径。A. 右椎动脉造影显示右椎动脉V4段闭塞，脑膜后动脉向大脑后动脉供血区部分代偿。B. 右椎动脉造影侧位

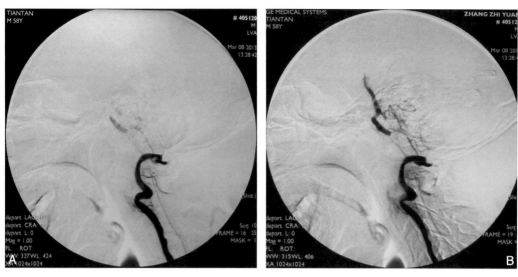

图3-9-15　椎动脉闭塞侧支循环途径。A. 右椎动脉造影显示右椎动脉V3段闭塞，脊髓前动脉向
V4段远端及基底动脉代偿供血。B. 右椎动脉造影晚期

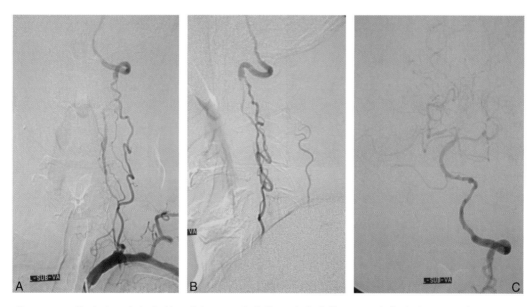

图3-9-16　椎动脉闭塞侧支循环途径。A. 左锁骨下动脉造影正位，左椎动脉V1段闭塞，甲状颈
干的颈升动脉向左椎动脉V2、V3段以远代偿供血，V2段断续浅淡显影。B. 左锁骨下动脉造影侧
位，左椎动脉V1段闭塞，甲状颈干的颈升动脉向左椎动脉V2、V3段以远代偿供血，V2段断续浅
淡显影。C. 左锁骨下动脉造影颅内段正位，甲状颈干的颈升动脉向左椎动脉V3段以远代偿供血，
基底动脉及双侧大脑后动脉均显影

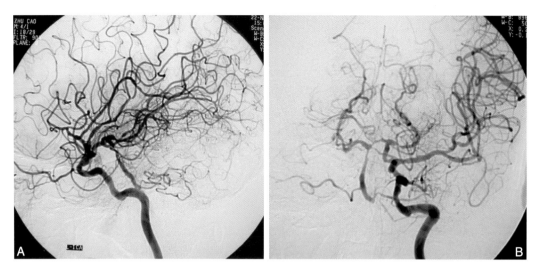

图3-9-17　双侧椎动脉闭塞侧支循环途径。左侧后交通动脉开放，左颈内动脉通过左侧后交通动脉向后循环代偿供血，基底动脉逆行显影至基底动脉近段。A. 左颈内动脉造影侧位。B. 左颈内动脉造影正位

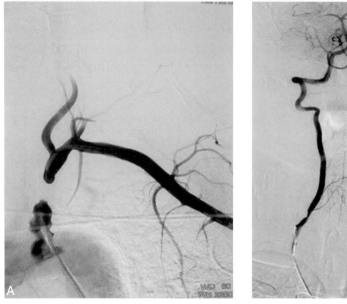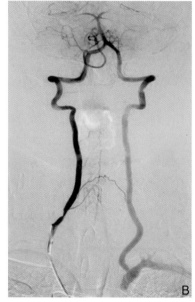

图3-9-18　锁骨下动脉闭塞侧支代偿途径。A. 左锁骨下动脉造影显示左锁骨下动脉闭塞。B. 右椎动脉造影显示右椎动脉经左椎动脉血液逆流至左锁骨下动脉闭塞远端代偿供血

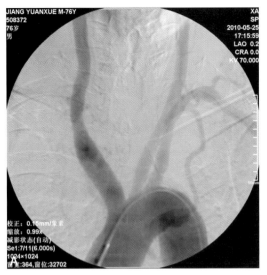
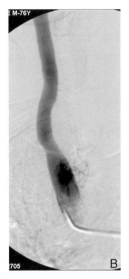
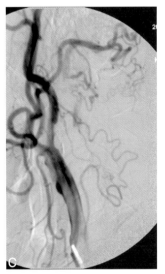
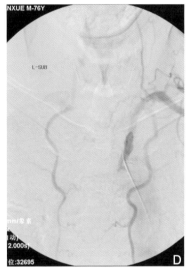
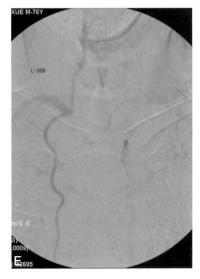

图3-9-19　锁骨下动脉闭塞侧支循环途径。A. 主动脉弓造影显示右锁骨下动脉闭塞。B. 头臂干造影显示右锁骨下动脉闭塞。C. 右颈总动脉造影显示右枕动脉通过颈部肌支向右椎动脉V3段代偿供血。D. 左锁骨下动脉造影显示左胸廓内动脉通过与对侧胸廓内动脉的吻合向右锁骨下动脉代偿供血。E. 左锁骨下动脉造影晚期，右胸廓内动脉、右锁骨下动脉、右椎动脉显影

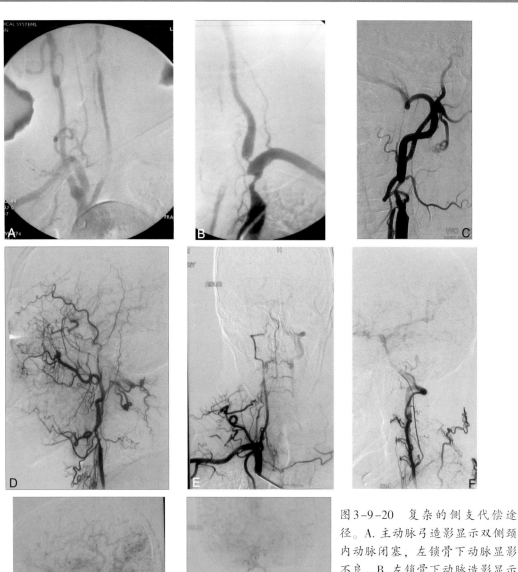

图3-9-20 复杂的侧支代偿途径。A. 主动脉弓造影显示双侧颈内动脉闭塞，左锁骨下动脉显影不良。B. 左锁骨下动脉造影显示左锁骨下动脉重度狭窄，左椎动脉V1段重度狭窄。C. 左颈总动脉造影显示左颈内动脉闭塞，左颈外动脉重度狭窄。D. 左颈总动脉造影晚期显示左颈外动脉通过眼动脉向左颈内动脉代偿供血，左颈外动脉通过枕动脉肌支向左椎动脉V3段以远代偿供血。E. 右锁骨下动脉造影（正位晚期）显示右椎动脉止于PICA，右椎动脉通过节间支向左椎动脉V2段以远代偿供血，右椎动脉通过脊髓前动脉向左椎动脉V4段以远代偿供血。F. 右锁骨下动脉造影（侧位）显示右椎动脉止于PICA，右椎动脉通过节间支向左椎动脉V2段以远代偿供血，右椎动脉通过脊髓前动脉向左椎动脉V4段以远代偿供血。G. 右锁骨下动脉造影（侧位晚期）显示双侧后交通开放，后循环通过后交通动脉向双侧颈内动脉供血区代偿。H. 右锁骨下动脉造影（正位晚期）显示前后循环供血区均显影

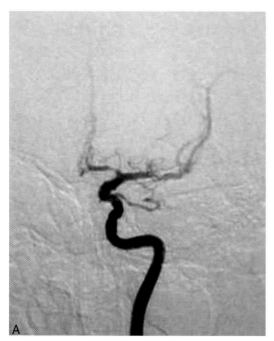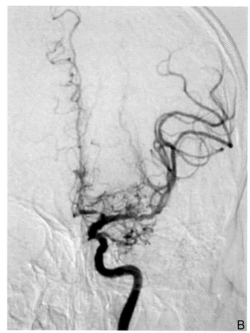

图3-9-21 新生血管网。A. 左颈内动脉造影显示左大脑中动脉M1段重度狭窄。B. 局部可见新生血管网

第4章 颅外颈动脉狭窄血管内治疗

颅外段颈动脉狭窄与缺血性脑血管病特别是脑卒中有着十分密切的关系，约30%的缺血性脑卒中是由颅外段颈动脉狭窄病变引起的。症状性颈动脉狭窄>70%的患者两年脑卒中发生率高达26%。颅外段颈动脉狭窄的好发部位主要是颈总动脉的分叉处。主要病因是动脉粥样硬化（约90%），另外10%的病因包括纤维肌性发育不良、动脉迂曲、外部压迫、创伤性闭塞、内膜分离、炎性血管病、放射性血管炎及淀粉样变性等。

目前治疗颈动脉狭窄的方法有药物治疗、外科治疗和血管内介入治疗。颈动脉内膜切除术（carotidendarterectomy，CEA）能降低中、重度症状性和无症状性的颈动脉狭窄患者的脑卒中风险。近年来，随着介入技术和材料学的发展，颈动脉支架置入术（carotid artery stenting，CAS）正在成为可能替代CEA的治疗方法。

第1节　适应证和禁忌证

一、颈动脉支架置入术适应证

1. 症状性颈动脉狭窄度≥50%；该医疗中心每年度术后30d内各种原因脑卒中和死亡发生率≤6%；致残性脑卒中或死亡发生率应≤2%。

2. 无症状性颈动脉狭窄度≥70%；该医疗中心每年度术后30d内各种原因脑卒中和死亡发生率≤3%；致残性脑卒中或死亡发生率应≤1%。

3. 取得患者及家属的有效知情同意。

4. 当患者存在以下心脑血管并发症或者特殊情况时，并且术者具备足够CAS操作技巧时，应首选CAS：①充血性心力衰竭（心功能Ⅲ/Ⅳ级）和（或）各种已知的严重左心功能不全。②6周内需行开胸心脏手术。③近期有心肌梗死（4周以内）。④不稳定的心绞痛（加拿大心血管协会分级Ⅲ/Ⅳ）。⑤对侧颈动脉闭塞。⑥严重的串联病变伴重度狭窄。⑦继发于肌纤维发育不良的颈动脉狭窄。⑧对侧喉返神经麻痹。⑨颈部放疗史或颈部根治术后。⑩CEA术后再狭窄。⑪外科手术难以显露的病变，颈动脉分叉位置高、锁骨平面以下的颈总动脉狭窄。⑫严重的肺部疾病（慢性阻塞性肺病、1秒用力呼气量FEV1 <20%）。⑬高龄（年龄> 80岁）。⑭患者拒绝行CEA。

二、禁忌证

1. 颅内血管畸形，伴有颅内动脉瘤，并且不能提前或同时处理者。

2. 3 个月内有颅内出血。

3. 2 周内曾发生心肌梗死或较大范围的脑梗死。

4. 对造影剂或所使用的材料或器材过敏者；严重的造影剂反应；有严重心、肝、肾、肺疾病；胃肠道疾病伴有活动性出血者；对肝素、阿司匹林或其他抗血小板类药物有禁忌者；不能控制的高血压。

5. 严重的血管迂曲或变异，妨碍安全输送导引导管或长鞘，栓塞保护系统，支架系统。

6. 颈动脉内附壁血栓形成，严重钙化性病变。

7. 颈动脉狭窄率>99%，闭塞病变。

8. 血管病变广泛或狭窄范围过大。

9. 血管炎性狭窄，广泛的血管结构异常。

10. 穿刺部位或全身有未能控制的感染。

11. 明显的意识障碍或神经功能受损严重。

上述适应证和禁忌证综合了 2008 年中国颅外段颈动脉狭窄治疗指南及 2011 年中国缺血性脑血管病血管内介入诊疗指南。

> **师说**：①随着介入治疗技术日臻成熟、材料学的迅速发展，许多复杂病变甚至既往被认为的介入治疗"禁区"，也已经成为临床探索涉足的领域。例如颈动脉慢性闭塞病变的再通术、合并动脉瘤的颈动脉支架术，都需要综合评估患者风险获益及本医疗机构的技术实力后再做临床决策。②颈动脉内膜剥脱术和支架的争论在很长一段时间内还会继续，目前认为在普通患者两种方案获益相当，而对于 CEA 高危的患者支架治疗更有优势。③目前支架的研究多集中于动脉粥样硬化性狭窄，其他病因所致颈动脉狭窄的治疗还缺少相关研究证据，需要进一步的临床探索。

第 2 节　术前准备

一、患者准备

同脑血管造影术之前一样，CAS 术前必须访视患者，全面掌握情况，并取得有效知情同意。除了造影术前必须实施的准备工作（参见第 3 章第 2 节）之外，CAS 术前必须强调以下几项：

1. **掌握临床资料**　全面的神经系统体格检查，包括心脏和颈动脉杂音的听诊、检眼镜视网膜血栓的检测均非常重要。患者的临床表现和阳性体征必须要与神经血管影像学资料联系,以明确其产生的原因是否源于同侧的颈动脉病变,此为定义症状性颈动脉狭窄或闭塞的关键。

2. **完善实验室检查**　心率<50 /min 的患者,需进一步检查 24h 动态心电图,做阿托品试验,必要时请心内科会诊。如有适应证,可考虑术前行临时或永久起搏器治疗。

3. **复习神经影像检查**　颈部血管超声、弓上 CTA、CE-MRA 等无创方法可用于评估颈动脉病变,协助判断介入治疗指征并帮助制订手术预案。但 DSA 目前仍是诊断颈动脉狭窄的"金标准",手术适应证的判断须以 DSA 为准。造影部位包括主动脉弓、双侧颈动脉及椎动脉的颅外段和颅内段。在颈总动脉狭窄部位至少取正、侧两个方向进行摄片。DSA 检查有助于观察主动脉弓的类型、颈动脉狭窄病变的性质(如狭窄部位、狭窄程度、斑块有无溃疡),对侧颈动脉,椎动脉和颅内 Willis 环的完整性等。

颈动脉狭窄的计算方法一般参考北美症状性颈动脉内膜剥脱试验法(NASCET)。采用颈动脉膨大部以远正常处管腔内径为基础内径(B),颈内动脉最窄处宽度(A)为测量的基准。如颈内动脉分叉后全程狭窄,则取对侧颈动脉进行比较。NASCET 法狭窄率=(1−A/B)×100%。根据血管造影图像将颈内动脉的狭窄程度分为 4 级:①轻度狭窄为动脉内径缩小<50%。②中度狭窄为动脉内径缩小 50%~69%。③重度狭窄为动脉内径缩小 70%~99%。④完全闭塞为闭塞前状态,狭窄度>99%。

4. **规范化术前诊断及评估**　明确术前诊断,并进行规范化评估。尤其强调病因分型,颈动脉支架置入术更适用于低灌注及动脉-动脉栓塞所致者。NIHSS 用于测评神经系统功能缺失,根据分值判断脑卒中患者的预后;mRS 评分用以进行术后随访的指标;MMSE 及 MoCA 作为认知功能评估和随访的工具。

5. **做好医患沟通**　良好的医患沟通是手术顺利进行的保障,以下内容需要在术前有效告知患者及家属:①CAS 是预防性手术,目的是减少该动脉供血区发生缺血性脑卒中的概率,目前已经存在的神经功能缺损可能会持续存在甚至会加重。②简要直观介绍操作过程,并告知具体方案需要以术中情况为准,预案有发生变化的可能,如术中发现狭窄程度不够无需支架置入,术中出现急性闭塞需行急诊溶栓、取栓治疗,入路困难手术无法实施等。③告知可能发生的并发症及相关的预防措施和应急预案,尤其要重点强调迷走反射、过度灌注和斑块脱落导致栓塞等并发症。④告知患者手术期间需要配合的事宜,如发生任何不适时一定要及时告知医生,操作时尽量保持头部不动,不要吞咽口水,球囊扩张后发生迷走反射时需立刻配合咳嗽等。⑤告知手术所需费用和医疗保险报销情况。有效沟通后签署知情同意书,患者和家属同时签字,患者病情不允许签字时需要注明。

二、物质准备

设备等准备事项可参考脑血管造影术相关章节，材料准备详见术中，此处重点详述围术期的药物应用。

1. 抗血小板聚集　抗血小板聚集是规范药物治疗的核心内容，对没有禁忌证的患者，无论手术与否都应给予抗血小板聚集药物。患者术前应给双联抗血小板治疗（氯吡格雷 75mg/d，阿司匹林 100mg/d 顿服）连用 5~7d，否则术前需给负荷量（氯吡格雷 300mg，阿司匹林 300mg）。术后双联抗血小板治疗至少 1 个月，之后阿司匹林终身服用。我们建议患者双联抗血小板治疗 3 个月后复查，根据复查结果决定是否调整方案。

2. 抗凝　术中肝素化：穿刺置鞘成功后，静脉给予肝素（2mL:12 500U）70U/kg。静脉注射肝素半衰期约 45~60min。导管室一般将肝素用生理盐水稀释成 1 000U/mL。0.9%氯化钠注射液 10mL+肝素 12 500U（2mL，1 支 100mg）备用。以一体重 70kg 患者为例，约用 5 000U 肝素，即 5mL 上述配好的药液入壶。手术过程中，每 1h 追加半量肝素。

肝素监测：肝素入壶 5min 后，鞘内抽血 2mL 急查凝血。APTT>120s 或 ACT>250s。

CAS 术后不需要常规抗凝治疗，但如合并支架内血栓等缺血高危事件，建议低分子肝素钙（0.4mL:4 100AXaIU）皮下注射每日 2 次，共 3~7d。低分子肝素钙皮下注射后 3h 达到血浆峰值，半衰期约 3.5h。

出血预防：鱼精蛋白（5mL:50mg）备用，如有出血立即静脉推注，剂量为 10mg 中和 1 000U 肝素，一次用量不得超过 50mg。鱼精蛋白不能完全抵消低分子肝素的抗凝活性，重组Ⅶa 可用于治疗低分子肝素应用中威胁生命的出血。

3. 华法林抗凝　对于长期服用华法林患者在介入操作术围术期建议：术前 5d 停药，随后根据患者发生血栓的风险采取相应的"桥接"治疗：血栓栓塞风险较低的患者，可不采用桥接，停药后术前 INR 可恢复到接近正常范围（INR<1.5）；中度血栓栓塞风险的患者，术前应用肝素 5 000U 皮下注射或预防剂量的低分子肝素皮下注射，术后再开始肝素或低分子肝素与华法林重叠；具有高度血栓栓塞风险的患者，当 INR 下降时（术前 2d），开始全剂量肝素或低分子肝素治疗。术前持续静脉内应用肝素，至术前 6h 停药，或皮下注射肝素或低分子肝素，术前 24h 停用。

具有华法林抗凝适应证的患者术后需要三联抗栓治疗，即华法林联合氯吡格雷及阿司匹林。现有证据提示，与仅应用双联抗血小板药物治疗者相比，短期（如 4 周）加用华法林并不会显著增加出血事件风险，具有可接受的获益/风险比，但长期应用三联抗栓药物的安全性尚有待论证。当华法林与氯吡格雷和或阿司匹林联合应用时应加强凝血功能监测，并将 INR 调控在 2.0~2.5。

患者若无禁忌证，应用三联抗栓治疗（华法林、阿司匹林和氯吡格雷）。若患者出血风险高，三联抗栓治疗 4 周；若患者出血风险较低而血栓栓塞风险较高，三联抗栓治疗 6 个月；此后，应用华法林与氯吡格雷（75mg，每日 1 次）或阿司匹林（75~100mg，每日 1 次）治疗至 1 年，必要时可联用质子泵抑制剂或 H$_2$ 受体拮抗剂。1 年后若患者病情稳定，单独使用华法林抗凝治疗。

4. **高血压** 颅外段颈 CAS 围术期血压目标值为 120/70mmHg，术前注意防止血压过低所致低灌注，术后注意防止血压过高所致高灌注。

手术当日晨禁饮食，但需嘱患者以少量水服下包括降压药在内的长期医嘱上的口服药物（注意因禁饮食，需要停用降糖药物）。

如血压>180/110mmHg，可应用乌拉地尔（亚宁定，5mL:25mg）控制血压。常用剂量及用法：0.9%氯化钠注射液 30mL+乌拉地尔 100mg（20mL，4 支），微泵输入。起始剂量为 9mg/h（即泵入速度 4.5mL/h）。根据血压调整泵入速度，控制收缩压在 120~140mmHg。降压效果应在 5min 内即可显示，若效果不够满意，及时调整剂量。如血压>210/120mmHg，首剂可给予 2mg/min，之后以上述推荐剂量维持。

5. **低血压** 手术当日因禁饮食，需要术前注意补液预防低灌注。

术中血压降低<140/80mmHg，暂停尼莫地平泵入。如血压<120/70mmHg，低分子右旋糖酐/羟乙基淀粉 500mL 静脉滴注。球囊扩张后迷走反射所致窦性心动过缓、低血压应及时应用阿托品（具体用法详见下节），加快输液速度，必要时可加压输液。

如血压低至 90/60mmHg，需要应用多巴胺（2mL:20mg）维持血压。常用剂量为 2~10μg/(kg·min)。以体重 70kg 患者为例，用法：0.9%氯化钠注射液 30mL+多巴胺 200mg（20mL，10 支），微泵输入。剂量为 8.4~42mg/h（即泵入速度 2~10mL/h，常用起始速度为 5mL/h）。根据血压调整泵入速度，控制收缩压在 120mmHg 左右。

6. **心率慢** 术中球囊扩张前就抽好阿托品（2mL:1mg），护士在导管室内抽好药物备用。球囊扩张前如心率<70 /min，即需要立即给予阿托品 0.5mg（半支）静脉推注，待心率稳定于>70 /min 时方可继续手术，必要时可重复给药，一般注射后 2min 起效。如基础心率<60 /min，入室后心率虽>70 /min，也需要预防性应用阿托品。球囊扩张后如心率<70 /min，即需要立即给予阿托品 0.5mg（半支）静脉推注，必要时可重复给药。如出现心搏骤停，立即给予胸外按压，心前区锤击，电除颤，必要时置入临时起搏器。注意青光眼、前列腺增生症的患者慎用阿托品。

7. **血管痉挛** 术前 2h 尼莫地平（尼莫同，50mL:10mg）微泵输入预防血管痉挛。体重估计低于 70kg 或血压不稳定患者，起始剂量为 0.5mg/h（即泵入速度 2.5mL/h）；如果耐受性良好尤其血压无明显下降时，2h 后剂量可增至 1mg/h（即泵入速度 5mL/h）。体重估计>70kg 的患者，起始剂量为 1mg/h（即泵入速度 5mL/h）。根据血压调整泵入速度，控制收缩压在 120~140mmHg。注意遮光输注，避免阳光直射。

注意栓子保护装置不可位置过高而进入颅内。避免栓子保护装置来回移动，会增加血管壁刺激。如出现在手术末期，应迅速结束手术，撤栓子保护装置观察，一般痉挛即可缓解。血管成形和药物纠正血管痉挛详见第 3 章第 7 节相关内容。

学术会议时大师们讨论尼莫地平："目前宣武医院只在颅内动脉支架术前用尼莫地平泵入预防血管痉挛，在颅外段支架术前已经不用。因为尼莫地平会选择性扩张颅内小动脉，在颈动脉支架术后会出现持续性难以纠正的低血压"。

8. 其他药物　他汀类药物能起到降低血脂水平、恢复内皮功能、稳定斑块、预防卒中复发的作用，如无禁忌证，推荐长期服用。规范化治疗还包括积极的危险因素控制等可参考第 1 章相关内容。

三、手术时机

一般颅外段动脉狭窄手术治疗可以与脑血管造影同时进行。根据无创影像设计手术预案，术中造影评估后根据适应证同期实施支架置入术。但对于高龄老人、一般情况较差、肾功能损害、合并颅内狭窄等情况时推荐造影与支架置入术分期进行。

对于脑梗死患者实施血管干预治疗时，应在急性期 3 周后实施颈动脉支架置入术治疗，其他患者在无禁忌证的情况下，可考虑 3 周内实施。具体实施中，这个时间不同中心也不尽相同，以急性期 3~4 周后为多。

第 3 节　术中准备

术中准备参考脑血管造影术相关章节，此节重点讲述支架术中相关材料的选择和准备。

一、栓子保护装置

使用栓子保护装置可以将栓塞事件的发生率从 5.5% 降低到 1.8%。因此颈动脉支架术推荐尽可能使用栓子保护装置。目前常用的有两种：一种是远端保护装置，一种是近端保护装置。远端保护装置临床较常用。

1. 远端保护装置　远端保护装置俗称保护伞，包括偏心性远端脑保护伞如 Filter Wire EZ、Spider RX，以及同心性远端脑保护伞如：Angioguard RX、Accunet RX、Emboshield、Defender。

远端保护装置的优点：①操作简单。②能保持术中持续颈内动脉顺行血流。③可通过 6F 的鞘管（经桡动脉也可以完成操作）。

远端保护装置的缺点：①通过病变时缺少保护易导致微栓子脱落。②要求远端颈内动脉直径<7mm，若远端颈内动脉直径过大也不能提供有效的保护。③过度迂曲的颈动脉有时无法使用。④远端颈内动脉易痉挛或导致夹层形成可能。

远端保护装置的保护效果受制于以下情况：①保护伞输送系统的外径。②滤过膜孔径的大小。③保护伞着陆区长度。④远端颈内动脉迂曲程度。⑤保护伞与远端颈内动脉的贴附度。⑥保护伞的回收性。

良好的远端保护装置要求保障血流通畅性与捕获血栓之间的平衡，同时要减少因机械刺激引起的血管痉挛，具有良好的贴壁性和可视性。

2. **近端保护装置**　近端保护装置 Moma 是集导引导管、颈外动脉球囊、颈总动脉球囊于一体的栓子保护装置。Moma 的优点是：①它可以提供全程实时保护，是在建立脑保护后再穿越颈内动脉，术后通过 6F 工作通道清除所有类型所有大小的碎屑，减少术中栓塞的发生。②无创低压球囊，避免了远端保护装置存在的动脉痉挛、内膜损伤。③无滤网阻塞的风险，无回收困难之忧。④支撑力更强可作为导引导管。缺点是：①侧支代偿差的患者无法耐受血流阻断，术中出现神经系统不耐受。②颈外动脉或颈总动脉有病变不适用。③只能选择股动脉入路。

3. **保护装置的选择**　远端保护装置适用于 85%~90% 的颈动脉狭窄病变，特别是对于怀疑神经系统无法耐受血流阻断的情况如：①对侧颈内动脉重度狭窄。②对侧颈内动脉闭塞。③颅内 Willis 环代偿不全；或合并下列情况：颈外动脉狭窄或闭塞、累及颈总动脉的长段病变，颈总动脉扭曲或狭窄。但对于高栓塞风险病变如：新鲜血栓病变、软性溃疡斑块、长段次全闭塞性病变、ICA 广泛性病变，远端颈内动脉直径超过 7mm 应首选近端保护装置。病变迂曲、高度狭窄时建议使用独立导丝设计的保护伞（Emboshield NAV6，Spider RX），远端颈内动脉迂曲时适合短脑保护伞（Angioguard），这几种情况也可采用近端脑保护装置。当颈内动脉开口严重狭窄、远端血管均匀变细、颅内血管正常时，颈内动脉在支架置入后可能明显变粗，推荐使用 Filterwier。对于极重度狭窄病变，也可在支架植入术中联合应用近、远端双重保护装置（Moma+Spider RX；图 4-3-1~图 4-3-3）。

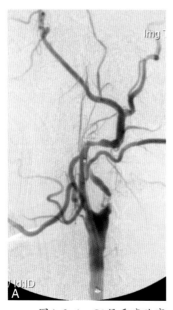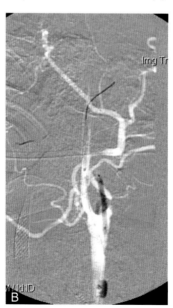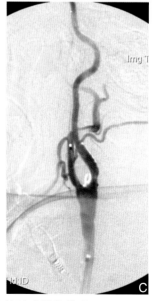

图4-3-1　C1段重度狭窄，病变远端迂曲，血管不光滑，选择近端保护装置Moma

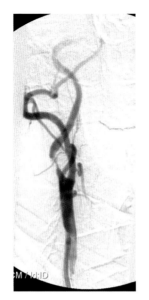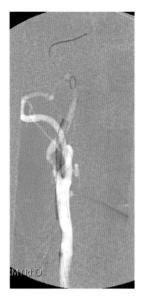

图4-3-2　C1段重度狭窄，狭窄程度重，病变远端血管平直，选择远端保护装置Spider

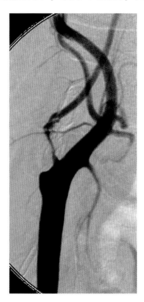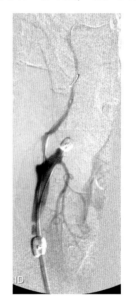

图4-3-3　C1段极重度狭窄，病变迂曲，联合应用Moma和Spider

二、支　架

目前颈动脉专用支架均为快速交换的自膨式支架。根据结构分为 3 种，一种是开环支架（如 Precise、Protégé、Acculink），一种是闭环支架（如 Wallstent），还有一种杂交支架（如 Cristallo Ideale）。支架有直形和锥形两种设计，均可通过 0.014 的导丝，具备磁共振相容性。

根据病变附近正常血管管径选择支架直径，支架应该比正常血管直径大 1~2mm，并能够完全覆盖病变。大部分情况下颈动脉分叉处病变支架需要覆盖颈总动脉和颈内动脉，需要根据颈总动脉直径来选择。如颈内动脉与颈总动脉直径之间差异显著（>4mm）时推荐可以使用锥形支架。支架长度需要根据病变长度来选择，要求完全覆盖病变。目前国内常用颈动脉支架见表4-3-1。

对于易损斑块（术前超声示低回声软斑或术中血管造影显示斑块溃疡或附壁血栓）或瘤样结构，应优先选择网孔面积较小的闭环支架。迂曲病变或严重钙化病变选择开环支架，径向支撑力好，贴壁性好（图4-3-4）。

表4-3-1　目前国内常用颈动脉支架

支架	锥形支架		直形支架	
	直径 (PROX/DIST) (mm)	长度 (mm)	直径 (mm)	长度 (mm)
Carotid Wallstent	–	–	6,8,10	30,40,50
RX Acculink	10/7,8/6	30,40	5,6,7,8,9,10	20,30,40
Protégé RX	10/7,8/6	30,40	6,7,8,9,10	20,30,40,60
Cristallo Ideale RX	10/7,9/6	30,40	7,9,11	20,30,40
Precise Pro RX	自动锥形	20,30,40	5,6,7,8,9,10	20,30,40

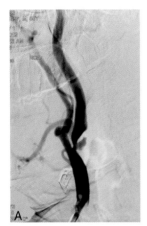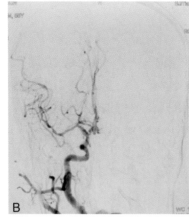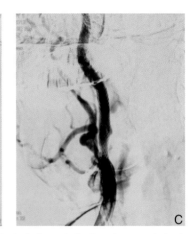

图4-3-4　溃疡型病变选择闭环支架。A. 右侧颈内动脉C1段重度狭窄，溃疡型斑块。B. 前交通动脉瘤。C. Wallstent支架置入术后

师说：这个病例支架的选择很重要。溃疡型斑块选择闭环型支架可提高斑块覆盖率，而闭环型支架内良好的通过条件为下一步动脉瘤治疗留下后路。

三、球　囊

颈动脉成形术常使用快速交换的半顺应性球囊，均可通过 0.014 的导丝。预扩张一般选择较长的球囊，以保障病变完全覆盖，避免扩张时的移位。后扩张一般选择较短的球囊，以减少对颈动脉窦的刺激。对于极重度狭窄病变，选择小球囊行第

一次预扩以便保护装置能够通过。常见球囊见表 4-3-2。

表4-3-2 目前国内常用球囊

	直径 mm	长度 mm	命名压 Atm	爆破压 Atm
STERLING	4，5，6	20，30，40	6	14
SUBMARINE RX	4，5，6	20，30，40	6	14
AVIATOR PLUS	4，5，6	20，30，40	10	14
Ultra-soft	1.5，2，2.5，3	20，30		12~14

注：上述材料其实有更多的规格可供选择，例如 STERLING 提供直径 2~10mm、长度 10~220mm 的球囊，在此仅仅描述了我中心颈动脉支架术中最常用的规格

四、导引导管

导引导管是治疗的操作平台，是球囊、导丝输送的通道，大小、形状合适的导引导管不仅有利于后续操作的顺利进行，提高手术的成功率，而且能够明显减少潜在的手术并发症，因而导引导管选择的重要性是不言而喻的。临床实践中常常根据主动脉弓的类型、目标血管开口部位、开口方向、病变性质特征、需要后坐力等多方面因素选择导引导管，最重要的是要考虑导引导管的同轴性。

我们一般选用 8F 的导引导管完成颈动脉支架置入术。在行左颈动脉支架术时偏爱 Boston Scientific 的导引导管 Guider Softip，右颈动脉支架术时偏爱 Cordis 导引导管。"左波科右强生"主要是考虑到 Cordis 较强的支撑性能和 Boston Scientific 较好的选择到位性能（图 4-3-5）。

有的中心习惯应用长鞘。一般在完成造影后，把交换导丝至于颈外动脉分支，撤出造影导管和 5F 动脉鞘，更换长鞘。长鞘长度一般为 70~90cm，根据患者的身高不同来选择，直径一般为 6F~9F，如果支架直径大于 8mm，需要应用 7F 或更大的长鞘。

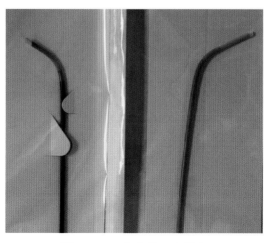

图4-3-5 左波科、右强生

第4节　手术步骤

一、穿刺置鞘

常规选择股动脉入路，股动脉穿刺置 8F 动脉鞘。如果双侧股动脉闭塞或穿刺困难，可考虑尝试经肱动脉入路（右侧病变选用左侧肱动脉，左侧病变选用右侧入路）。很少采用直接穿刺颈动脉入路。

二、导引导管到位

1. **选择**　根据主动脉弓的分型、颈总动脉迂曲程度和颈总动脉血管壁的斑块情况选择导引导管。

2. **准备**　8F 导引导管尾端连接 Y 阀+三通+加压滴注，泥鳅导丝经 Y 阀尾端插入导引导管导丝不出头，打开滴注持续冲洗。

3. **置入**　导引导管进入动脉鞘后进泥鳅导丝 20cm 左右，透视下将导引导管头端送至升主动脉远端；导丝回撤到导管内，翻转导管头回撤，弹入无名动脉（或左颈内动脉）；固定导管，出导丝，导丝在动脉腔内摆动前行，导丝头端置于颈外动脉主干；固定泥鳅导丝，沿导丝送导引导管头端至颈总动脉距离病变近侧约 2cm 处；导引导管头端轴线要与颈总动脉的走行轴线平行，避免直接抵住血管壁，避开颈总动脉的动脉粥样硬化斑块。

三、造　影

导引导管到位后撤出导丝，常规造影，选择最佳工作角度，再次分析评估病变（测量狭窄的病变的长度及血管的直径，计算狭窄率，分析成角、钙化、溃疡斑块等可能影响手术的因素），最后确认手术方案。同时进行颅内段造影，以便术后对比。

四、保护装置

1. **选择**　根据病变结构特点选择合适的保护装置。保护伞的直径与狭窄远端颈内动脉直径一致或稍大一点（此处以 ev3 的 Spider RX 保护伞为例讲述，其自称为目前通过性最好的远端保护装置）。

2. **准备**　在保护伞的保护套管内注入肝素盐水冲洗，轻轻拿出 Spider，在肝素盐水中轻压保护伞排出其内气泡，将保护伞收入输送导管内透明段（即辅助微导丝快速交换口与保护伞的操控导丝快速交换口之间）。选择 0.014 的辅助微导丝，冲洗后将微导丝的尾端穿入保护伞的输送导管头端，从第一个快速交换口（辅助微导丝快速交换口）穿出。根据病变形态将微导丝头端塑形，从尾端拉微导丝，将微导丝头端拉入保护伞的微导管内，将扭控子安装至微导丝的尾端约 100cm 处。将微导丝+保护伞组合准备好。

3. 到位　打开 Y 阀，将微导丝+保护伞组合置入 8F 导引导管。确认进入后旋小 Y 阀开口，左手拇指及食指固定保护伞操控导丝和输送导管，右手轻轻将微导丝送入约 10cm。之后右手将微导丝+保护伞组合送入 8F 导引导管头端。微导丝露头后，在选择好的工作角度上给路径图。在路径图指引下，旋转扭控子将微导丝小心通过颈内动脉 C1 段狭窄处，至颈内动脉 C1 段远端较为平直的区域作为保护伞的目标"着陆区"。（保护伞目标着陆区域：颈内动脉 C1 段远端，距离病变约 4cm，避免过高——会诱发痉挛，避免过低——会影响支架置入操作。）通过观察导丝头端摆动情况、透视冒烟或造影确认微导丝头端位于狭窄远端血管真腔内。左手拇指及食指固定微导丝，右手推送输送导管+保护伞操控导丝越过病变部位至"着陆区"。左手拇指及食指固定输送导管+保护伞操控导丝，右手撤出微导丝。左手拇指及食指固定输送导管，右手推送保护伞操控导丝将保护伞推送至输送导管头端，使滤伞头端 marker 和输送导管的 marker 重叠。左手拇指及食指在 Y 阀处固定保护伞操控导丝，右手撤下输送导管，保护伞顺利打开。继续撤出输送导管至快速交换孔处，以交换动作撤出输送导管，保护伞位置保持不动。

五、预扩

1. 选择　根据病变结构特点选择合适的预扩球囊。

2. 准备　注射器用肝素盐水从球囊导管头端冲洗，至快速交换孔出水。压力泵抽取半量造影剂约 10mL，接三通及球囊导管尾端。旋转三通开关使压力泵与外界空气相通，压力泵头端向上排出泵内和连接管内气体，旋转三通开关使压力泵与球囊导管相通，压力泵尾端向上负压抽出球囊导管内气体，同时泵内造影剂自然流入球囊导管，解除负压备用（图 4-4-1）。也有老师喜欢用 10mL 注射器抽取半量造影剂 8mL，带针头在球囊导管尾端注入造影剂，去掉针头，"半月-半月"连接半量造影剂注射器与球囊导管尾端，注射器尾端向上负压抽出球囊导管内气体，同时注射器内造影剂自然流入球囊导管备用。也可去掉注射器，"半月-半月"连接已经排好气的压力泵与球囊导管尾端备用。观察心率血压，如心率<70/min，可先给予阿托品 0.5~1mg 静脉推注，心率增快后再进行球囊扩张。

3. 到位　球囊导管穿入保护伞导丝尾端，助手固定保护伞导丝。旋开 Y 阀，右手送入球囊导管至快速交换孔进入 Y 阀内。适当旋小 Y 阀，左手拇指及食指在 Y

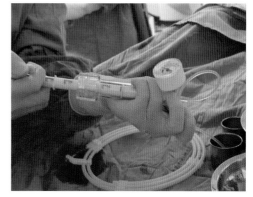

图4-4-1　准备压力泵

阀尾端固定保护伞导丝，右手推送球囊导管至病变狭窄处，冒烟或造影定位准确后加压扩张。

4. 扩张　透视下压力泵加压，助手读取压力泵读数（有经验者也可用 10mL 注射器代替压力泵操作）。球囊充盈呈柱状，停止踩透视、存图，同时迅速抽瘪球囊。注意每次扩张的时间应尽量短，只要球囊充分扩张（无局限性狭窄），无论扩张后造影残余狭窄是多少，都表明预扩成功需撤出球囊导管。观察心率、血压，必要时嘱患者咳嗽。如心率下降迅速给予阿托品 0.5~1mg 静脉推注，如血压下降立即停止尼莫地平泵入，加快输液速度，必要时给予多巴胺升压。

5. 造影　球囊下撤至导引导管内，造影观察病变扩张情况、残余狭窄率，有无夹层和局部血栓形成，同时观察保护伞位置，有无血管痉挛，有无造影剂滞留。

6. 撤出　球囊扩张满意后撤出球囊导管。透视下观察保持保护伞位置不移动，左手拇指及食指在 Y 阀尾端固定保护伞导丝，右手撤下球囊导管至快速交换孔处，旋开 Y 阀，交换动作撤出球囊导管，球囊导管头端露出后旋紧 Y 阀，撤下球囊导管，肝素盐水纱布擦拭保护伞导丝。

六、支架置入

1. 选择　根据病变结构特点选择合适的支架。

2. 准备　注射器用肝素盐水从头端冲洗至快速交换孔出水。

3. 到位　支架穿入保护伞导丝尾端，助手固定保护伞导丝，旋开 Y 阀，右手送入支架输送系统至快速交换孔进入 Y 阀内。适当旋小 Y 阀，左手拇指及食指在 Y 阀尾端固定保护伞导丝，右手推送支架至病变狭窄处，定位准确后释放。

4. 定位方法　①以路径图为参考。②用椎体或其他骨性标志做参考。③边注射造影剂边对位。

5. 释放　适当旋开 Y 阀，透视下右手固定支架输送系统操纵杆，左手下拉支架外鞘，平稳释放支架（不同支架释放方式略有不同，但原理一样；图 4-4-2）。

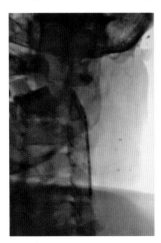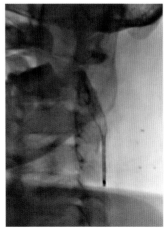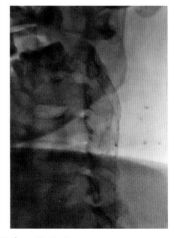

图 4-4-2　透视下的自膨式支架，释放前、释放中、释放后

6. **撤出**　透视下观察保持保护伞位置不移动，左手拇指及食指在 Y 阀尾端固定保护伞导丝，右手撤出支架输送系统至快速交换孔处，旋开 Y 阀，以交换动作撤出支架输送系统，支架输送系统头端露出后旋紧 Y 阀，撤下后肝素盐水纱布擦拭保护伞导丝。

7. **造影**　观察支架释放后残余狭窄率，支架贴壁情况，有无支架内局部血栓形成，同时观察保护伞位置，有无血管痉挛，有无造影剂滞留。支架置入的成功标准是残余狭窄率≤50%。

七、后扩张

支架释放后，残余狭窄率≤50%，一般不需要后扩张。如果残余狭窄率>50%或支架与血管壁贴和不佳，则需要球囊后扩张，使残余狭窄率达到≤50%的标准。后扩球囊一般选较短的球囊，最常用 4mm×20mm 及 5mm×20mm。准备球囊导管及压力泵，球囊导管沿保护伞导丝送至残余狭窄最重或支架贴壁不良处，冒烟定位准确后加压扩张。后扩张前后同样需要立刻关注心率血压。撤出球囊导管，造影观察残余狭窄率，支架贴壁情况，有无支架内局部血栓形成，同时观察保护伞位置，有无血管痉挛，有无造影剂滞留（图 4-4-3）。

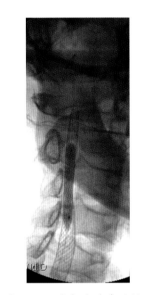

图4-4-3　支架内球囊后扩张

八、保护伞回收

1. **准备**　在一开始就准备好保护伞回收装置，注射器用肝素盐水从头端冲洗，至快速交换孔出水。

2. **到位**　保护伞回收装置穿入保护伞导丝尾端，助手固定保护伞导丝，旋开 Y 阀，右手送入保护伞回收装置至快速交换孔进入 Y 阀内。适当旋小 Y 阀，左手拇指及食指在 Y 阀尾端固定保护伞导丝，右手推送回收装置通过支架至保护伞处。使回收装置头端 marker 与保护伞 marker 重叠。左手可继续推送回收装置，右手下拉保护伞导丝，将保护伞全部或部分回收到装置内，握住保护伞导丝和回收装置，一起撤出体外。

九、造　影

行病变处造影，观察残余狭窄率，支架贴壁情况，有无支架内局部血栓形成，前向血流分级。行颅内段造影观察远端血流情况，进行术前术后对比。

十、注意事项

导引导管头端应避开颈总动脉的动脉粥样硬化斑块，避免直接抵住血管壁。导引导管头端的轴线要与颈总动脉（导引导管头端放置部位）的走行轴线平行。

保护伞的回收有两种方式：①完全回收到回收装置内撤出；②部分回收到回收装置内撤出。通常是以第一种方式回收，采用第二种回收方式的情况有：造影证实伞内有巨大的栓子；支架置入后颈内动脉的前向血流与支架置入前相比明显缓慢或中断。采用部分回收方式的目的是避免过度挤压伞内栓子，造成伞内栓子的破碎、溢出。还要注意回撤保护伞时不要与支架相剐蹭，造成过滤膜的破损、栓子脱落。特别是闭环支架的远端及开环支架的全程，回撤时尤其要小心。

在颈动脉支架术中，只在置入保护伞的时候用路径图，之后的手术中取消路径图用骨性标志作为参考。这时要不断地与患者聊天，发生迷走反射心率下降的比例会显著减少，比心率下降后让患者咳嗽还有效，但未行相关研究，仅仅是经验之谈。

术前血压控制不宜过低，否则迷走反射之后出现突然血压迅速下降难以纠正。如在一个相对较高的血压水平进行支架置入术，球囊扩张后血压居高不下，可采取球囊半充盈，控制治疗血管远端血流，避免因之发生高灌注，血压控制后再撤出球囊。上述是会议交流的专家经验，笔者及所在中心均未曾试用。

研究发现，下午手术的患者血压波动大，与术前禁食时间长有关。因此所有患者术前必须补液，补充足够的胶体液。下午手术的患者早餐不禁食。

第5节　术中问题解决方案

对于每一个术中可能出现的问题，必须要有 5 个以上的解决方案。所以笔者仔细梳理了颈动脉支架术中可能出现的问题，将常用的解决方案归纳如下。

一、导引导管到位困难解决方案

1. **锚定技术**　使用加硬导丝头端应尽量超选入颈外动脉分支（常用枕动脉或颌内动脉）的远端以增加支撑力。

2. **压迫技术**　先将导丝选入颈总动脉，助手用手从颈部压住导丝，然后沿着导丝将导引导管送至颈总动脉。

3. **交换技术**　造影导管到位后，将交换导丝（0.035，260cm）头端置于颈外动脉分支，撤下造影导管，沿交换导丝置入 8F 导引导管。如支撑力不够，应改用加硬交换导丝或用双导丝技术。

4. **双导丝技术**　将一根 0.018 导丝置入颈外动脉分支，泥鳅导丝置于颈总动脉远段或颈外动脉，沿双导丝置入 8F 导引导管。也可以用两根泥鳅导丝支撑或者一根普通泥鳅导丝加一根加硬泥鳅导丝支撑。

5. **同轴技术（望远镜技术、双导管技术）** 将由交换导丝（0.035，260cm）+多功能造影导管+8F 导引导管的导管组置入，在交换导丝指引下将多功能造影导管选入目标颈总动脉，交换导丝头端置于颈外动脉分支，沿多功能造影导管同轴送入 8F 导引导管（图 4-5-1）。

6. 对于 Ⅱ 或 Ⅲ 型弓，可采用特殊类型指引导管（如Sidewinder），在髂动脉重塑后，用推拉手法将导管头送入目标血管。

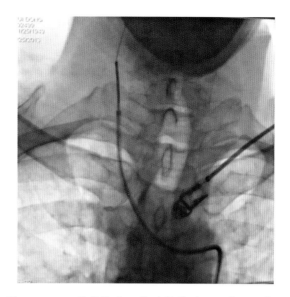

图4-5-1　双导管技术：导引导管到位困难，沿多功能造影导管同轴送入8F导引导管

二、病变通过困难解决方案

1. **调整导引导管头端位置** 尽量减小导引导管头端与狭窄病变的夹角，利于保护伞导丝通过。

2. **保护伞导丝合理塑形** 根据病变角度将保护伞导丝塑成 J 形，以利于通过。

3. **患者体位** 让患者头适当后仰或转动头部减少血管扭曲。

4. **选择保护伞** 选择可使用独立导丝的保护伞，如 ev3 的 spider RX 或 Abbott的 Emboshield Nav6。

5. **辅助导丝** 增加一根 0.014 的微导丝通过病变，将病变拉直以利于保护伞导丝通过（图 4-5-2）。

6. **小球囊预扩张** 对于极重度狭窄保护伞无法通过时，可先用直径 2.0mm 小球囊预扩张，此时导丝可在球囊导管的支撑下通过病变。

三、保护伞回收困难解决方案

1. **调整导引导管头端位置** 使导引导管头端与支架、保护伞导丝呈一直线，利于保护伞回收装置通过。

2. **导引导管进入支架内** 沿保护伞导丝将导引导管上送至支架内，以便保护伞回收装置通过（图 4-5-3）。

3. **辅助导丝** 增加一根 0.014 或 0.018 的导丝，通过支架，将迂曲病变顺直利于保护伞回收装置通过。

4. **后扩** 用后扩球囊（多选 5mm×20mm）沿保护伞导丝送入，至支架贴壁不

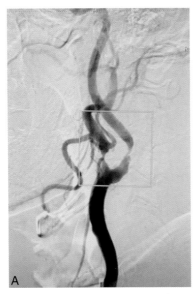
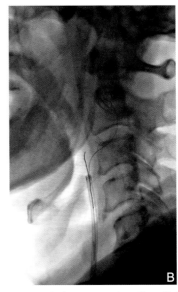

图4-5-2 辅助导丝技术。A.病变狭窄程度重，迂曲成角。B.用辅助导丝技术通过

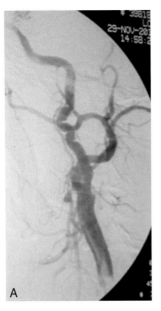
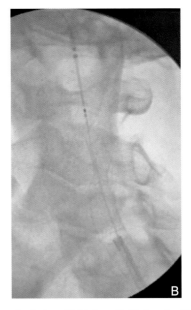

图4-5-3 导引导管进入支架内回收保护伞。A. C1段迂曲，保护伞回收困难。B.将导引导管送入支架内，保护伞回收装置顺利通过

良或残余狭窄较重的部位再次扩张，使支架良好贴壁，以便保护伞回收（图4-5-4）。

5. **多功能导管** 撤下保护伞回收装置，沿保护伞导丝送入多功能导管通过支架，将保护伞回收至多功能导管内撤出。

6. Filterwire **保护伞** 非常时刻 Filterwire 保护伞可以不用收伞器，直接拉回来。其他保护伞千万不可！

7. **其他** 千般招式用尽，伞仍无法收下，可考虑用支架将伞压在动脉壁上或考虑外科手术取出。

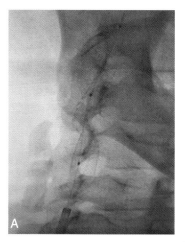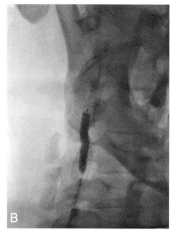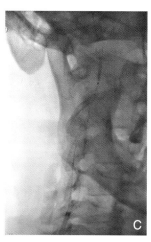

图4-5-4　后扩以利于回收保护伞。A. 开环支架，病变迂曲，保护伞回收困难。B. 球囊后扩，使迂曲处的支架贴壁更好。C. 后扩后顺利回收保护伞

四、特殊病变解决方案

1. 严重钙化病变因为可存在扩张困难、易发生弹性回缩、需要反复扩张、易诱发迷走反射等问题，推荐首选行颈动脉内膜剥脱术。但如存在颈动脉内膜剥脱术的高危因素，必须行支架术时注意，扩张时需要缓慢扩张，避免血管撕裂（图4-5-5）。

2. 如果病变很硬，球囊扩张不开，可停手；或放 Wallstand（闭环支架），否则如放置开环支架可能导致保护伞回收困难。病变很硬时球囊扩张时球囊会向前或向后移位，扩张时一定要搜紧或顶好，也可以选择长球囊以防止移位。

3. 当病变为易损斑块，预计预扩后会有大的斑块脱落时，可以不进行预扩张，直接支架置入后再进行后扩张。

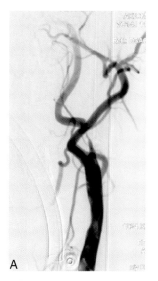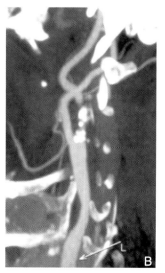

图4-5-5　重度狭窄伴钙化病变建议行CEA。A. C1段重度狭窄。B. CTA显示局部钙化明显

听说过一个故事，有导管室在做右颈动脉支架时，保护伞刚刚到位整个系统就都掉了下来，导引导管和保护伞一起掉到主动脉里。只是听来的，具体细节不清楚。笔者开始思考，什么样的情况会导致发生这样的意外呢？入路迂曲，Ⅲ型弓，系统张力过大，导引导管不稳定，球囊导管前送的时候引起整个系统后移（纯粹是个人猜测）。怎样预防呢？导引导管位置不稳定，可加用辅助导丝在颈外动脉加强支撑，换用支撑力较强的导引导管。这样的事件会带来什么样的后果？据说当时造影显示该侧颈内动脉完全闭塞，考虑是保护伞掉下来时划伤动脉壁引起夹层所致。一侧颈内动脉急性闭塞，可导致同侧前循环大面积脑梗死，严重者可危及生命。但该患者无任何新增症状及体征，对侧造影显示前交通开放，对侧颈内动脉通过前交通动脉向右侧颈内动脉供血区代偿。发生后怎样处理？此时需要急诊动脉溶栓吗？可用微导丝带微导管通过闭塞段，造影确认在真腔内，行急诊支架置入术将夹层贴闭（此时需要镇静的心态、娴熟的介入技术和丰富的手术经验）；也可选择抗凝治疗。据说他们当时经过充分讨论，考虑到技术经验的不足和材料的匮乏，选择了抗凝治疗。一周后复查 MRA 右颈内动脉闭塞再通！回过头来再想想，抗凝也许在当时是最好的选择。

第6节 术后管理

一、术后管理

推荐术后患者进入神经重症监护病房（neurocritical intensive care unit，NICU）监护 24h，监测心律、脉搏、血压、血氧饱和度等生命体征，密切观察神经系统症状、体征变化，观察穿刺点情况。

严格控制血压，如不合并其他血管狭窄，收缩压一般控制于 120mmHg；如合并有其他未处理的血管狭窄，过度控压有发生相应动脉供血范围低灌注可能时，控制收缩压于 120~140mmHg。

颈动脉支架置入术后不推荐常规立即行颅脑 CT 检查。但如患者出现头痛、呕吐、烦躁、兴奋、谵妄等高灌注症状，出现局灶性神经功能缺损怀疑脑梗死或出血时，需立即颅脑 CT 平扫。CT 可确诊脑出血，高灌注时可观察到水肿。

如出现局灶性神经功能缺损症状或体征，CT 检查阴性怀疑发生急性脑梗死时推荐行颅脑 MR 检查。DWI 可发现新发的颅内缺血病灶，MRA 可发现相关血管病变。目前临床所用的颈动脉支架都可与磁共振兼容，一般来说 1.5T 以下的核磁可安全进行检查。但大多数磁共振医生没有能力和义务去替我们判断置入支架后是否能够行该检查，此时需要手术医生根据所置入支架的说明书为患者开具相关证明方可检查。

　　术中 TCD 可以用来监测手术操作与微栓子脱落以及脑血流变化的关系。TCD 提供的信息，有助于识别和处理支架术中的急性血栓形成、栓塞、高灌注及低灌注事件，有助于指导术者选取适合的操作手法。术后，TCD 对支架置入动脉的血流和微栓子监测，有助于尽早发现高灌注、支架内亚急性血栓形成等严重并发症。另外还可以用来评价支架术后脑血流的改善情况，并可用于长期随访识别再狭窄。

二、术后随访

　　对所有颈动脉狭窄手术患者应进行随访，随访时间可定在术后 1、3、6 个月和以后每 6 个月间隔随访 1 次。随访内容包括患者有无再次发作缺血性事件、彩超测量颈动脉管径和评估再狭窄程度等。有再发缺血事件时需行 CTA 或 DSA 检查。

第 7 节　并发症及其处理

一、高灌注综合征

　　1. 发生机制　高灌注综合征（hyperperfusion syndrome，HS；图 4-7-1）是颈动脉支架置入术后原先低灌注区脑血流量显著增加超过脑组织代谢需要而引起的一种严重并发症，发生率为 0.44%~11.7%。

　　2. 危险因素　术前：长期持续血压升高伴高血压性小动脉病，糖尿病，高龄，近期对侧 CEA 手术（<3 个月），严重颈动脉狭窄合并侧支循环代偿不良，对侧颈动脉闭塞，Willis 环发育不良，乙酰唑胺试验发现脑血管反应性减低。

　　围术期：术中远端颈动脉压力<40mmHg，应用大剂量挥发性卤代烃麻醉药，围术期脑梗死，术中脑缺血，难治性术后脑高灌注。

　　术后：术后高血压，给予抗凝药或抗血小板聚集药物。

　　3. 临床表现　高灌注综合征平均发生于术后 1.58±2.3d。意识水平下降、意识内容改变和头痛是最常见的临床表现。头痛常表现为中到重度位于术侧的搏动性偏头痛。剧烈头痛可引起血压持续升高，高血压状态又可加重脑组织的高灌注状态，形成恶性循环，最终诱发脑内小血管破裂，造成脑出血的严重后果。其他症状有皮层受损的症状（如偏瘫、偏身感觉障碍、意识障碍和失语）以及痫性发作（如局灶运动性癫痫或泛化为全面强直阵挛发作的癫痫），相对少见的症状包括共济失调、视觉异常和精神症状。

　　4. 辅助检查　头部 CT 提示弥漫性或片状白质水肿、占位效应或术侧颅内出血。MRI 上的异常表现包括白质水肿、局灶性梗死、局限性或大范围出血等。同时 MRA 可以对颅内外的血管进行无创评估。可以评价大血管分布区 CBF 的改变。TCD 可以通过术前、术中、术后监测颅内血管的脑血流速度预测脑血流改变。通过 TCD 检查有助于了解术前是否存在低灌注、脑血管的反应性如何以及术后是否发生高灌注和动脉栓塞等信息，适合于高灌注后随访。CASL-pMRI、MRS、PET、近红

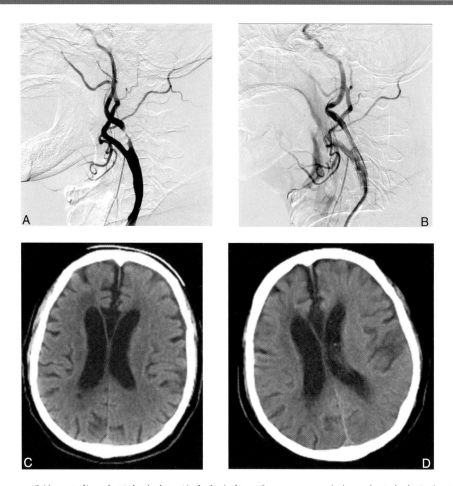

图4-7-1 男性，72岁，左颈内动脉C1段重度狭窄，置入Wallstent支架。术后患者即出现兴奋，言语增多，2h后逐渐出现运动性失语，烦躁不安，意识模糊，混合性失语，右侧肢体肌张力增高，次日癫痫发作。考虑高灌注综合征，给予控制血压、镇静、脱水、抗癫痫、对症等治疗，患者症状逐渐好转。A. 左颈内动脉C1段重度狭窄。B. Wallstent支架置入术后。C. 术前颅脑CT平扫。D. 患者术后发生烦躁不安，意识模糊等症状后，复查CT显示左侧大脑半球脑组织肿胀、脑沟变浅

外分光镜、眼充气体积描记法、造影剂增强的经颅实时彩色超声等也可用于高灌注综合征的预测和评估。

5. **预防** 选择合适的手术时机：如果在脑梗死后短时间内（3~4周）进行手术，术后由于高灌注导致脑出血的风险较高，特别是对于大面积或者进展性脑梗死；近期（3个月内）对侧颈动脉CEA术也会增加发生高灌注的危险。选择合适的手术方式：双侧颈内动脉严重狭窄的患者，主张支架置入分期进行，先行狭窄严重血管的支架置入，1个月后再行对侧狭窄血管的支架置入，给脑血管调节一个适应的过程；对颈内动脉严重狭窄（>90%）合并侧支循环代偿不良的患者，主张分次治疗。严格控制血压：对于有高血压、同侧颈动脉>90%狭窄和（或）对侧颈动脉狭窄的患者，应该保持血压<120/80mmHg，其余患者应该维持血压<140/

90mmHg；密切观察血压变化，如果血压超过 160mmHg，应该住院观察，尤其是在出现了新发头痛的情况下。

6. **治疗**　给予对症治疗（如镇静、止痛、抗癫痫药物等），可以适当的选用脱水剂，激素等。严格控制血压，可以考虑采用拉贝洛尔和可乐定控制血压，对于血压难以控制者可加用镇静药物以辅助降压药的作用，使血压平稳下降。严密监测术侧 MCA 血流速度，及时发现异常并给予相应处理。严密观察临床体征的变化，如有新体征出现，及时完善头部 CT 检查，除外脑内出血；一旦发现颅内出血，根据出血量及患者的临床症状、体征综合判断需要保守治疗或立即手术清除血肿。

二、迷走反射

1. **发生机制**　由于颈动脉窦的压力感受器受刺激所致，最常发生于球囊扩张时，也可发生于支架释放后，也有术后穿刺部位缝合压迫牵拉血管所致等。迷走神经张力升高，反射性增强迷走神经活性，导致周围血管扩张和心率减慢。

2. **危险因素**　严重钙化病变，反复球囊扩张；术前低血压、慢心率；术前禁饮食，血容量不足；精神紧张、焦虑和恐惧等。

3. **临床表现**　血压迅速下降（<90/60mmHg）、心率进行性减慢（<50/min）、面色苍白、出汗、皮肤湿冷、恶心及呕吐、呼吸减慢、躁动等，可伴有胸闷、气短，严重可出现神志模糊、意识丧失等。

4. **预防**　术前补液，防止血容量不足。加强心理护理，消除紧张、焦虑、恐惧情绪。心率<50 /min 的患者，需进一步查 24h 动态心电图，行阿托品试验，必要时请心内科会诊；如有适应证，可考虑术前行临时或永久起搏器治疗。术中密切监视心率及血压；必要时预防性使用阿托品；避免反复球囊扩张。股动脉缝合前用利多卡因局部麻醉；拔管时动作轻柔，指压及绷带加压力度以能触摸到足背动脉搏动为准。两侧股动脉同时穿刺时，严禁同时拔管、按压。

5. **治疗**　球囊扩张后立刻嘱患者咳嗽。术后如发生心动过缓及低血压可以适当应用升压药物及阿托品。如出现心搏骤停，立即给予胸外按压，心前区锤击，电除颤，必要时需置入起搏器。

三、脑梗死

1. **发生机制**　栓子脱落栓塞远端血管引起动脉-动脉栓塞；保护装置、导丝或导管对血管的刺激引起血管痉挛；支架内血栓形成；血液高凝状态导管内血栓形成；排气不良导致气体栓塞。

2. **危险因素**　不稳定斑块、极重度狭窄、腔内血栓、反复导丝、器械操作、反复球囊扩张、保护伞位置过高等。术前应用尼莫地平预防血管痉挛。

3. **临床表现**　突然发生远端血管供血区范围的缺血症状，如黑矇、偏瘫、偏身感觉障碍、痫性发作、意识障碍和失语等。

4. **预防**　保护装置的使用将栓塞事件的发生率降低了 4.7%~8%；术前双联抗血小板聚集、术中肝素化、持续加压滴注和规范细致的操作是预防的基础。造影观察球囊扩张及支架释放后有无游离或附壁血栓，远端血流是否减慢，造影剂有无滞留。如发现异常可反复冲洗、造影，半回收状态回收保护伞，透视下缓慢通过支架。

5. **治疗**　发现异常时及时造影评估，必要时急诊动脉溶栓、取栓。如为保护装置刺激所致血管痉挛，迅速完成手术，及时回撤保护伞即可恢复，如果有严重痉挛如远端血流受阻可以局部给予解痉药物。如出现急性脑梗死按治疗原则给予规范化内科药物治疗及早期康复等。

四、其他并发症

动脉夹层，血管穿孔，术后再狭窄，支架塌陷、变形、移位和断裂等的发生率相对较低（图4-7-2）。

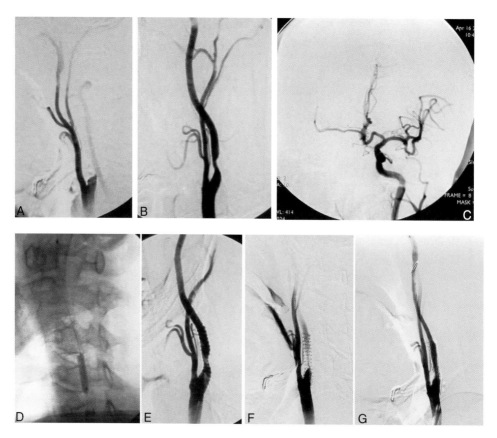

图4-7-2　支架术后再狭窄。A. 右颈内动脉C1段闭塞。B. 左颈内动脉C1段重度狭窄。C. 左颈内动脉通过前交通动脉向右大脑前和大脑中动脉供血区代偿。D. 治疗Sterling 5mm×20mm球囊扩张。E. 治疗Precise 8mm×30mm支架置入术后。F. 术后1年后复查发现左颈内动脉支架内再狭窄。G. 再次治疗Sterling 5mm×20mm球囊扩张

师说：颈内动脉 C1 段支架术后再狭窄发生率不高，文献报道不超过 5%。此例患者发生再狭窄与病变较硬，与初次治疗留下残余狭窄较重有关。此次虽然只是复查发现的无症状性再狭窄，因为对侧颈内动脉闭塞，LC1 如果发生闭塞会给患者带来灾难性后果，所以虽无症状也需要积极干预。再次球囊扩张后仍有再发狭窄风险，需要密切随访观察。

五、师兄浅谈并发症

师兄每次和患者家属术前谈话总会画个图，详细讲解手术过程和手术风险。笔者常常坐在一旁听着，体会那种专业和真诚的魅力。无意间看到他个人网站上关于颈动脉支架手术并发症的科普文章，基本是他每次术前谈话的翻版，是笔者非常欣赏的文风，征得他同意后拿出来供大家医患沟通时借鉴。

在临床工作中，我们总是在手术前一天向患者交代并发症的问题。这个行为并不是在免责，而是希望患者了解手术可能带来的问题，并能够在出现问题后一同和医生共同面对这些问题。介入治疗颈动脉狭窄虽然是微创手术，但创伤小和安全性是两码事，它带来的问题不在于手术切口的大小。这个手术造成并发症的概率虽然不高，但是有些并发症可能会造成严重后果，甚至致命。在这里，我将患者关心的问题做一个统一的解答。

第一，缺血性并发症。这个并发症发生率是最高的，绝大部分都是血栓脱落栓塞脑动脉造成的，概率大约在 3%。有的患者或者家属就会问了：你不是用保护伞了吗？这么贵的东西还不能报销，怎么还会发生血栓栓塞呢？这个问题很好。保护伞仅能把栓塞的概率降低 3%~4%，并不可能完全消除。手术中发生血栓脱落的环节有几个：一个是我们在送保护伞过程中，保护伞是不是需要通过狭窄段呢？在保护伞通过狭窄段的过程中，有可能造成对斑块的触及和骚扰，此时远端还没有保护伞保护，斑块一旦脱落就会到远端的脑血管里。第二个是保护伞放好了，球囊扩张的时候，这个时候最有可能产生斑块的脱落了，因为球囊对斑块的压力很大，会造成斑块的碎裂，甚至将斑块覆盖的粥样物质挤出来。当然，这些东西大部分都会脱落到保护伞里，不过，如果保护伞在血管里贴壁不够严密，也可能会有"漏网之鱼"，就会造成脑栓塞。第三个可能性是支架虽然放好了，但作为一个外源性的东西，有可能会激活身体的凝血过程，造成急性或者亚急性的支架内血栓形成，这也会造成脑栓塞。有的患者可能又问，你术前给我吃拜阿司匹林和波立维，都是防止凝血的，怎么还会产生这种情况呢？虽然我们用了双联抗血小板药物，但有一小部分的患者可能对抗血小板药物并不敏感。另外，斑块被球囊扩张的松动了，有可能暴露斑块下的一些胶原纤维，脂肪样物质等等，这些东西有可能比支架导致血栓的能力还要强一些，甚至它们本身就可能作为栓子。以上是缺血性并发症产生的原因。那么产生了这个并发症的后果是什么呢？在大部分情况下，栓子会随着血流流向大脑中动脉的分支内，造成中动脉供血区的一些梗死灶。这些梗死灶会产生什么症状，和阻塞血管的直径、位于什么功能区等有关系。笼统地说，有可能造成偏瘫、说话障碍、理解障碍、口眼歪斜等我们所谓"中风"的一些症状。运气好的话，梗死的脑组织用处不大，可能没症状；运气不好的话，栓塞在大脑中动脉主干，还有可能因为脑梗死面积过大而致命。还有一小部分患者因为栓子漂到眼动脉里，造成失明或者视力视野问题。

第二，出血性并发症。出血性并发症并不是我们操作部位的并发症，而是脑子里面出血。有的患者问：为什么操作是在患者脖子里的血管，会造成脑子里头出血？这主要有两个原因：第一个原因是因为长期的颈动脉狭窄，造成脑内血管的结构会发生一些变化。在颈动脉狭窄的情况下，脑组织处于相对供血不足的状态，脑组织不会坐以待毙，它会通过增加毛细血管数量或者增加现有血管的直径来间接增加自己的供血，防止发生梗死。另外，脑内血压的降低，也会造成脑内血管的懒惰，它的平滑肌层会减少，变得比原先脆弱。一旦我们突然把狭窄的颈动脉打开，这些血管有可能"受宠若惊"，承受不了突如其来的压力发生破裂出血。还有第二个原因，就是脑组织已经因为颈动脉狭窄发生了梗死的情况，梗死的脑组织血管床更加脆弱，一旦血流量增加，梗死灶内本身就有可能出血。出血的后果是什么？这个后果往往是灾难性的。因为患者用着抗血小板药物，手术中为了防止血栓还会用肝素抗凝，血液一旦出了就不容易凝固。另外，这种出血一般不是固定的一根血管出血，而是弥漫性的脑组织渗血，开刀清血肿都很难挽救。所以，一旦出血，患者受到的打击是巨大的。大部分会死亡或者生活质量很低的存活。好在，这种出血的概率就像中大奖，文献报道6%，在我们中心可能更低，每年我们500多个颈动脉的患者，顶多有1个发生出血。但是，概率虽小，灾难是巨大的。而且对于同一个患者来说，不存在概率的问题，是全或者无的。

第三，颈动脉窦刺激。颈动脉窦是存在于我们颈动脉分叉部的一个结构，它能够感受身体的血压。当我们的血压在情绪激动、剧烈运动等情况下升高了，它可以通过某种机制把血压降下来。每个人颈动脉窦的敏感性不同。最敏感的人有可能被掐一下脖子就心跳停了，发生昏厥。我们在手术的过程中，不少患者都会因为颈动脉窦被球囊或者支架刺激发生血压和心率的下降，但大部分都是暂时的。不过有一部分人在做完颈动脉支架后，血压会较长时间的降低，甚至产生临床症状，比如头晕，甚至脑梗死等脑灌注不足的情况。尤其是在合并有颅脑其他血管狭窄的情况下，危险就更大一些。

总而言之，这个手术虽然常规而且不复杂，但是因为颈动脉所处部位和供血区域十分重要，一旦产生并发症也是不容忽视的。我们中心作为世界上做这个手术最多的科室，也不能保证绝对的安全。所以，我们要严格控制手术的适应证，没症状的颈动脉狭窄患者，狭窄率不够70%我们是不会动的。有症状的颈动脉狭窄患者，狭窄率小于50%我们也肯定不做。这也是颈动脉狭窄的指南上的意见。

第8节 颈动脉内膜切除术与支架术的世纪之争

目前对颈动脉狭窄的治疗方法主要有内科治疗、颈动脉支架置入术（CAS）和颈动脉内膜剥脱术（carotidendarteretomy，CEA）。其中，CEA被认为是优于内科治疗的经典治疗方法。关于CSA与CEA孰优孰劣的讨论已经进行了很久，真理还需要时间来验证。我们除了要掌握介入知识外还必须要了解剥脱术，关注相关的重要研究结果，才能帮助患者选择最合理的治疗方案。

一、颈动脉内膜切除术

1. **适应证和禁忌证** 绝对适应证：6个月内1次或多次短暂性脑缺血发作，且颈动脉狭窄度≥70%；6个月内1次或多次轻度非致残性脑卒中发作，症状或体征持续>24h且颈动脉狭窄度≥70%。

相对适应证：①无症状性颈动脉狭窄度≥70%；②有症状性狭窄度处于50%~69%；③无症状性颈动脉狭窄度<70%，但血管造影或其他检查提示狭窄病变处于不稳定状态；④同时要求有症状患者围术期总脑卒中发生率和病死率<6%，要求无症状患者围术期总脑卒中发生率和病死率<3%，患者预期寿命>5年。

手术禁忌证：同CAS部分。

2. **手术时机选择** 急性脑梗死在发病6周后手术较为安全；但是对于近期出现症状发作，影像学检查提示为不稳定斑块时可推荐选择于2周内手术；如为双侧病变，两侧手术间隔至少2周，狭窄严重和（或）有症状侧优先手术；颈动脉完全、长段闭塞者不推荐手术。

3. **手术方式的选择** 包括外翻式内膜切除术和纵切式内膜切除术两种。前者无需切开颈动脉窦，避免纵向切开缝合后引起的狭窄，过长的颈动脉可以同时截短，但不适合颈动脉远端有钙化性狭窄和颈动脉分叉过高的患者。后者对颈动脉分叉的位置要求相对较低。

4. **并发症**

术中并发症：①脑卒中，与斑块脱落和阻断时缺血相关，有适应证患者可应用转流管。②脑神经损伤，包括舌下神经、喉上神经和迷走神经损伤等，术中应仔细操作，注意保护神经。

术后并发症：①脑卒中，术后根据具体情况可给予选择性抗凝治疗，同时口服抗血小板聚集药物。②高灌注综合征，术后注意控制血压，应用脱水药物减轻脑水肿。③颈部血肿，发生后应防止窒息。④喉头水肿，术后注意血氧饱和度。⑤血栓形成和再狭窄，术后口服抗血小板聚集等药物。

二、相关临床研究

手术高风险且带有栓塞保护装置的 CAS 随机试验（stenting and angioplasty with protection in patients at high risk for endarterectomy，SAPPHIRE）入选了 334 例患者。纳入标准包括>50%的症状性和>80%的无症状性患者，且患者至少有 1 个 CEA 治疗的高危因素。手术高危因素包括放射治疗后颈动脉狭窄、CEA 后再狭窄、病变部位过高或过低、有心肌梗死病史等。试验结果表明，30d 围术期心肌梗死、脑卒中和死亡的发生率 CAS 组和 CEA 组分别为 4.8%和 9.8%。1 年主要终点事件发生率在 CAS 和 CEA 组分别为 12.2%和 20.1%，通过非劣性检验证实 CAS 在治疗手术高危患者中优于 CEA。

SPACE 研究对比了 1 214 例正常手术风险的颈动脉狭窄程度≥60%并且近期出现症状的患者经 CAS 或 CEA 治疗后的转归。主要终点事件——30d 的同侧脑卒中和病死率在 CAS 组为 6.84%，在 CEA 组为 6.34%，未能证实颈动脉支架术 30d 并发症率不差于 CEA。两年终点包括严重的临床终点和颈动脉再狭窄，结果显示 CAS 组和 CEA 组同侧再发缺血性脑卒中发病率相似，两年超声探测的颈动脉再发狭窄率支架组显著高。

EVA-3S 研究共入选 527 例狭窄≥60%并且近期出现症状的患者，该研究由于其中期分析发现 30d 的脑卒中和病死率 CAS 组显著高于 CEA 组（9.6%:3.9%，相对风险 2.5%）而提前终止。之后公布的平均 7 年的长期随访结果显示随访期间同侧脑卒中和与手术相关的脑卒中和死亡率在 CAS 和 CEA 组分别是 11.5%和 7.6%，而再狭窄率分别是 5.2%和 8.7%，所有非手术相关的脑卒中发作分别是 8.8%和 10.8%。研究结果强烈提示，在预防同侧症状性颈动脉狭窄脑卒中复发方面，CAS 和 CEA 具有相同的长期效果，长期随访再狭窄率及围术期心肌梗死风险两种疗法均相似。

> **师说**：目前业内仍普遍认为 CEA 是治疗颈动脉狭窄的金标准；CAS 更适合于同时有对侧颈动脉闭塞，再狭窄和各种外科手术困难的患者，如高位颈内动脉狭窄、高龄及有麻醉和手术禁忌证者。

笔者最近在看冠脉研究的文献："即使是现在的药物涂层支架时代，仍然没有足够的循证医学证据证明 PCI 可以完全取代冠脉搭桥术，冠脉左主干病变在最新的 AHA/ACC 冠心病 PCI 指南中，仍然被列为冠脉搭桥术治疗的主要适应证，适合冠脉搭桥术的左主干病变作为 PCI 治疗的Ⅲ类适应证（证据等级 C），不适合冠脉搭桥术的左主干病变列为Ⅱa 类适应证（证据等级 B）"。看到这里，笔者忍不住要笑出声来，即使是轰轰烈烈开展在大江南北的冠脉介入，在循证医学这个舞台上也和我们的 CAS 对 CEA 一样没有地位啊！

每一项新技术都需要从历史的眼光来看待，也许现在评价仍然为时过早，相信在争论中 CAS 会不断发展而日臻成熟。我们在这个争论的时代需要做的是认认真真对待每一例患者，全面评估患者的风险和获益，替患者选择最为合理的治疗方案。同时踏踏实实做好数据的收集和患者的长期随访工作，未来才能拿到更多的临床证据，为这场世纪之争交上我们的答案。

第5章　颅外其他动脉狭窄血管内治疗

第1节　颅外段椎动脉狭窄

椎动脉粥样硬化可能是大约20%后循环脑卒中的原因。动脉粥样硬化最常累及椎动脉V1段，或者斑块延伸累及椎动脉开口。椎动脉V1段狭窄在全部脑血管狭窄中约占25%~40%。狭窄引起的低灌注和动脉-动脉的栓塞可能是其引起后循环缺血的主要原因。与椎动脉狭窄有关的症状包括头晕、眩晕、复视、口周麻木、视物模糊、耳鸣、共济失调、双侧感觉缺失以及晕厥。

有后循环缺血症状时，其评估应该始于完整的临床病史采集和体格检查，随后进行无创性成像。CTA和对比剂增强的MRA的敏感性（94%）和特异性（95%）高于超声（敏感性为70%）。对于椎动脉V1段病变DSA检查更为可靠。

对于椎动脉颅外段重度狭窄药物治疗效果不理想，外科手术治疗因为技术难度大、风险高而未广泛开展。血管内介入治疗技术成功率可达97.7%~100%，死亡风险为0.3%，围术期神经系统并发症为5.5%，在14.2个月的随访期内后循环脑卒中率为0.7%。然而目前尚几乎没有来自随机化试验的证据证实血管内治疗优于药物治疗。

颅外段椎动脉支架值得关注的有以下几点：

1. **严格把握适应证**　症状性椎动脉狭窄≥70%，合并对侧椎动脉闭塞；症状性优势侧椎动脉狭窄≥70%；症状性双侧椎动脉狭窄≥70%，一般干预狭窄较重的一侧；椎动脉止于PICA，该侧椎动脉症状性狭窄≥70%，无论对侧椎动脉有无病变均需干预（图5-1-1）。

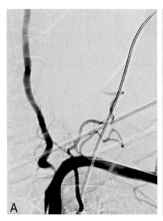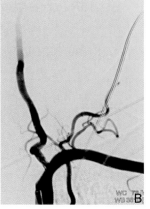

图5-1-1　男性，58岁，步态不稳22d。查体：左侧血压124/79mmHg，右侧血压117/81mmHg，心率72/min；神经系统查体：左侧指指、指鼻试验欠稳准，左侧跟膝胫试验欠稳准。评分：NIHSS 1分，mRS 1分，BI指数100分。可干预危险因素有糖尿病和吸烟。MRI显示左侧小脑梗死。A. DSA显示左侧椎动脉V1段重度狭窄。B. 左侧椎动脉V1段支架置入术后（BLUE 4mm×12mm，8atm）

> **师说**：该患者右椎动脉止于 PICA，左侧椎动脉 V1 段重度狭窄，狭窄程度大于 70%。LV1 病变系引起患者后循环缺血事件的责任血管，支架治疗可改善患者后循环供血，预防再次发生缺血事件。

2. **手术过程**　手术一般用 6F 导引导管置于锁骨下动脉近端，0.014 微导丝通过狭窄段，头端置于椎动脉 V2 段远端，沿微导丝送入球囊扩张式支架，造影定位准确后，压力泵缓慢加压扩张球囊释放支架。入路迂曲导引导管位置不稳定时可用 8F 导引导管，用一根辅助导丝置于锁骨下动脉远端维持其稳定性（图 5-1-2）。Ⅲ型弓、锁骨下动脉重度迂曲椎动脉开口角度过小的患者也可选择上肢入路完成手术（图 5-1-3）。病变狭窄程度重或钙化严重时可先行球囊预扩张。

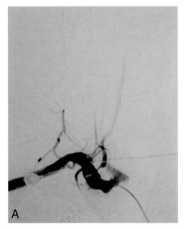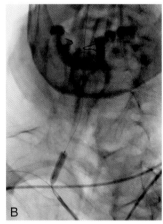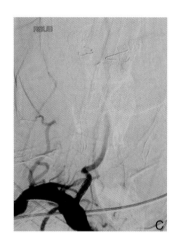

图5-1-2　应用辅助导丝的RV1支架置入术。A. 右锁骨下动脉造影显示右椎动脉V1段重度狭窄。B. 用V-18导丝（0.018，200cm）置入锁骨下动脉远端维持导引导管稳定，Transend微导丝（0.014，205cm）小心通过狭窄段，置于V2段远端，沿Transend微导丝送入球扩式支架Blue（4.0mm×15mm）8atm扩张。C. 支架置入术后造影

> **师说**：患者右锁骨下动脉迂曲，右椎动脉发出点稍低，此时导引导管的稳定性对于手术的成功至关重要。V-18导丝为不锈钢合金轴芯，具有很好的操控性和较强的支撑力，是辅助导丝的一个较好选择。

3. **严格定位**　椎动脉开口处支架要求定位准确。如果位置过低，可致支架拖入锁骨下动脉过长，未来如果发生支架内再狭窄或颅内病变，影响介入手术入路，严重者可发生支架移位脱落手术失败；如果位置过高，可致斑块未完全覆盖，支架内血栓和再狭窄可能。一般认为支架突出锁骨下动脉 2mm 左右最为适合。释放前需造影确认，必要时球囊预扩可帮助定位准确（图 5-1-4）。

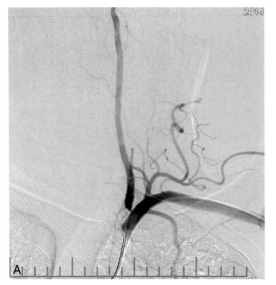

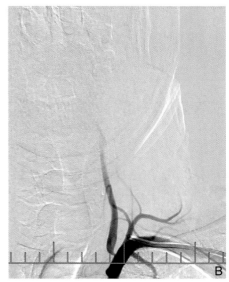

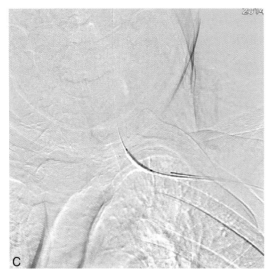

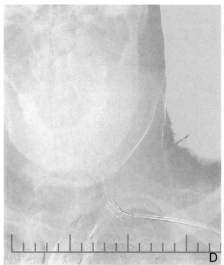

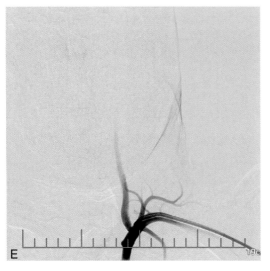

图5-1-3　经桡动脉LV1支架置入术。A. 左锁骨下动脉造影显示左椎动脉V1段重度狭窄，椎动脉与锁骨下动脉夹角偏小，病变不易被通过。B. 选择桡动脉入路，将导引导管置于左锁骨下动脉远端。C. 导丝通过后支架定位。D. 支架释放。E. 支架置入后造影

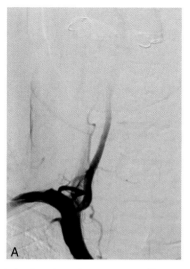
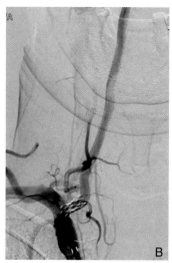

图5-1-4 RV1支架置入术（定位）。A. 右椎动脉V1段重度狭窄。B. 右椎动脉球扩式支架BLUE（5.0mm×12mm）置入术后

> **师说**：椎动脉开口支架定位要求高，此例患者V1段病变远端迂曲，故支架尽量不越过或紧顶迂曲迂曲部位，避免导致远期再狭窄。适当稍突出到锁骨下动脉一点可防止病变覆盖不全，但也不可突出过长。

4. **椎动脉保护** 目前没有为椎动脉设计的远端专用保护装置，当远端椎动脉直径相对较粗，病变斑块不稳定，发生栓塞风险较大时可考虑使用远端保护装置（图5-1-5）。

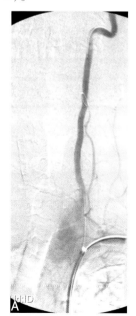
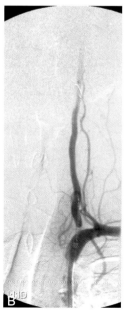
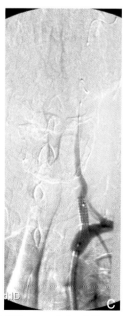

图5-1-5 应用远端保护装置的LV1支架置入术。A. 远端保护装置到位。B. 支架到位。C. 支架释放后

5. 关注再狭窄（图 5-1-6）　　文献报道术后 1 年椎动脉 V1 段再狭窄发生率为 16.1%~43.3%，是临床上观察到再狭窄最多的一个部位。再狭窄是指原治疗部位复发程度≥50%的狭窄，伴或不伴临床症状。

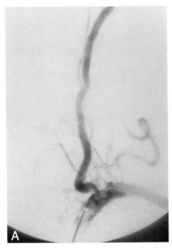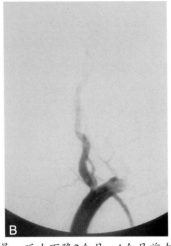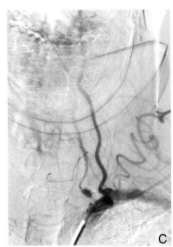

图5-1-6　男性，84岁，突发眩晕、听力下降2个月。1个月前左侧椎动脉V1段支架植入术治疗，术后症状明显缓解，一直服用阿司匹林、波立维及立普妥治疗。术后1个月复查CTA提示左侧椎动脉支架术后再狭窄。A. 左椎动脉V1段重度狭窄。B. LV1支架置入术后（Apollo 4mm×13mm）。C. 支架术后1个月复查LV1支架内再狭窄，次全闭塞

> **师说：**这是一例典型的支架内再狭窄，考虑病变血管迂曲、狭窄程度重、Apollo 支架相对较软、支架释放后近端膨胀不全是其发生的危险因素。因为患者高龄，再狭窄后无相关症状发生，且支架内次全闭塞介入干预困难，建议随访观察。

再狭窄一般分为 5 型：①局灶型，狭窄位于支架内，长度小于 10mm。②弥漫型，狭窄位于支架内，长度大于 10mm。③增殖型，狭窄长度大于 10mm，且两端延伸至支架外。④闭塞型，支架内血管完全闭塞，前向血流 0 级（图 5-1-7）。⑤进展型，狭窄长度更长，临床症状严重，发展迅速，易发生急性梗死。

再狭窄与动脉血管重构和新生内膜增生有关。危险因素包括：吸烟、年龄、糖尿病、血脂异常、高血压；原血管病变部位、小血管病变、长病变、慢性完全闭塞病变和再狭窄病变；支架类型、长度、截面积、支架膨胀不全、贴壁不良、支架干的非对称分布、支架断裂等。

椎动脉 V1 段目前没有专用支架，应用较多的是 Express，Blue，也有用 Apollo，三者支撑力依次下降。目前关于这几种支架再狭窄率的比较尚无权威数据。Apollo 因弹性回缩较多，再狭窄率高，已经逐渐少用。

有专家认为再狭窄与颈部过度活动有关，主张术后常规戴颈围制动 1~3 月，以预防再狭窄，也是一个很好的探索。

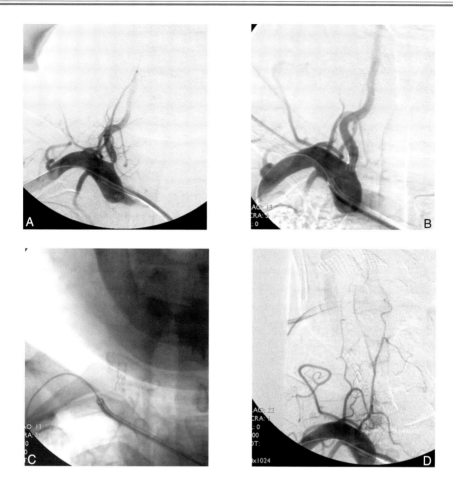

图5-1-7 女性，72岁，发作性头晕2年。3月前右椎动脉V1段支架置入术治疗，术后症状完全缓解。术后3月来院复查时提示右椎动脉V1段支架置入术后闭塞。A. 右椎动脉V1段重度狭窄。B. 右椎动脉V1段球扩式支架BLUE (4mm×12mm) 置入术后。C. 右椎动脉V1段支架入术后支架影。D. 术后3月复查DSA示右椎动脉V1段支架术后闭塞

无症状性再狭窄可以随访观察，而中重度再狭窄尤其是伴随有缺血症状时需要再次介入治疗干预，可选择单纯球囊扩张、再次支架植入等，冠脉再狭窄病变选用的切割球囊、斑块旋磨术等也是很好的探索。预防也是目前研究的热点，药物涂层支架、药物洗脱球囊、生物可降解支架等，未来可能会有针对椎动脉 V1 段设计的专用支架问世，这有望解决上述这一系列问题。

6. **关注支架断裂（图 5-1-8）** 在椎动脉 V1 段支架术后间或能见到支架断裂，考虑和再狭窄有关。但由于造影随访率低，支架断裂常被忽略和低估。相关的研究也很少，所以我检索了冠脉的相关文献。冠状动脉支架断裂的发生率为 1.9%~7.7%。依据冠状动脉造影和血管内超声（intravascular ultrasound，IVUS）表现，支架断裂在形态学上可分为：

（1）完全离断型：冠状动脉造影显示支架断裂的两部分完全分离和（或）IVUS

检查发现支架断裂处金属丝完全缺失。

（2）部分离断型：IVUS显示支架金属丝缺失超过血管壁1/3，但未完全离断。

（3）塌陷型：冠状动脉造影可见支架断裂且折叠成角>45°。根据断裂程度亦可分为轻度（单个支架金属丝断裂）、中度（>1个支架金属丝断裂）和重度（支架完全离断）。

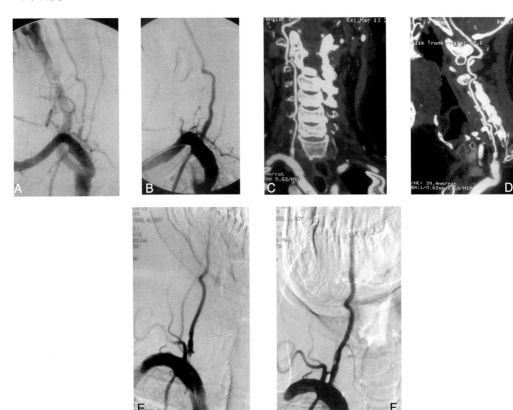

图5-1-8　支架断裂。A. 右椎动脉V1段重度狭窄。B. 右椎动脉V1段支架置入术后（Apollo 4mm×13mm）。C. 支架术后1个月复查CTA显示右椎动脉V1段支架内再狭窄（正位）。D. 支架术后1个月复查CTA显示右椎动脉V1段支架内再狭窄（侧位），可见支架塌陷。E. 支架术后1个月患者再发眩晕，复查DSA显示RV1支架内再狭窄。F. 再次治疗：右椎动脉V1段Ultra-soft（2.0mm×20mm）10atm预扩张，置入球扩式支架Express（4.0mm×15mm）

> **师说**：这例患者出现支架内再狭窄的主要原因是支架断裂引起的塌陷，椎动脉开口部位活动度较大，而Apollo支架相对较软。再次支架置入时选择了较硬的Express支架，希望能减少再狭窄的发生。重叠支架引起的金属丝断裂和再狭窄问题还需要继续随访关注。

支架断裂的原因有很多，病变血管形态、支架材质和结构以及支架植入技术等都与支架断裂有关。支架断裂常见于右冠状动脉，其运动幅度大，收缩期侧向运动明显，使支架承受压力大而易断裂。扭曲血管或重叠支架处的弯曲、伸展和扭曲力，使金属疲劳引起支架断裂。椎动脉 V1 段的情况与右冠状动脉十分相似，因为呼吸运动和转颈使其运动幅度较大，支架承受压力较大。与开环设计的支架相比，闭环支架支撑力更强但顺应性差，当承受较大的剪切力时更易发生断裂。长支架和支架重叠也是支架断裂的独立预测因素。长支架覆盖的血管区域长，使冠状动脉局部特别是转折点被固定，承受应力大而易断裂，多见于长支架中部。有报道支架与病变长度比值与支架断裂发生率呈正相关。支架重叠处因硬度和刚性增加成为随血管运动的支点也易发生断裂。目前椎动脉 V1 段病变仍无专用支架，这些要点可供未来专用支架设计时借鉴。过度扩张使支架局部过度牵张，损伤支架金属丝结构，尤其是应用大球囊高压后扩张时，亦可引起支架断裂。V1 段病变合并钙化、扩张困难、弹性回缩的情况也较多见，此时一般会再次充盈球囊进行后扩张，可能是此处多发支架断裂的原因之一。

支架断裂引起再狭窄常为局限性，其发生机制包括：①断裂支架金属丝刺激血管壁，导致局部炎症和内膜增生。②支架断裂导致其结构破坏，无法抵抗局部组织弹性回缩，药物在断裂局部洗脱和释放减少，无法有效抑制内膜增生。

如发现局限再狭窄，要仔细观察有无支架断裂发生。对临床无症状者可长期密切随访。对支架断裂引起的再狭窄，单纯球囊扩张远期效果尚不肯定，再次植入支架也存有争议。因植入另一支架同样面临金属疲劳，且与原支架重叠可能促进支架断裂再次发生。未来的生物可降解支架也许能解决这一困境。

第 2 节　锁骨下动脉狭窄

锁骨下动脉狭窄引起的缺血性脑血管疾病占 1%~5%。随着诊疗水平的提高，锁骨下动脉狭窄的发现率逐渐增高。锁骨下动脉狭窄的病因主要有动脉粥样硬化、动脉炎、手术后狭窄和放射损伤等，其中以动脉粥样硬化最为常见。

锁骨下动脉近端病变，主要引起上肢缺血症状：疼痛、麻木、发凉、乏力、苍白，活动后加重；后循环缺血症状（锁骨下动脉窃血综合征）有：晕厥、眩晕、共济失调、复视、运动障碍等，上肢运动可诱发或加重；也可能出现因内乳动脉血流逆转导致心肌缺血的症状；侧支循环良好的患者可无明显症状。查体可发现脉搏减弱或消失，双侧血压不对称，锁骨下动脉听诊区可闻及血管杂音。多普勒超声可以识别椎动脉的反向血流。

锁骨下动脉狭窄和闭塞，既可以采用手术治疗，也可以行血管内治疗。既往多以手术为主，最常用的手术方式为颈动脉锁骨下动脉旁路移植术和腋动脉旁路移植术。近年来，随着血管内治疗技术和材料的迅速发展，以及血管内治疗具有创伤小、无需全身麻醉、术后恢复快、临床疗效满意等优点，目前血管内治疗被认为是首选的治疗方法。锁骨下动脉狭窄血管内治疗技术成功率可达 98%，但是目前尚缺乏随机对照研究和长期随访数据。

　　AHA/ASA 2011 颅外颈动脉和椎动脉疾病管理指南推荐：锁骨下动脉狭窄引起后循环缺血症状（锁骨下动脉窃血综合征）的患者，手术并发症风险高时，经皮腔内血管成形并支架置入治疗是合理的。锁骨下病变导致上肢缺血症状的患者，经皮腔内血管成形并支架置入、直接动脉重建术或旁路手术是合理的。无症状的锁骨下动脉狭窄患者，当需要同侧内乳动脉进行冠状动脉搭桥时，旁路手术、锁骨下动脉血管成形并支架置入术是合理的。锁骨下动脉狭窄导致患者上肢血压不等、锁骨区杂音、椎动脉逆流，若无症状，不应行血管重建术，除非内乳动脉将用于冠状动脉重建。

　　锁骨下动脉血管成形并支架置入术一般用 8F 导引导管，可根据病变不同选择球囊扩张+自膨式支架或球扩式支架。要求定位准确，尽量不覆盖椎动脉开口处。右侧锁骨下动脉起始段狭窄支架术采用自膨式支架定位较困难，可以选择球囊扩张支架或单纯球囊扩张术。如合并椎动脉 V1 段狭窄，需要同时在椎动脉起始段和锁骨下动脉同时置入支架（图 5-2-1~图 5-2-4）。

　　锁骨下动脉狭窄和椎动脉狭窄支架术时，由于受呼吸的影响，路径图技术往往定位不准，可以不断注射造影剂或实时造影定位。

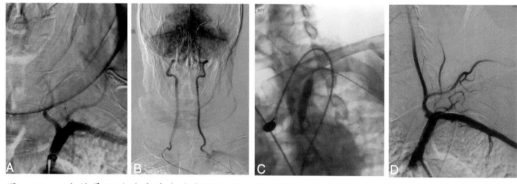

图5-2-1　左锁骨下动脉自膨式支架置入术。A. DSA显示左锁骨下动脉重度狭窄（偏心性）。B. 对侧造影显示右侧椎动脉通过左侧椎动脉向左侧锁骨下动脉远端代偿供血。C. Sterling（6mm×30mm）球囊扩张。D. Acculink（7~10mm×40mm）自膨式支架置入

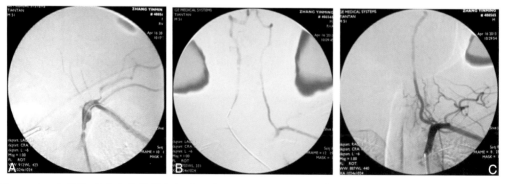

图5-2-2　左锁骨下动脉球扩式支架置入术。A. DSA显示左锁骨下动脉重度狭窄。B. 对侧椎动脉造影显示右侧椎动脉通过左侧椎动脉向左侧锁骨下动脉远端代偿供血。C. SCUBA（8mm×30mm）球扩支架置入

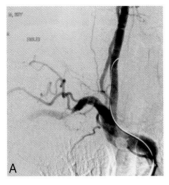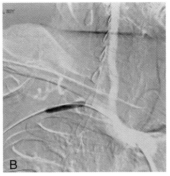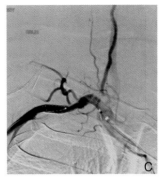

图5-2-3　右锁骨下动脉自膨式支架置入术。A. DSA显示右锁骨下动脉远段重度狭窄。B. AVIATOR（5mm×30mm）球囊，8atm扩张。C. Protege（8mm×40mm）自膨式支架置入

> **师说**：锁骨下动脉开口处病变、接近椎动脉开口的局限性病变可选择球扩式支架，定位准确；而较长病变及成角、迂曲病变推荐自膨式支架。支架尽量不要覆盖椎动脉开口。椎动脉远端病变出现上肢缺血症状时需要介入治疗干预，操作比较简单，并发症较少。

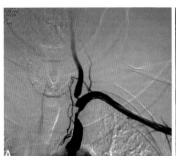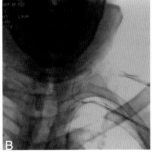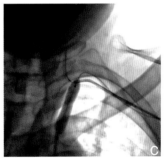

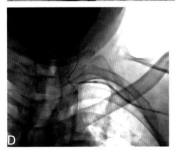

图5-2-4　左锁骨下动脉和左椎动脉V1段串联病变支架置入术。A. 造影显示左锁骨下动脉和左椎动脉V1段串联狭窄。B. 股动脉入路将8F导引导管置于左锁骨下动脉近端，通过该途径将微导丝小心通过锁骨下动脉狭窄段置于左锁骨下动脉远端；左桡动脉入路将6F导引导管置于左锁骨下动脉狭窄远端，通过该途径将微导丝小心通过左椎动脉V1段病变置于左椎动脉V2段远端。C. 经股动脉入路左锁骨下动脉置入SCUBA球扩式支架（8mm×30mm）9atm，同时经桡动脉入路将Ultra-soft球囊（2mm×20mm）置于左椎动脉V1段，6atm充盈保护椎动脉，经桡动脉入路送入Express球扩式支架（6mm×14mm），试图将其送至左椎动脉V1段遇到困难。D. 将8F导引导管内的微导丝送入左椎动脉改变病变角度，再送入支架也未成功

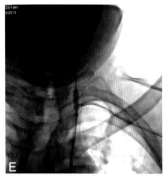 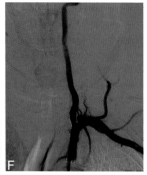 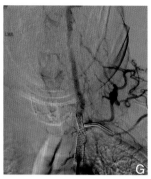

续图5-2-4　E. 撤出Express球扩式支架，再经股动脉入路送入，顺利通过病变并释放成功。F. 左锁骨下动脉和左椎动脉支架置入术后。G. 左锁骨下动脉和左椎动脉支架置入术后（支架影）

师说：这个手术有以下几个关注点：

第一，锁骨下动脉支架定位，一定要完全覆盖病变，而且不能覆盖椎动脉开口。如果病变累及椎动脉开口，必须要覆盖时，可用Y形支架技术，先行V1段支架置入术，之后再行锁骨下支架置入。此例患者锁骨下动脉病变选择了球扩式支架，保证了精准定位。

第二，是否行椎动脉保护，一般如果因锁骨下动脉盗血椎动脉是逆向血流，那么栓子进入椎动脉可能性不大，可无需椎动脉保护。但如果椎动脉为顺向血流，（该患者右椎动脉止于PICA），此时为了预防栓塞事件需要保护椎动脉。

第三，椎动脉保护技术可选用球囊保护或远端保护装置，远端保护装置操作较复杂，球囊相对简单易行。

第四，支架释放顺序，一般串联病变推荐先行释放远端支架，之后再释放近端支架。此例锁骨下选择球扩式支架，扩张时椎动脉V1段充盈保护球囊，故选择了先释放近端支架。当然如果此时近端支架定位不理想，覆盖椎动脉开口，将给保护球囊的回收、V1段支架的置入带来很大困难。

第五，椎动脉V1段支架的入路，椎动脉与锁骨下动脉远段的夹角约80°，保护球囊比较柔软可轻松通过；而Express相对较硬，经上肢入路难以到位，此时经锁骨下近端将另外一根微导丝送入左椎动脉改变病变角度，再次尝试仍未通过，果断将Express改由下肢入路送入就很容易成功到位。

第3节　颈总动脉狭窄

颈总动脉病变不常见，病因多为动脉粥样硬化性。颈总动脉病变处理原则和手术方案可参考颈动脉支架置入术。但起始段狭窄处理相对困难，关键在于导引导管的稳定和支架定位两大难题。

左颈总动脉起始段病变，可应用辅助导丝技术，将 0.018 或 0.014 导丝置入颈外动脉分支起到稳定导引导管的作用。右颈总动脉始段病变，可将辅助导丝置于右锁骨下动脉。

左颈总动脉起始段支架定位要求：支架位置不能太低，在主动脉弓内伸出太长会出现支架脱落、移位、主动脉弓血栓、红细胞机械性破坏等；位置太高也有问题，可能会导致不能完全覆盖病变。右颈总动脉起始段支架最好不要覆盖锁骨下动脉开口，为将来锁骨下及椎基底动脉病变处理留下后路；但如果病变累及无名动脉分叉处，也需要完全覆盖病变，支架可从右颈总动脉延伸至无名动脉。

颈总动脉支架治疗均要求应用远端保护装置，保护伞需要放置于颈内动脉。在左颈总动脉起始段支架置入术后，可能会出现保护伞回收导管进入困难，小心调整导引导管位置和角度，一般即可成功。也可考虑再置入一根支撑导丝通过支架送入颈外动脉分支，撤出在支架外的那根辅助导丝，沿新的支撑导丝和保护伞导丝将导引导管送入支架，再送入保护伞回收导管（图 5-3-1，图 5-3-2）。

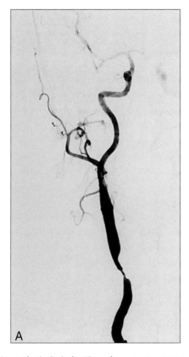
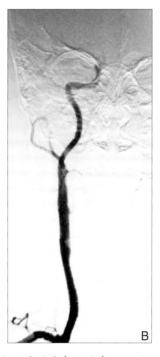

图5-3-1 右颈总动脉支架置入术。A. DSA显示右颈总动脉中段狭窄。B. 右颈总动脉Pretege自膨支架（10mm×40mm）置入术后

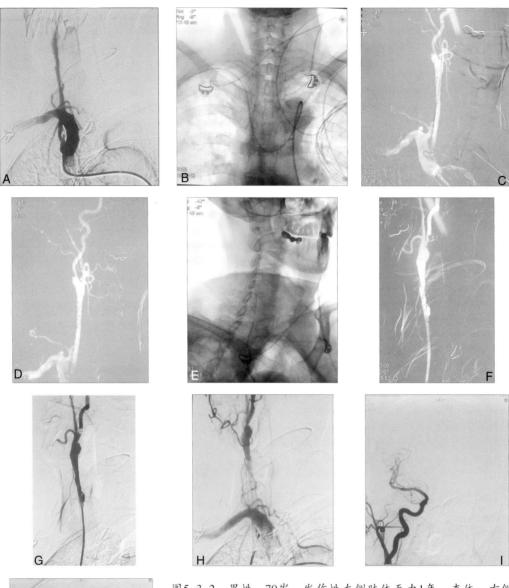

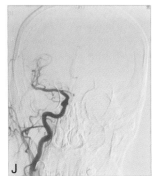

图5-3-2 男性，70岁，发作性左侧肢体无力1年。查体：右侧上肢血压131/78mmHg，左侧上肢血压128/80mmHg；神经系统查体（-）。NIHSS 0分，mRS 0分，BI指数 100分。可干预危险因素：糖尿病、高脂血症、吸烟。颅脑CT未见异常。DSA显示右颈总动脉多发狭窄。行RCCA支架置入术。A. DSA显示右颈总动脉多发狭窄，溃疡型斑块。B. Ⅲ型弓，导引导管到位困难，双导管技术（加硬泥鳅导丝+5F多功能导管）将导引导管置入无名动脉。C. 撤出多功能导管，路径图下将交换泥鳅导丝（260cm）送入颈外动脉。D. 撤出加硬泥鳅导丝，沿8F导引导管送入Filter-wair保护伞。E. 固定保护伞，跟进导引导管至颈总动脉中段。F. 撤出保护伞输送鞘及交换泥鳅导丝。G. 释放WALSTENT自膨支架（8mm×50mm）。H. 回收保护伞，下撤导引导管，释放Pretege自膨支架（9mm×40mm）。I. 颅内造影术前。J. 颅内造影术后

　　师说：这个手术我们需要关注以下节点：

　　第一个节点，导引导管的到位和稳定。选择加硬泥鳅导丝和多功能导管增加支撑力使导引导管顺利到达无名动脉，之后由一根交换泥鳅导丝置于颈外动脉分支起到支撑的作用，送入保护伞，此时借助交换泥鳅导丝+保护伞导丝+保护伞输送鞘的共同支撑将导引导管置于颈总动脉中段，保证了系统的稳定性。

　　第二个节点，术式的选择。病变为不稳定的溃疡型斑块，故选择了直接支架置入，而未用球囊扩张。

　　第三个节点，支架数量。长段病变，一枚支架不能完全覆盖，需要置入两枚支架，需注意两枚支架交界处需要重叠覆盖。

　　第四个节点，支架的选择。远端选择闭环支架是考虑到溃疡型斑块需要良好的病变覆盖率，近端选择开环式支架是考虑到病变迂曲需要良好的贴壁性。

　　第五个节点，保护装置的回收。导引导管需要下撤释放第二枚支架，病变迂曲且导引导管位置不稳可导致保护伞回收困难，故先行回收后置入第二枚支架。当然，此时栓塞风险相对较大。

第 4 节　无名动脉狭窄

　　无名动脉病变比较少见，病因主要为动脉粥样硬化，其次是多发性大动脉炎及放射性动脉炎。无名动脉狭窄的性别分布尚不明了，似乎男性较为多见。患者平均年龄为 56.6 岁。危险因素主要是高血压、吸烟和糖尿病（图 5-4-1）。介入治疗常规入路选择股动脉穿刺入路，也有肱动脉入路的报道，少数情况下可经颈总动脉逆行入路。

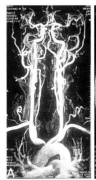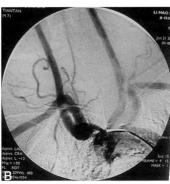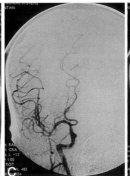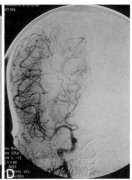

图 5-4-1　男性，71 岁，发作性头晕 10 年。呈阵发性发作，持续约 5min 可完全缓解，有时伴有左上肢麻木不适。查体：右侧上肢血压 124/65mmHg，左侧上肢血压 132/71mmHg；神经系统查体（-）。NIHSS 0 分，mRS 0 分，BI 指数 100 分。可干预危险因素：高血压病、高脂血症、高同型半胱氨酸血症、吸烟。颅脑 CT 未见异常。CTA 和 DSA 显示无名动脉重度狭窄。A. 弓上 CTA，可见无名动脉重度狭窄。B. DSA 主动脉弓造影，可见无名动脉重度狭窄。C. DSA 右侧颈总动脉造影早期。D. DSA 右侧颈总动脉造影晚期

师说：无名动脉介入治疗的适应证为超过 70% 的重度狭窄，有右侧半球缺血症状，上肢缺血症状，双侧上肢血压差大于 20mmHg。而此患者介入治疗指征不强烈，症状不重，双侧上肢血压差不大，尤其是右侧颈总动脉造影远端灌注很好。关键是这个部位支架治疗手术操作困难，做完之后一般形态不好。支架一般会伸展到主动脉弓，想要通过支架到达远端将非常困难。如果患者以后发生右侧颈内动脉系统、右侧锁骨下及椎动脉病变，支架可导致手术入路困难失去治疗机会。所以无名动脉支架治疗必须十分慎重，建议：行颅脑 CT 灌注评估，规范药物治疗观察，定期随访。

　　笔者来天坛医院 10 个月了，还没见过无名动脉支架置入术。这个患者保守治疗了，失去一个难得的学习机会，非常遗憾。笔者去查科里既往患者的资料，还真找到一例（图 5-4-2）。

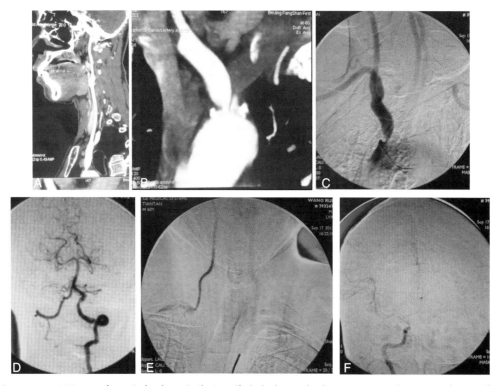

图5-4-2　男性，60岁，耳鸣1年，发作性黑蒙半年余。1年前无明显诱因出现双耳鸣，呈持续性。半年前出现右眼一过性黑蒙，发作1~2次/月，每次持续数秒后自行缓解。查体：右侧上肢血压94/59mmHg，左侧上肢血压115/74mmHg；右侧桡动脉搏动弱，右侧锁骨下动脉听诊区可闻及血管杂音，神经系统查体（-）。NIHSS 0分，mRS 1分，BI指数 100分。可干预危险因素：糖尿病、吸烟。CTA和DSA显示无名动脉起始部重度狭窄。A. CTA示无名动脉起始部重度狭窄。B. CTA示无名动脉起始部重度狭窄（放大）。C. DSA无名动脉造影示无名动脉起始部重度狭窄。D. DSA左侧锁骨下动脉造影中期，可见左侧椎动脉反流至右侧椎动脉。E. DSA左侧锁骨下动脉造影晚期，可见右侧椎动脉逆流至右侧锁骨下动脉。F. DSA无名动脉造影颅内正位，可见右侧颈内动脉颅内段显影浅淡

遗憾的是这例患者也选择了药物保守治疗。还好可以在网上检索文献，天坛医院都找不到的查文献啊。找到一篇文献有很漂亮的图片，但悲催的是原文为匈牙利语！好在有 Google 多语种翻译，可以看个大概（图 5-4-3，图 5-4-4）。

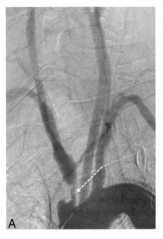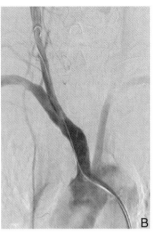

图5-4-3　女性，59岁，主诉右上肢缺血症状。查体右侧脉搏未触及。危险因素有：高血压病、糖尿病、吸烟。DSA显示无名动脉重度狭窄。行经皮穿刺球囊扩张术，球囊（8mm×40mm，Wanda ballon）。术后患者上肢疼痛缓解，15个月后症状消失。A. DSA主动脉弓造影，可见无名动脉重度狭窄（箭头）。B. 球囊扩张术后造影，显示无名动脉血流通畅

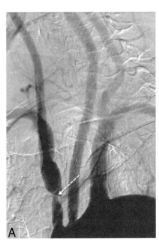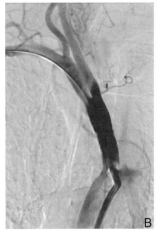

图5-4-4　男性，74岁，主诉头晕和右上肢缺血症状。查体发现双侧血压相差30mmHg。危险因素有：高血压病、高脂血症、吸烟、下肢跛行。超声可见椎动脉及颈动脉逆行血流。DSA显示无名动脉狭窄80%。行经皮穿刺球囊扩张支架置入术。球囊（9mm×40mm，Wanda ballon），支架（10mm×29mm，Genesis）。5个月随访显示没有明显的再狭窄或神经系统并发症。A. DSA主动脉弓造影，可见无名动脉狭窄80%（箭头）。B. 支架置入术后造影，显示无名动脉支架内血流通畅

（引自Paukovits TM，Nemes B，Hüttl K，et al. Percutaneous，endovascular treatment of innominate artery lesions is a safe and effective procedure. Orv Hetil，2011（43）:1745-1750.）

Paukovits 这两例治疗手术都非常成功，影像学显示术后血管形态很好，围术期没有发生并发症，随访预后都非常好，所以他认为无名动脉的介入治疗是安全有效的。但是就没有问题了吗？

无名动脉介入治疗有几大难题，一是如何使导引导管位置稳定，二是保护装置如何选用，三是支架的选择与定位。Paukovits 这两例患者病变都位于无名动脉中段，病变距离无名动脉近心端开口有一定的距离，这样经股动脉穿刺入路，导引导管头端可以安全稳定于无名动脉开口处。如果病变位于无名动脉开口处，导引导管头端缺乏安全的附着点，经股动脉穿刺入路治疗将会非常困难。Paukovits 两例患者治疗中均未使用保护装置，他在讨论中也谈到了无名动脉介入治疗保护装置的应用目前尚无循证医学证据。此男性患者发生栓塞并发症的概率很小，得益于椎动脉及颈动脉的逆行血流；而女性患者，笔者觉得纯粹是运气很好。

> **师说**：无名动脉介入治疗时导引导管头端应该尽量靠近狭窄。病变如果位于无名动脉开口处，导引导管可能难以保持稳定，此时可考虑用双导丝技术，选 0.018 微导丝或 0.014 微导丝置于右侧锁骨下动脉进行支撑。无名动脉治疗中应尽可能使用远端保护装置。根据原理，保护装置只需要置于病变远端，就可起到保护作用。但是目前市售的保护伞直径多依据颈内动脉直径设计，置于颈总动脉不能起到有效的保护效果，因此保护伞的着陆点应选在颈内动脉 C1 段较为平直处。而椎动脉如为逆行血流，可考虑不使用保护装置，因为也缺少适合椎动脉的保护装置。无名动脉支架的定位是个难题，要求支架尽量不跨过锁骨下动脉开口处，如果不得已也应该放置于颈总动脉内，同时要求支架尽量不要延伸到主动脉弓过长。至于支架的选择，球扩式支架定位准确，而自膨式支架有更强的纵向支撑力，我们多使用球扩支架，可以使定位更加准确。

第 5 节 颈外动脉狭窄

颈外动脉因为有着丰富的侧支循环，如果出现狭窄一般很少需要干预。有两种情况下颈外动脉病变需要积极处理：同侧颈内动脉闭塞，颈外动脉作为主要代偿途径时；侧支循环差，颈外动脉病变引起其供血区严重缺血症状时（图 5-5-1）。

颈外动脉支架可找到的病例不多，文献报道也相对较少，有一篇很精彩的个案报道。男性，62 岁，以突发舌头肿胀疼痛就诊（图 5-5-2~图 5-5-4）。

> **师说**：颈外动脉病变血管内治疗目前尚无规范可循，可根据不同病变特点选择手术方案。球囊扩张式支架操作简单，定位准确。而后一例患者主要考虑到开通后要保障舌动脉血流，故选用球囊扩张+自膨式支架。同侧颈内动脉如果未闭塞，手术中应尽可能使用远端保护装置，以防止治疗中斑块脱落发生颅内栓塞事件。

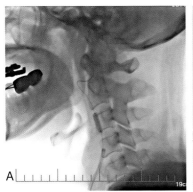
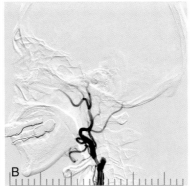
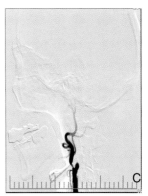

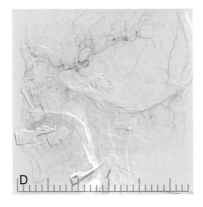

图5-5-1　男性，76岁，言语不利7d。查体：命名性失语，计算力下降。A. 左颈总动脉造影显示左颈内动脉闭塞，左颈外动脉重度狭窄。B. 左颈外动脉分支通过眼动脉向左颈内动脉供血区代偿。C. 左颈外动脉置入球扩式支架BLUE（4mm×12mm）。D. 左颈外动脉支架置入术后

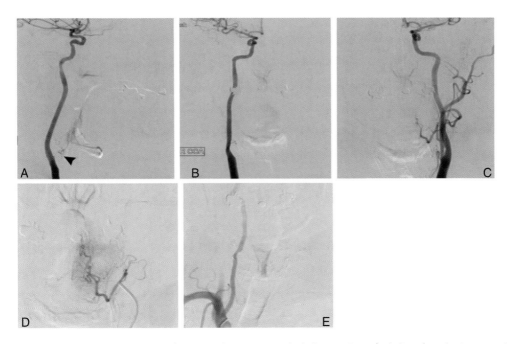

图5-5-2　术前造影显示右颈外动脉闭塞。A. 右颈总动脉显示右颈外动脉闭塞（侧位）。B. 右颈总动脉显示右颈外动脉闭塞（正位）。C. 左颈总动脉造影。D. 选择性左舌动脉造影显示无明显向对侧舌动脉的侧支循环。E. 右椎动脉造影显示无明显向舌动脉的侧支循环

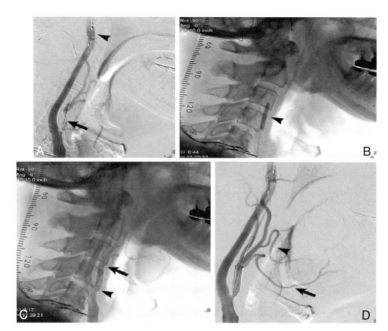

图5-5-3　右颈外动脉支架置入术。A. 9F导引导管置入右颈总动脉，Angioguard保护伞置入右颈内动脉，Transit微导丝通过闭塞段置入右颈外动脉远端。B. Gateway Monorail球囊扩张，3.5mm×20mm，10atm，30s。C. Precise自膨式支架置入，6mm×20mm。D. 支架置入后造影，舌动脉显影良好

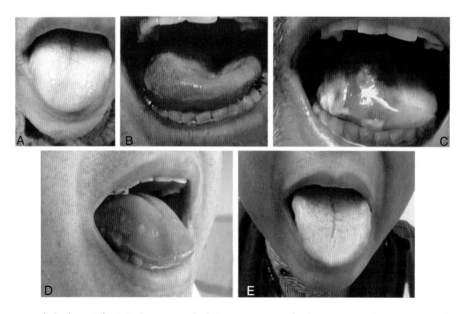

图5-5-4　手术前后舌部体征变化。A. 发病当日，右侧舌部肿胀。B. 发病3d，右侧舌部红肿加重。C. 发病6d，右侧舌部红肿溃烂。D. 支架置入后3d，右侧舌部红肿溃烂减轻。E. 支架置入后4月，舌部完全恢复

（引自 Kagami H, Inaba M, Ichimura S, et al. Endovascular revascularization of external carotid artery occlusion causing tongue infarction: case report. Neurol Med Chir (Tokyo), 2012, 52 (12): 910-913.)

第 6 节 锁骨下动脉闭塞再通术

锁骨下动脉闭塞是一种常见的阻塞性颅外脑血管病，病因多为动脉粥样硬化。

锁骨下动脉闭塞血管内再通术的适应证有：锁骨下动脉闭塞引起后循环缺血症状（锁骨下动脉窃血综合征）或上肢缺血症状；根据临床病史和影像学推测闭塞时间在 3 个月之内；闭塞段长度在 2cm 以内；闭塞远端管腔正常；病因为动脉粥样硬化。

左锁骨下动脉闭塞再通术需要同时穿刺股动脉和同侧桡动脉，股动脉置入 8F 动脉鞘，桡动脉置入 6F 动脉鞘。将 8F 导引导管经股动脉鞘置于锁骨下动脉闭塞近端，将 5F 单弯导管经桡动脉鞘放置在闭塞段远端。双侧同时造影，准确测量闭塞段的长度及两端血管的直径。双侧同时做路径图，在路径图及骨性标志指导下操作。0.035 直头泥鳅导丝经 5F 单弯导管从远端试行通过闭塞段。通过后造影明确在真腔内，用小球囊预扩张。扩张后 5F 单弯导管通过闭塞段，造影确认在近端血管真腔内。可尝试将导丝或 5F 单弯导管置入 8F 导引导管内，也可尝试经导引导管将微导丝置入 5F 单弯导管内。8F 导引导管通过导丝或导管穿过病变至闭塞远端，造影确认在远端血管真腔内。通过 8F 导引导管将 0.014 微导丝置入锁骨下动脉远端，导引导管退至闭塞段近端，沿微导丝行球囊扩张及支架置入术。准确测量后，可选择合适长度的支架，尽量使支架避免覆盖椎动脉开口和突入主动脉弓内（图 5-6-1）。也可用 0.035 泥鳅导丝经 8F 导引导管从近端试行通过闭塞段，操作相对简单，但发生夹层的风险较大（图 5-6-2）。

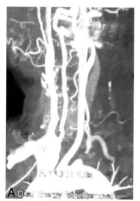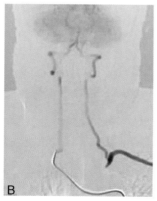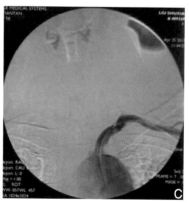

图5-6-1 左锁骨下动脉闭塞再通术。A. CTA显示左锁骨下动脉闭塞。B. 对侧造影显示右侧椎动脉通过左侧椎动脉向左侧锁骨下动脉远端代偿供血。C. 用0.035泥鳅导丝经股动脉入路8F导引导管从近端通过闭塞段，造影可见左侧锁骨下动脉远端血管显影，但未见椎动脉显影，考虑存在夹层

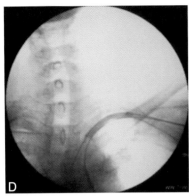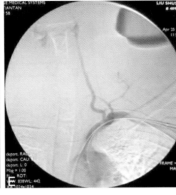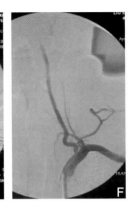

续图5-6-1　D. 用0.035泥鳅导丝经桡动脉入路5F单弯导管从远端通过闭塞段，造影确认在真腔内，沿泥鳅导丝送入POWERFLEX（5mm×40mm）球囊，8atm扩张。E. 球囊扩张后，经股动脉入路造影，可见椎动脉顺向血流。F. 沿股动脉入路8F导引导管置入PROTEGE自膨式支架（9mm×40mm）

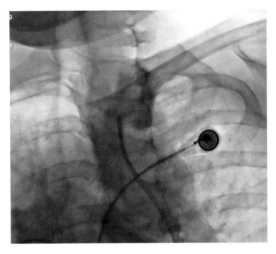

图5-6-2　左锁骨下动脉闭塞再通术中，0.035泥鳅导丝从近端试行通过闭塞段中发生主动脉夹层

　　右锁骨下动脉闭塞再通术需要同时穿刺双侧股动脉和同侧桡动脉，通过一侧股动脉鞘将6F导引导管置入右侧颈总动脉，颈内动脉放置保护伞以防治操作中栓子脱落导致颈内动脉系统栓塞。

> **师说**：此种手术模式具有创伤小、安全有效、操作简单、患者症状改善明显的优点，而且可避免因股动脉单一入路操作引起的再通失败、血管夹层、血管破裂等并发症，或经桡动脉或肱动脉逆向血流入路出现的球囊或支架定位不准的弊端，是目前治疗锁骨下动脉闭塞的首选方法。

第*6*章 颅内动脉狭窄血管内治疗

在全球范围内，颅内动脉粥样硬化性病变是缺血性脑卒中最常见的原因之一。研究表明，在中国和其他亚洲人群，可能有超过30%的缺血性脑卒中是由颅内动脉粥样硬化性病变引起的。颅内动脉粥样硬化性狭窄后造成脑卒中的机制有：①低灌注；②狭窄部位的斑块破裂、出血或斑块增大而造成血栓形成，导致血管闭塞；③血栓脱落导致血管远端栓塞；④狭窄部位的穿支血管闭塞。动脉狭窄的程度与缺血性脑卒中的危险性相关，有研究认为当颅内动脉狭窄度每提高10%，缺血性脑血管病的风险会增加26%。WASID研究显示，尽管在规范抗血小板聚集等药物的治疗下，平均随访症状性的颅内动脉严重狭窄（狭窄率为70%~99%）患者1.8年，脑卒中的复发率仍超过22.1%，狭窄区的缺血性脑卒中年发病率为12%。SAMMPRIS研究表明，颅内动脉严重狭窄的患者在正规的内科治疗下，1年内脑卒中复发率也达12.2%。因此，对于颅内动脉狭窄有必要探索更进一步的治疗方法。近年来，随着血管内治疗手段的不断进步和材料学的发展，颅内支架治疗技术成功率越来越高，为颅内动脉狭窄的治疗带来新的希望。

第1节 适应证和禁忌证

一、适应证

1. 内科治疗失败的首发或复发的症状性颅内大动脉狭窄患者（内科治疗失败定义为发生脑卒中或TIA时正在使用至少一种抗栓药物治疗且进行积极的危险因素干预；症状性颅内动脉狭窄定义为在90d内发生过脑卒中或TIA，归因于本次拟干预的责任病变；颅内大动脉包括：颈内动脉颅内段、大脑中动脉M1段、椎动脉颅内段、基底动脉）。

2. DSA示颅内责任病变血管狭窄程度≥70%（狭窄程度判断依照WASID法）。

3. 术前两周内的影像学检查示责任血管病变区域侧支循环不良：DSA示侧支循环评分<3；或经颅多普勒超声（transcranial doppler，TCD）示靶血管收缩期血流速度峰值≥200cm/s；或头颅CT灌注成像示病变血管责任区域低灌注（较对侧灌注减少30%以上）；或头颅核磁成像示血流动力性缺血病灶；或头颅CTA/MRA示病变血管责任区域无明显的代偿血管分支；或CTA侧支循环分型评分<2；或单光子发射计算机体层扫描（single photon emission computed tomography，SPECT）示责任血管病变区域侧支循环不良。

4. 病因分型为大动脉粥样硬化型。

二、禁忌证

1. 近 3 周内急性缺血性脑卒中。

2. 在 6 周内出现过病变血管区域内的颅内出血（包括脑出血、蛛网膜下腔出血、硬膜下血肿、硬膜外血肿及厚度>5mm 的慢性硬脑膜下血肿）。

3. 非动脉粥样硬化性病变（MoyaMoya 病，任何已知的血管炎性疾病，带状疱疹，水痘-带状疱疹或其他病毒引起的血管病，神经梅毒，其他颅内感染，放射性血管病，纤维肌发育不良，镰状细胞贫血，神经纤维瘤病，中枢神经系统良性血管病，产后血管病等）。

4. 有潜在的心脏血栓来源（包括慢性心房颤动、阵发性心房颤动、心脏瓣膜病、人工瓣膜、心内膜炎、存在心内附壁血栓或赘生物、3 个月内心肌梗死、扩张型心肌病、右向左分流、EF 值≤30%）。

5. 有并发的颅内肿瘤、动脉瘤或颅内动静脉畸形。

6. 头颅核磁成像示病变血管为单纯载体动脉穿通支阻塞。

7. 病变血管管径<2mm，病变长度≥15mm。

8. 慢性闭塞性病变、病变处或近端血管腔内血栓形成、病变远端血管不可干预的重度狭窄。

9. 严重的血管迂曲或变异，妨碍安全输送导引导管、球囊及支架系统。

10. 对造影剂或所使用的材料或器材过敏者；严重的造影剂反应；有严重心、肝、肾、肺疾病；胃肠道疾病伴有活动性出血者，有无法纠正的出血因素；对肝素、阿司匹林或其他抗血小板类药物有禁忌者；不能控制的高血压。

11. 脑梗死后遗留有责任血管相关严重的神经功能障碍（mRS≥3）。

12. 生命预期小于 1 年。

13. 妊娠或哺乳期妇女。

14. 认知障碍、精神疾患使患者无法配合手术。

15. 术前 30d 或计划在接下来的 90d 内实施大手术（包括开放性股骨、主动脉或颈动脉手术）。

三、手术指征的严格把握

目前临床上颅内手术指征的把握随意性较大。一方面，掌握介入技术的医生会积极进行支架置入治疗，即使指南中不推荐、临床试验未予证实，医生也会根据自身理解而过度干预，将无症状或轻中度颅内动脉狭窄等疾病也扩大到介入治疗适应证当中。另一方面，部分没有掌握介入技术的医生可能对这一治疗方式存有排斥态度，即使对于药物治疗无效的患者，也会以介入高风险为由拒绝为患者提供另一种治疗选择。这种"或左或右"的理念阻碍了患者获得恰当的治疗。

SAMMPRIS 研究显示，颅内动脉支架术后 30d 内有 14.7% 的患者死亡或发生脑卒中。在动脉粥样硬化性颅内动脉狭窄的高危患者中，积极药物管理的早期及远期疗效均高于 Wingspan 支架置入术。因此对于颅内动脉狭窄介入治疗的探索必须严格把握适应证和禁忌证。

目前可开展支架治疗的血管局限在颈内动脉颅内段，大脑中动脉 M1 段（大部在分叉前，个别达 M2~M3 段），椎动脉颅内段与基底动脉，也有大脑后动脉 P1 段的个案报道。进行支架治疗时，近心端的血管较远端的血管难度要小一些；小管腔动脉的狭窄在支架治疗后更容易形成再狭窄或闭塞，由于受材料因素的影响，目前一般不对直径<2mm 的血管行支架治疗；穿支少、非分叉、非成角的血管病变可能效果会好一些，关于哪一支血管的支架治疗效果会更好，目前尚无好的临床证据证实。

活动性血管炎性病变不宜进行血管内支架治疗。动脉粥样硬化性狭窄是目前支架治疗的最常见病变，但对于稳定性斑块或非稳定斑块是否均应进行支架治疗，目前尚无研究结果，也可能是尚不能明确判断斑块的性质。有证据表明症状性颅内动脉狭窄第 2 年的脑卒中发生率较第 1 年明显下降，因此，对于一个已经长时间存在的颅内动脉狭窄患者是否也需要进行支架治疗尚缺乏有力依据。45 岁以下的症状性颅内动脉狭窄，动脉粥样硬化证据不足，应该更加严格掌握适应证。

病例 1　男性，36 岁，反复发作性眩晕 2 年。2 年前无明显诱因发作眩晕，视物旋转，与体位无关，持续 20min，自行缓解。15 个月前再发 1 次，性状同前，持续 10 余分钟自行缓解。之后长期服用阿司匹林、立普妥治疗。1 个月前再发眩晕 1 次，伴视物成双，持续 0.5h 缓解。入院后发作 1 次，持续 1h 缓解。左侧血压 120/80mmHg，右侧血压 115/75mmHg，心率 70/min，神经系统查体（-）。评分：NIHSS 0 分，mRS 0 分，BI 100 分。可控制危险因素：高脂血症、高同型半胱氨酸血症。实验室检查均正常，青年脑卒中筛查项目均阴性（图 6-1-1）。

> **师说**：该患者有介入治疗指征：症状性颅内大动脉狭窄，狭窄率≥70%，内科治疗失败，病因分型考虑为大动脉粥样硬化型。但考虑到该患者仅有 36 岁，介入治疗相对风险较大，建议双抗和严格危险因素控制观察。随访至今已有 6 月余，患者后循环缺血症状未再发作。

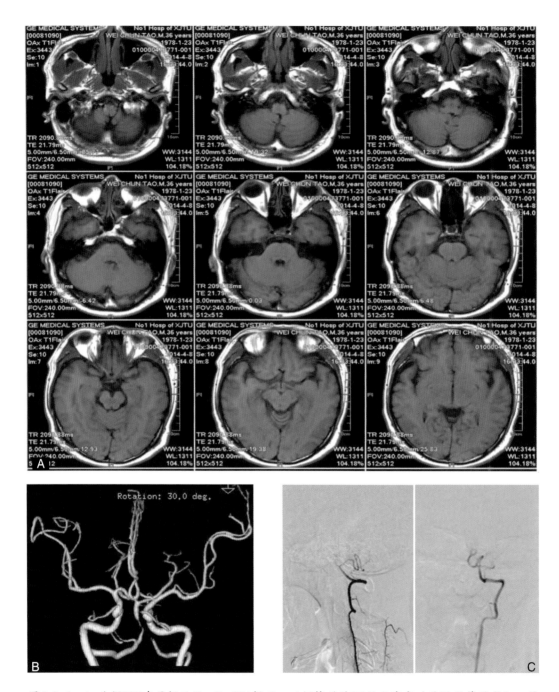

图6-1-1　A.头颅MRI未见梗死灶。B.CTA提示：双侧椎动脉V4段及基底动脉近段管腔变细，局部管壁增厚。C.左椎动脉造影可见左椎非优势，V4段发出PICA以远闭塞

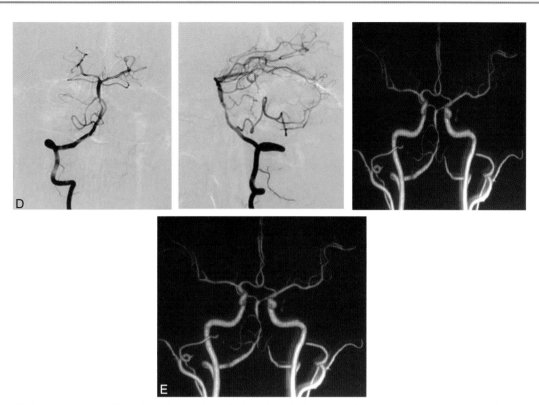

续图6-1-1　D. 右椎动脉造影示基底动脉近段重度狭窄，病变累及双侧AICA开口。E. 复查CTA未见明显变化

　　病例 2　女性，59 岁，突发左侧肢体无力、言语不能 6 个月。头颅 MRI 示：左侧分水岭梗死。行 DSA 示：左侧大脑中动脉 M1 段重度狭窄，左侧大脑后动脉多发狭窄，CTP 显示左侧额叶、颞枕叶 TTP、MTT 延长，rCBF、rCBV 降低 (图 6-1-2)。

> **师说：**考虑到患者左侧大脑中动脉症状性重度狭窄，发病机制为大动脉粥样硬化之低灌注/栓子清除下降，因为同侧大脑后动脉病变致侧支代偿不佳，CTP 显示其供血区域低灌注，因此需要积极介入治疗干预。

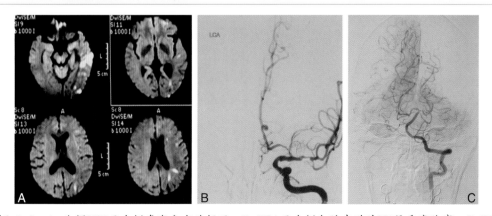

图6-1-2　A. 头颅MRI示左侧多发分水岭梗死。B. DSA示左侧大脑中动脉M1段重度狭窄。C. DSA示左侧大脑后动脉多发狭窄

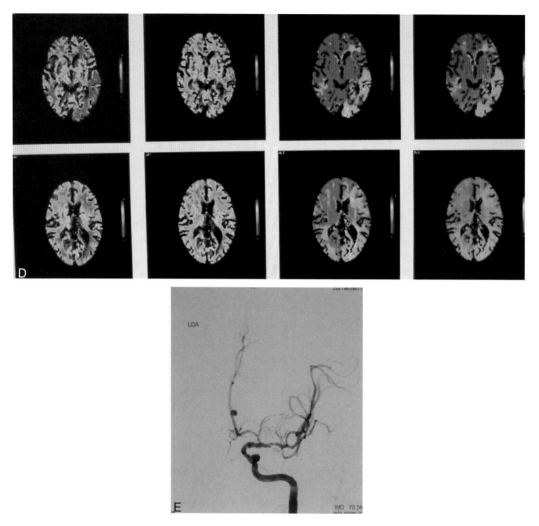

续图6-1-2 D. CTP显示左侧额叶、颞枕叶TTP、MTT延长，rCBF、rCBV降低。E. 左侧大脑中动脉球囊扩张术后Gateway（2mm×9mm）

第2节 术前准备

与颅外段动脉病变不同，颅内动脉狭窄的介入治疗风险较高，因此需要谨慎、全面评估后才可确定治疗方案。术者术前必须亲自访视患者，全面掌握情况，并取得有效知情同意。

一、掌握临床资料

仔细的病史询问、全面的神经系统查体，结合影像学资料，必须明确拟行介入干预的动脉是否为症状和体征的责任血管，此为定义"症状性狭窄"的关键。详细了解患者的治疗史、用药情况和疾病的复发情况，以此来确定是否为"内科药物治疗无效"。

二、完善相关检查

因为颅内动脉介入治疗大多需要在全麻状态下进行，所以术前实验室检查除了造影和颈动脉支架术所关注的要点外，还必须包含麻醉的术前评估。

1. 心血管系统　区别心脏病的类型、判断心功能、掌握心脏氧供需状况是进行心血管系统评价的重要内容。明显影响心脏事件发生率的心血管因素有心功能，心肌缺血（心绞痛、心肌梗死），高血压及治疗情况，心律失常等。

心功能分级：对心功能评定目前最适用者仍是根据心脏对运动量的耐受程度来衡量。目前常采用纽约心脏病学会（NYHA）四级分类法。分类为Ⅰ、Ⅱ级的患者进行一般麻醉和手术安全性应有保障。

NYHA心功能分级标准：

Ⅰ级：体力活动不受限，无症状，日常活动不引起疲乏、心悸和呼吸困难。

Ⅱ级：日常活动轻度受限，出现疲乏、心悸、呼吸困难或心绞痛，休息后感舒适。

Ⅲ级：体力活动显著受限，轻度活动即出现症状，休息后尚感舒适。

Ⅳ级：休息时也出现疲乏、心悸、呼吸困难或心绞痛，任何体力活动均增加不适感。

有创或无创的心功能检查可提供左室射血分数（ejection fraction，EF），左室舒张末期压（left ventricular end-diastolic pressure，LVEDP）的心指数（cardiac index，CI）等一些客观的指标。心功能分级与心功能检查之间存在对应关系见表6-2-1。

表6-2-1　心功能分级与心功能检查的关系

心功能分级	EF	静息时 LVEDP（mmHg）	运动时 LVEDP（mmHg）	CI [L/(min·m²)]
Ⅰ	>0.55	正常（≤12）	正常（≤12）	>2.5
Ⅱ	0.5~0.4	≤12	正常或>12	约2.5
Ⅲ	0.3	>12	>12	约2.0
Ⅳ	0.2	>12	>12	约1.5

对心脏氧供需平衡的评估：应注意运动量、运动极限与心绞痛发作之间的关系，心绞痛、冠心病治疗用药情况，24h动态心电图、心脏平板运动试验可提供有价值的信息。先天性心脏病的麻醉风险主要与心功能及是否合并肺动脉高压有关，术前有必要行超声心动图检查，以明确心功能、肺功能压、心脏残留病变等情况，必要时请心内科会诊。

高血压患者的危险性取决于是否并存继发性重要器官损害及其程度及高血压的控制状态。只要不并存冠状动脉病变、心力衰竭或肾功能减退，即使有左室肥大和异常心电图，只要经过充分术前准备和恰当的麻醉处理，耐受力仍属良好。儿舒张压持续>90mmHg，均需抗高血压药物治疗。治疗后的患者病理生理可得到改善。抗高血压药物可持续用至手术当日。

一般人群的围术期心肌梗死发生率为 0.7%，冠心病为 1%，陈旧性心肌梗死者为 6%，新近发生心肌梗死的再发率 6%~37%。2 个月内有充血性心力衰竭以及 6 个月内有心肌梗死（未行冠脉搭桥术或介入治疗者）的心脏病患者，不宜进行择期手术。

对麻醉处理有影响的心律失常包括：心房颤动、心房扑动，术前应控制其心室率在 80/min 左右；Ⅱ度以上房室传导阻滞或慢性双束支传导阻滞（右束支伴左前或后半半支传导阻滞），术前需做好心脏起搏器准备；无症状的右或左束支传导阻滞，一般不增加麻醉危险性；房性期前收缩或室性期前收缩，偶发者在青年人多属功能性，一般无需特殊处理。在 40 岁以上的患者，房性期前收缩、室性期前收缩发生或消失与体力活动量有密切关系者，应考虑有器质性心脏病的可能，频发（5/min）、多源性或 "R on T" 的室性期前收缩，容易演变为心室颤动，术前必须用药物加以控制。

长期应用利尿药和低盐饮食患者，有并发低血钾、低血钠的可能，术中易发生心律失常和休克，应及时补充钠和钾。

2. **呼吸系统**　肺部术后并发症是仅次于心血管并发症的围术期死亡原因之一，术前应明确肺疾病的类型及严重程度，结合手术部位、持续时间等因素，对肺部并发症发生的可能性与危险性做出判断。加强术前有关处理可明显降低术后肺部并发的发生率和病死率。

麻醉前应了解患者有无呼吸系统疾病或与其他系统并存的疾病。如患者处于急性呼吸系统感染期间，如感冒、咽炎、扁桃体炎、气管支气管炎或肺炎，手术必须推迟到完全治愈 1~2 周后，否则术后易并发肺不张和肺炎。术前呼吸系统有感染的病例术后并发症的发生率可较无感染者高出 4 倍。慢性感染和气道功能不全，如呼吸困难、慢性阻塞性肺病、哮喘等，可继发引起肺动脉高压和肺心病，是麻醉的主要危险原因之一，须做好细致的术前工作。

肺功能评估：对于肺功能差的患者，术前必须行肺功能的检查，有助于鉴别阻塞性或限制性疾病，并可评价患者对治疗的反应。一般认为，肺活量<预计值的 60%，通气储量百分比<70%，第一秒用力肺活量与用力肺活量的百分比<60% 或 50%，术后发生呼吸衰竭的可能性大。

3. **其他**　麻醉前禁食 12h，禁水 4h，如末次进食为脂肪含量很低的食物，也至少应禁食 8h，禁水 2h。

三、全面病变评估

术前需要完成 DSA 检查全面评估病变：病变部位（非开口部、开口部），分支是否受累（是否有需要保护的分支病变），是否有血栓形成，狭窄率，病变长度，是否成角，斑块位置及性质，钙化分级，是否为夹层，前向血流分级，入路评估，侧支代偿分级等。

1. WASID 法计算颅内动脉狭窄率　狭窄率= [1−（$D_{stenosis}$/D_{normal}）] ×100%，$D_{stenosis}$ 指狭窄最重处的血管直径，D_{normal} 为近端的正常血管直径，分别有以下几种情况：①对于大脑中动脉、椎动脉颅内段以及基底动脉，D_{normal} 定义为狭窄近端最宽、无弯曲的正常动脉直径。②如果近端血管有病变（如大脑中动脉起始段狭窄），那么 D_{normal} 就定义为狭窄远端最宽、无弯曲的正常动脉直径。③如果整个颅内动脉都有病变，就选择其主要供血动脉最远端的无弯曲的正常管径。如整个基底动脉病变，D_{normal} 定义为其优势侧椎动脉最远端的无弯曲正常管径直径；整个大脑中动脉病变，D_{normal} 定义为颈内动脉最远端的无弯曲正常管径直径；整个颅内椎动脉病变，D_{normal} 定义为颅外段椎动脉最远端的无弯曲正常管径直径。④颈内动脉海绵窦前段、海绵窦段、海绵窦后段病变，D_{normal} 定义为颈动脉岩段最宽、无弯曲的正常管径直径。如果整个岩部都有病变，D_{normal} 定义为颅外颈内动脉最远端的直径。⑤如果有串联的颅内病变（如同时有椎动脉远端和基底动脉中段狭窄），则要分别计算各处狭窄的狭窄率，取其最狭窄的数值为结果。⑥如果狭窄近闭塞，无法看到狭窄处管径，那么就定义狭窄程度为 99%。

2. 成角病变　成角病变可分为 3 度：轻度成角<45°；中度成角>45°但<90°；极重度成角>90°。

3. 颅内动脉粥样硬化性狭窄范围和程度的评估　Mori 等提出了一套颅内动脉造影分类系统来预测单纯球囊脑血管成形术的临床预后，在 DSA 下根据病变长度和几何形态学分以下 3 种类型：Mori A 病变是指短的（长度≤5 mm）同心圆或适度偏心的非闭塞病变；Mori B 病变是指管状（长度为 5~10 mm）的极度偏心的适度成角病变，或时间短于 3 个月的闭塞；Mori C 病变指的是弥漫的（长度>10 mm）极度成角伴有近端路径明显迂曲，或时间大于 3 个月的闭塞。病变越复杂，近期和远期临床预后就越差。

四、药物准备

预防脑血管痉挛，术前 2h 微泵输入尼莫地平（尼莫同，50mL:10mg）。体重估计低于 70kg 或血压不稳定的患者，起始剂量为 0.5mg/h（即泵入速度 2.5mL/h）；如果耐受性良好尤其血压无明显下降时，2h 后剂量可增至 1mg/h（即泵入速度 5mL/h）。体重估计大于 70kg 的患者，起始剂量为 1mg/h（即泵入速度 5mL/h）。根据血压调整泵入速度，控制收缩压在 120~140mmHg。注意遮光输注，避免阳光直射。

五、做好医患沟通

良好的医患沟通是手术顺利进行的保障，以下内容需要在术前有效告知患者及家属：①颅内动脉狭窄介入治疗风险较大，国际报道目前围术期脑卒中和死亡发生率在 14.7%，我们中心的事件发生率事实上低于这个数字，但对于患者个体面对如此高的风险必须慎重抉择；②明确讲清手术适应证，也就是"为什么要做这个手术"；③告知支架置入是个预防性手术，也就是"做了这个手术患者能得到什么样的获益"；④告知手术过程，即"手术会怎样去做"；⑤告知手术并发症，即"手术会给患者带来哪些风险"；⑥告知手术所需费用和医疗保险报销情况，即"手术会花多少钱"；⑦告知拒绝手术的风险，即"如果不做，会有什么样的后果"。

在这样充分告知的基础上，了解患者和家属对手术的想法，达成一致后签署知情同意书。

第 3 节 术中准备

一、导引导管的选择

常用 6F 导引导管，如果入路血管较细，侧支循环较差可用 5F 导引导管。需根据入路迂曲情况选择。

1. Guider Softip 头端软、无创，在狭窄迂曲的血管内，可使血管痉挛和夹层的风险降至最低。

2. Envoy 相对较硬，在血管迂曲情况下可以提供较好的支撑。它的不足在于硬，头端边缘锐利。

3. Neuron 非常柔软，可以到达颈内动脉颅内段或椎动脉远段。不足在于稳定性不够，太滑，透视下不易辨认。

二、微导丝的选择

一般选用 0.014 的微导丝，不同的微导丝各具特点，理想的微导丝要有良好的操控性、示踪性、支撑力以及头端柔软。

1. Transend 具有良好的示踪性、扭控性，抗弯性强于 Silverspeed。

2. Silverspeed 具有良好的扭控性，透视下头端清晰可见，易弯曲。

3. Synchro-14 头端非常柔软，便于穿行于小血管或解剖复杂的血管，扭控性极好。

4. Pilot 50 支撑力及操纵性强，适用于有残端、近端迂曲、无分支的慢性闭塞病变和次全闭塞病变。

5. X-Celerator 头端柔软，导丝体稍硬，非常柔滑。

三、球囊的选择

颅内病变应选择非顺应性球囊，Gateway 球囊较常使用，也有使用 Maverick、NC Ranger、NC Raptor 的报道。

球囊直径选择目标血管直径的 80%（参考病变近端或远端正常血管较细一侧的直径），Gateway 球囊直径有 1.5mm、2.0mm、2.25mm、2.5mm、2.75mm、3.0mm、

3.5mm 和 3.75mm。如果计算出拟选用的球囊直径为两个规格之间，一般选择较小的直径，稍大一点的充盈压。球囊充盈后直径不能超过病变血管的直径。

根据病变长度选择球囊长度，尽可能选用短球囊。Gateway 球囊长度为 9mm、15mm、20mm。长病变如果血管较直，可选择与病变长度一致的球囊；如果病变弯曲成角，长的球囊扩张容易牵拉形成夹层或破裂，建议选择短球囊，分次扩张。

Gateway 球囊命名压 6atm，额定爆破压 12atm。

四、支架的选择

颅内狭窄病变常选择自膨式支架（Wingspan）或球囊扩张式支架（Apollo），也有选用辅助动脉瘤栓塞支架 Neuroform 和 Enterprise 的探索。

Wingspan 支架长度有 9mm、15mm、20mm 3 种规格可选。支架应超越病变两端各 3mm，因此支架长度应至少大于病变长度 6mm。应注意支架释放后有一定的短缩率（2.5mm 为 2.4%，4.5mm 为 7.1%），需要计算在内。

支架直径选择需参考病变近端或远端正常血管较粗一侧的直径，详见表 6-3-1。

表6-3-1 Wingspan支架规格的选择

标称直径（mm）	完全释放直径（mm）	推荐使用血管（mm）
2.5	2.8	2.0<直径≤2.5
3.0	3.4	2.5<直径≤3.0
3.5	3.9	3.0<直径≤3.5
4.0	4.4	3.5<直径≤4.0
4.5	4.9	4.0<直径≤4.5

第 4 节 手术步骤

一、麻 醉

多选择全麻，患者平卧于造影床上，全麻过程中可进行常规消毒铺巾，麻醉成功后开始手术。也可以选择局麻，两者各有利弊。局麻有利于观察患者症状体征改变；全麻可以使患者配合良好，且术者有良好的心态以便顺利完成手术。

二、穿刺置鞘

常规选择股动脉入路，股动脉穿刺置 6F 动脉鞘。椎动脉颅内段和基底动脉病变也可考虑经上肢入路（图 6-4-1）。

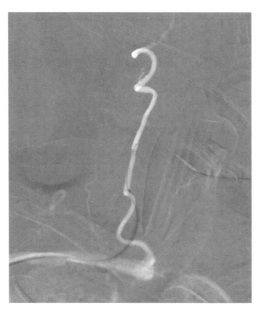

图6-4-1　经桡动脉入路行右椎动脉V4段支架置入术

三、导引导管到位

根据主动脉弓的分型、颈动脉迂曲程度及血管壁的斑块情况选择导引导管。多选用 6F 导引导管，尾端连接 Y 阀+三通+加压滴注，在路径图下，泥鳅导丝导引将其送至病变近端血管平直处，尽量靠近病变以保证良好的支撑性。颈内动脉系统一般将导引导管置于岩段垂直部，后循环一般置于椎动脉 V2 段远端。导引导管头端轴线要与动脉的走行轴线平行，避免直接抵住血管壁，避开动脉粥样硬化斑块。冒烟观察导管头端位置，局部血管有无痉挛和夹层形成。

四、造　影

导引导管到位后撤出导丝，选择最佳工作角度，放大造影，观察病变及远端血管，导引导管头端必须在视野内。再次分析评估病变（测量狭窄的病变长度及血管的直径，计算狭窄率，分析成角、钙化、溃疡斑块等可能影响手术的因素），最后确认手术方案并选择手术材料。

准确的测量是合理选择手术材料的前提，也是手术成功的保障。但不能完全相信并依赖机器，要个体化分析并根据经验判断，否则当机器出现误差时会出现很大失误。一般要参考个人经验及中国人颅内动脉血管的平均管径。我们经常置入支架的是大脑中动脉 M1 段，基底动脉椎动脉颅内段，颈内动脉末段。大脑中动脉的平均管径是 2.5mm，基底动脉的平均管径是 3mm，椎动脉平均管径是 3.5mm。我们选择的球囊不能超过平均管径，否则可能导致血管破裂。因此在机器辅助的情况下，还要根据经验再进行判断。

五、材料准备

根据病变结构特点及路径迂曲程度选择合适的微导丝，在肝素盐水中充分浸泡。根据病变长度和血管直径选择合适的扩张球囊，注射器用肝素盐水从球囊导管尾端正口冲洗，至头端孔出水；压力泵抽取造影剂（2:1）约 10mL，接三通及球囊导管尾端侧口；负压抽出球囊导管内气体，同时泵内造影剂自然流入球囊导管，解除负压备用。肝素盐水从 Wingspan 支架尾端冲洗，旋紧尾阀继续冲洗至橄榄头端孔和外鞘口出水，接持续加压滴注。微导丝穿入球囊导管，微导丝头端根据入路血管迂曲角度及病变形态塑弯，然后将微导丝头端完全拉入球囊导管，扭控子安装至微导丝的尾端。

六、导丝通过病变

打开 Y 阀，将微导丝+球囊导管组合置入 6F 导引导管。确认进入后旋小 Y 阀开口，左手拇指及食指固定球囊导管，右手轻轻将微导丝送入约 10cm。之后右手将微导丝+球囊导管组合送入 6F 导引导管头端。微导丝露头后，在选择好的工作角度上给路径图。在路径图指引下，旋转扭控子将微导丝小心通过病变至病变远端。一般颈内动脉末端及 M1 病变送至 M2 段以远，V4 或 BA 病变送至 P2 段以远血管平直处。造影确认微导丝在远端血管真腔内。

七、球囊扩张

1. **球囊到位**　助手固定微导丝，注意整个系统顺直。右手推送球囊导管至病变狭窄处，导引导管造影，确认球囊定位准确。

2. **扩张**　透视下缓慢旋转压力泵加压，球囊充盈呈柱状，停止踩透视、存图，保持压力 3s 后负压抽瘪球囊。颅内病变球囊扩张讲究"慢打慢放"。

3. **造影**　扩张后立即造影观察病变扩张情况、残余狭窄率，有无夹层和局部血栓形成，有无造影剂外渗，有无动脉痉挛，同时观察微导丝有无移位。球囊下撤至病变近端，再次造影观察。球囊下撤时注意需右手固定微导丝，避免因为球囊下撤引起微导丝前窜导致血管穿破出血。

4. **撤出**　确认扩张成功后撤出球囊导管，适当旋开 Y 阀，透视下观察微导丝位置不移动，助手固定导引导管位置不动，交换动作撤出球囊导管。球囊导管头端露出后，助手旋紧 Y 阀，撤下球囊导管，肝素盐水纱布擦拭微导丝。

八、支架置入

1. **支架到位**　支架输送系统穿入微导丝尾端至 Y 阀处，助手固定微导丝，注意整个系统顺直。旋开 Y 阀，右手推送支架输送系统到位，越过病变处。适当旋开 Y 阀，旋开支架尾阀，轻推支架操纵杆至 3、4 marker 重合。之后整个系统轻微下撤，以释放张力，避免释放时支架移位。稳住操纵杆，轻撤支架释放系统外鞘管使 1、2 marker 重合（支架前端与支架释放系统外鞘前端重合），造影准确定位。

2. **释放** 透视下右手固定支架输送系统操纵杆，左手缓慢回撤支架外鞘，平稳释放支架。

3. **造影** 保持微导丝位置不变，支架输送系统撤至病变近端或导引导管内，观察支架释放后残余狭窄率，支架贴壁情况，远端血流情况，有无夹层和支架内局部血栓形成，有无造影剂外渗，有无动脉痉挛，同时观察导丝有无移位。支架置入的成功标准是残余狭窄率≤50%。

4. **撤出** 适当旋开 Y 阀，透视下观察微导丝位置不移动，助手固定导引导管位置不动，交换动作撤出支架输送系统。支架输送系统头端露出后，助手旋紧 Y 阀，撤下支架输送系统，肝素盐水纱布擦拭微导丝。如遇支架输送装置撤出困难，可借用辅助导丝撤出（图6-4-2）。

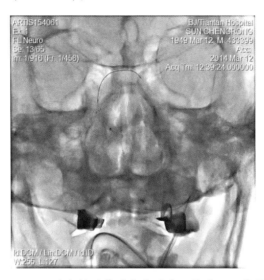

图6-4-2 Wingspan支架输送装置取出困难，借用0.035导丝支撑撤出

九、造影观察

观察 5min 后再次造影，有无弹性回缩，有无急性血栓形成及动脉闭塞，有无造影剂外渗。如无异常，撤出微导丝再次造影观察。

十、拾遗补阙

球囊扩张支架的准备和置入操作类似于单纯球囊扩张术。

导引导管支撑力够就好，不一定要放到很高。

为了避免微导丝引起的出血、内膜损伤、痉挛等，只要支撑力足够，微导丝不必走得太远，一般来讲导丝越近越安全。例如椎动脉 V4 段病变，导丝放到基底动脉，如果近端导丝几乎直了，就没有必要放到大脑后动脉。

重度狭窄，路径迂曲可用微导丝+微导管技术，以加强对微导丝通过的支撑。通过后可经微导管造影明确位于远端血管真腔内。此时可选用通过性较好的微导丝带微导管通过，确认位置后再换用支撑性较好的微导丝以利于球囊和支架的到位。

在输送支架过程中要随时观察微导丝和导引导管是否有回退，随时调整导丝和导引导管，避免由于微导丝、导引导管的运动而使手术失败。

支架要完全覆盖病变全长，避免将支架末端置于斑块上。

不能过度追求病变血管形态学的完美，因为狭窄血管的直径即便只获得较小的改善，就可以明显改善靶血管供血区的血流灌注。

第5节　有关术式的讨论

目前颅内动脉狭窄常用的手术方式有球囊扩张式支架置入术，球囊预扩张+自膨式支架置入术，单纯球囊扩张术，球囊预扩张+球囊扩张式支架置入术，自膨式支架置入+球囊后扩张术，球囊预扩张+自膨式支架置入+球囊后扩张术等，临床最常用的是前两种。

单纯球囊扩张术对迂曲血管有较高的通过性，且无异物滞留在血管内。这样既不存在再狭窄的问题，也不存在长期吃药的问题。但它有缺陷，包括动脉内膜损伤及夹层、急性血管闭塞、血管弹性回缩使管径无法得到有效扩张、再狭窄等（图6-5-1）。

球囊扩张支架置入术克服了单纯球囊扩张的缺点，其安全性及疗效已得到初步肯定。优点是操作简单，适用于局限性、不成角，入路相对平直的病变（图6-5-2）。缺点是：①再狭率较高；②球囊扩张支架柔顺性相对较差，有时很难通过颅内迂曲血管到达狭窄部位；③球囊扩张时可能导致动脉破裂；④急性支架内血栓形成；⑤支架部位穿支动脉闭塞。

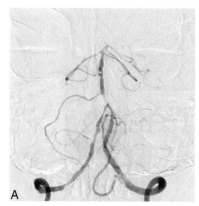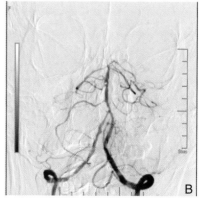

图6-5-1　女性，60岁，步态不稳3年，眩晕、呕吐1个月。造影显示基底动脉近段重度狭窄，行单纯球囊扩张术后症状缓解。A. 左椎动脉造影显示基底动脉近段重度狭窄。B. 给予Gateway球囊（2.0mm×9mm）扩张之后，血流改善

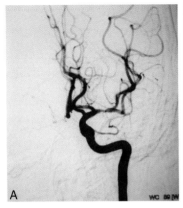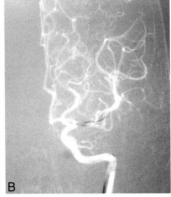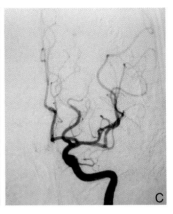

图6-5-2　男性，59岁，发作性右侧肢体活动障碍40余天。频繁发作，口服阿司匹林、氯吡格雷、阿托伐他汀后仍有发作。神经系统查体未见异常，评分正常。行LM1支架术后未再发作TIA。A. 造影显示左侧大脑中动脉M1段重度狭窄。B. 置入球囊扩张式支架Apollo 2.5mm×8mm。C. 术后造影，显示LM1支架内血流通畅，残余狭窄为0，前向血流3级

　　文献报道球囊扩张支架置入治疗症状性大脑中动脉狭窄的技术成功率达96.46%；围术期死亡率和脑卒中发生率为4.42%；在平均29个月的随访期间，仅有6.74%的患者再次出现缺血症状，再狭窄率为20.25%。

　　球囊预扩张+自膨式支架置入术采用比目标血管直径略小的球囊完成亚满意扩张后，再置入比目标血管略粗的自膨支架。优点体现在：有较好的柔顺性，易达目标血管，支架涂有亲水层减少了对血管内膜的损伤，预先的球囊亚满意扩张减少了血管的破裂。迄今尚没有关于Wingspan支架和球囊扩张支架置入治疗有效性进行直接比较的研究。荟萃分析显示，Wingspan支架再狭窄率高于球囊扩张支架置入（24.2%~45.2%），但二者的再发脑卒中事件无明显差异（图6-5-3）。

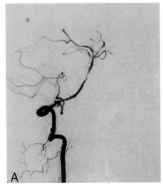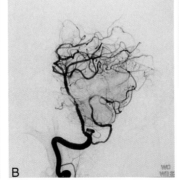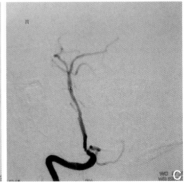

图6-5-3　男性，65岁，反复发作吐词困难伴四肢乏力半年。右椎动脉V4段至基底动脉近段重度狭窄，狭窄>70%，该病变长度较长，局部轻度成角，入路迂曲，故选择球囊扩张+自膨式支架置入。A. 造影显示右椎动脉V4段至基底动脉近段重度狭窄（同侧斜）。B. 造影显示右椎动脉V4段至基底动脉近段重度狭窄（对侧斜）。C. 球囊扩张+自膨式支架置入术后，Gateway球囊（2.0 mm×9mm）+Wingspan（3.0 mm×15mm）

对于一些小于5mm的局限的较短病变，一般使用单纯的球囊扩张，选择球囊一定小于血管的管径，以避免夹层的形成或血管的破裂。当一些短的病变经过球囊扩张后形成了夹层，病变血管不是很弯曲时，选择球囊扩张支架可能更好，残余狭窄率较低，操作也更简单。自膨胀式支架的残余狭窄率比较高，因此再狭窄率也较高。但自膨胀支架的优点在于比较柔软，对血管迂曲的患者更为合适。应根据不同的病例选择不同的材料和技术（图6-5-4）。

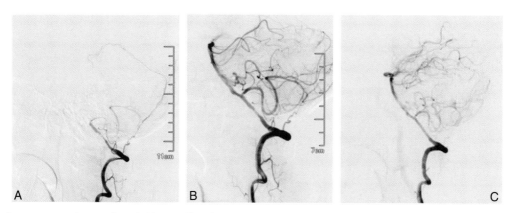

图6-5-4　男性，60岁，发作性眩晕、复视、言语不利6个月，肢体无力2个月；查体无阳性体征；危险因素有高血压病、吸烟。A. 术前造影显示右椎动脉V4段重度狭窄。B. Gateway 2mm×9mm球囊扩张后。C. Apollo 2.5mm×13mm球囊扩张式支架置入术后

针对颅内支架存在的诸多问题，目前还有许多新的探索值得关注：借鉴于冠状动脉所用的药物涂层支架以降低再狭窄发生率；入路迂曲和成角病变试用针对动脉瘤设计的Neuroform自膨支架以利用其良好的通过性和贴壁性；这些都有待进一步的临床研究证实其疗效。

第6节　术后管理

术后常规立即行颅脑CT检查。如患者出现头痛、呕吐、烦躁、兴奋、谵妄等高灌注症状，或出现意识障碍、偏瘫、失语、感觉障碍等神经功能缺损症状时，还需立即复查颅脑CT平扫。CT可确诊脑出血，高灌注时可观察到水肿。如出现局灶性神经功能缺损的症状或体征，CT检查阴性怀疑发生急性脑梗死时，推荐行颅脑MR检查。弥散DWI可发现新发的颅内缺血病灶，MRA可发现相关血管病变。

患者术后进入NICU监护24h，监测心律、脉搏、血压、血氧饱和度等生命体征，密切观察神经系统症状、体征变化，观察穿刺点情况。术后24h常规复查肾功、血常规和凝血功能。

严格控制血压，如不合并其他血管狭窄，收缩压一般控制于120mmHg；如合并有其他未处理的血管狭窄，过度控压有发生相应动脉供血范围低灌注的可能，应控制收缩压于120~140mmHg。

术后常规抗凝治疗，一般术后当日持续肝素化 800U 肝素静脉推注，每小时 1 次。24h 后给予低分子肝素 0.4mL 皮下注射每日 2 次，共 3~7d。

抗血小板聚集参考第 4 章相关内容，他汀类等药物应用、控制危险因素参考第 1 章相关内容。

鉴于颅内动脉狭窄患者较高的脑卒中复发率和颅内支架术后较高的并发症发生率，对所有术后患者均应加强随访。随访时间可定在术后 1、3、6 个月和以后每 6 个月间隔随访 1 次。随访内容参见出院医嘱。

附：陕西省人民医院神经内三科出院医嘱

1. 低盐低脂糖尿病饮食。

2. 监测血压，血压控制目标值 120/70mmHg，避免血压过高或过低。

3. 监测血糖，血糖控制目标值空腹 4~6mmol/L，餐后 2h 为 4~8mmol/L。

4. 继续口服阿司匹林抗血小板聚集、预防缺血事件，用量 100mg，1/d，晨起空腹服用。用药时注意观察有无皮肤黏膜出血、黑便等出血倾向，如有异常请及时来院就诊。如无异常需长期服用。

5. 继续口服氯吡格雷抗血小板聚集、预防缺血事件，用量 75mg，1/d，晨起空腹服用。用药时注意观察有无皮肤黏膜出血、黑便等出血倾向，如有异常请及时来院就诊。6 个月后来院复查，根据复查情况决定是否停用。

6. 继续口服阿托伐他汀降脂、稳定斑块、预防脑梗死复发，用量 20mg，1/d，晚餐或晚餐后服用。用药时注意观察有无肌痛，如有异常请及时来院就诊，如无异常需长期服用。

7. 继续口服氨氯地平控制血压，目前用量 5mg，1/d，晨起空腹服用。根据血压情况调整用药，心内科随诊。

8. 继续口服二甲双胍控制血糖，目前用量 50mg，3/d，餐时服用。根据血糖情况调整用药，内分泌科随诊。

9. 戒烟限酒、适量活动锻炼。

10. 定期门诊复查：1 个月后门诊复查血常规、凝血功能、肝肾功能、血糖、肌酸激酶；3 个月后门诊复查颈部血管彩超及 TCD；6 个月后行颅脑 CT/MRI/CTA/MRA 等检查；必要时复查 DSA。

11. 如有不适，请及时就诊。

第 7 节　并发症及其处理

颅内支架相对较高的并发症发生率成为制约其发展的瓶颈，SAMMPRIS 研究 Wingspan 支架置入术 30 d 内脑卒中和死亡率为 14.7%，Neurolink 球囊扩张支架术后 30 d 脑卒中发生率为 6.6%，Apollo 支架为 6.5%。因此有效预防和控制相关并发症才能为颅内血管狭窄介入治疗带来新的希望。颅内支架的并发症分为两大类：出血性和缺血性。

一、出血性并发症

出血性并发症一旦发生死亡率高，发生原因有以下几种。

1. 高灌注　高灌注一般发生于支架术后数小时至 2 周，因远端灌注压升高而缺血区域扩张的血管暂时丧失了自动调节功能所致。表现为头痛、癫痫发作、脑水肿、严重者可出现脑实质或蛛网膜下腔出血。一旦发生严重的脑或蛛网膜下腔出血很难挽救。常发生于狭窄供血区没有建立较好的侧支循环，合并高血压，同时使用多种抗血小板药物合并抗凝治疗增加出血风险。术后可以 TCD 监测，一旦监测到靶血管血流速度明显高于术前和术中，就应该开始有效的治疗。灌注 CT 可见术后CBF 和 CBV 升高，MTT、TTP 正常。CT 用于监测有无颅内出血（图 6-7-1）。

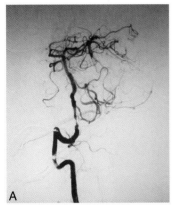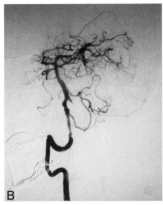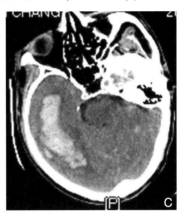

图 6-7-1　术后高灌注导致脑出血。A. 右椎动脉 V4 段重度狭窄。B. 右椎动脉 V4 段 2.5mm×8mm Apollo 支架置入术后。C. 术后患者烦躁，头颅 CT 提示有蛛网膜下腔及脑实质出血

2. 血管穿孔　血管穿孔多由于导丝头穿透动脉壁所致。导丝头端走太远，头端位置不合适，路径迂曲后撤球囊、支架输送系统时导丝"前窜"穿破远端血管。如果路径不是非常迂曲，只要提供足够支撑力即可，导丝头端不需要走太远；导丝头端应避免置于基底动脉尖、大脑中动脉分叉处等易于穿出部位，尽量置于一段较为平直的血管内；交换动作时一定注意观察导丝头端位置保持不动。如能造影发现明确的出血点，可急诊用弹簧圈或 Onyx 胶栓塞。

3. 血管破裂、穿支撕裂　球囊、支架选择过大、快速扩张可导致血管破裂；严重钙化病变、反复球囊扩张也可致血管破裂；路径迂曲，导丝、球囊、支架送入时导致血管移位过大，可导致穿支撕裂出血；成角病变，球囊扩张、支架释放也可导致穿支撕裂出血；导丝进入穿支引起穿支痉挛、暴力牵拉也会拉断穿支引起出血。预防需要熟练、精细、规范的操作，选择合适的术式。预扩球囊及球扩支架稍小于靶血管直径，压力泵缓慢加压，推荐亚满意扩张。转动扭控子时导丝头端摆动不好，回撤时有阻力，透视下导丝位置远离路径图，提示导丝进入穿支，此时不可暴力牵拉导丝，否则可能拉断穿支。一旦血管破裂可立即充盈球囊进行封堵止血，必要时可考虑弹簧圈闭塞，也可选择开颅血管修补术或动脉夹闭术。

对于导丝嵌顿，我们没有太多经验。2013 年天坛会议上多位大师讨论到这个问题，虽然罕见也需要引起大家重视。嵌顿多考虑导丝进入穿支动脉后引起痉挛所致，故不可强行暴力拉拽，否则极易发生出血（图 6-7-2）。暂时留滞待痉挛缓解后取出可能是一种解决方案（图 6-7-3）。

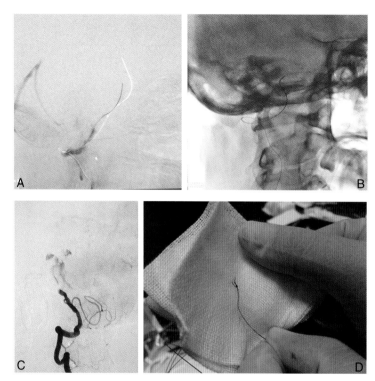

图6-7-2 导丝嵌顿。A. 微导丝撤出困难，透视下可见导丝远离血管路径。B. 微导管进入协助撤出导丝。C. 微导丝撤出后造影显示造影剂外渗。D. 微导丝撤出体外后可见头端红色血管内膜样组织

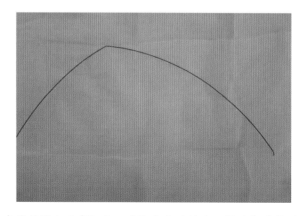

图6-7-3 另一例患者导丝撤出时有阻力，尝试数次后放弃，暂时留滞导丝。告知家属后次日再次造影复查，原计划剪断导丝尾端将其留置于体内，操作中导丝突然轻松弹出。图为嵌顿的导丝次日撤出后局部可见弯折

无论原因如何，一旦发现出血，需立即停用肝素并用鱼精蛋白中和，停用抗血小板药物，必要时输血。保持全麻插管状态，严格控制血压在 110/70mmHg 以下，规范脑出血和蛛网膜下腔出血的治疗。

二、缺血性并发症

缺血性并发症的发生率高，有以下几种。

1. **支架内血栓形成**　血管内皮损伤引起血小板聚集、支架内血栓形成，可导致动脉闭塞。预防需严格有效的术前抗血小板聚集，术中全身肝素化。可根据血小板功能检查结果选择合理的抗血小板聚集药物方案，预防因氯吡格雷抵抗或阿司匹林抵抗所致急性或亚急性血栓形成。急性血栓形成可行急诊动脉溶栓术、机械再通术或注射血小板 GP Ⅱ b/Ⅲ a 受体拮抗剂。

2. **血管痉挛**　导管、导丝等材料的机械刺激所致。血管痉挛引起远端低血流状态，导致远端缺血事件发生。预防痉挛常规术前尼莫地平泵入，术中需注意导引导管位置不要过高，一般颈内动脉颅内段及大脑中动脉 M1 段治疗，导引导管放置于 C2 段即可；后循环治疗，导引导管放置于 V2 段即可。如果出现导引导管处血管痉挛，需将导管回撤造影观察，尽量在较低位置完成手术。一般回撤导管、导丝，停止刺激后痉挛可迅速缓解。如出现不可恢复的血管痉挛时需应用球囊成形术或动脉注射钙离子通道阻滞剂（详见第 3 章第 7 节）。

3. **穿支动脉闭塞**　支架释放后斑块被挤压移位，导致穿支狭窄或闭塞，即"雪犁效应（snow-plowing）"。危险因素有：血管狭窄程度重、偏心性狭窄、不稳定斑块、位于穿支开口处的斑块、反复球囊扩张、球扩式支架等。预防：严格筛选患者，病因为单纯穿支闭塞所致者，不适合介入治疗干预。如果既有穿支又有低灌注所致者需要充分权衡利弊。术前高分辨核磁检查明确斑块性质、位置、是否位于穿支开口处，DSA 病变分析可助于选择适应证的患者。选择合适的材料，球扩支架稍小于靶血管直径，选用低命名压支架，球囊亚满意扩张。发生后可以用扩容、升高血压等方法治疗，谨慎使用动脉内溶栓（图 6-7-4）。

4. **动脉夹层**　单纯球囊扩张更容易发生动脉夹层，发生率可达 20%。预防注意选择稍小的球囊，缓慢、轻柔地充盈和排空。一旦发生需要继续进行支架置入术，术后规范抗凝治疗。

5. **远期再狭窄**　支架术后内膜过度增生出现大于 50% 的再狭窄，可引起缺血事件，也可无任何症状。危险因素：残余狭窄率高，治疗前血管直径偏小，合并糖尿病。颈内动脉床突段的支架治疗再狭窄率较高，且多为症状性血管再狭窄。可应用 CTA、TCD、DSA 随访监测再狭窄（图 6-7-5）。如果无临床症状，可继续随访观察，症状性狭窄综合评估后可使用球囊扩张或支架再次置入（图 6-7-6）。

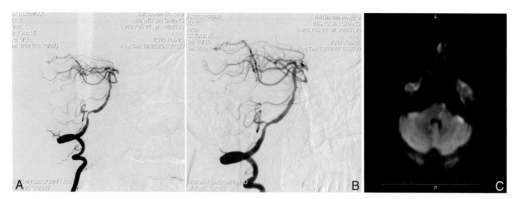

图6-7-4　穿支事件。A. 造影显示右椎动脉V4段狭窄，累及右侧PICA开口。B. 右椎动脉V4段支架置入术后，Gateway球囊（2.5mm×9mm）5atm预扩，Wingspan支架（3.5mm×15mm），Gateway球囊（2.5mm×15mm）6atm后扩。C. 术后患者即诉头晕，第2天患者仍诉头晕不适，坐起时为著，远视时有视物重影，右侧肢体麻木。查体：双眼向左视时有轻微眼震，右侧偏身痛觉减退，右侧共济欠稳准。考虑穿支动脉受累，DW显示脑干新发梗死

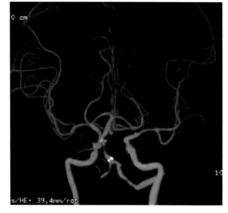

图6-7-5　CTA显示基底动脉支架内再狭窄

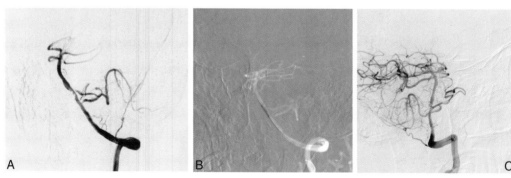

图6-7-6　男性，61岁。发作性眩晕半年，再发2个月。半年前无明显诱因出现眩晕，视物成双，伴右侧肢体无力，表现为右上肢持物不稳，右下肢行走无力，行走偏斜，呈发作性，持续5~6min可自行缓解。口服阿司匹林、氯吡格雷、阿托伐他汀等药物治疗无效。DSA检查提示左椎动脉V4-基底动脉近端重度狭窄，行左椎动脉V4段支架置入术（Gateway 2.0mm×9mm，Wingspan 3.5mm×15mm）。术后发作性眩晕缓解，继续服用阿司匹林、氯吡格雷、阿托伐他汀等药物治疗。近2个月来（术后4个月）再次出现发作性眩晕，伴视物模糊、恶心、呕吐，双下肢无力，持续时间约10min左右好转。复查DSA显示左侧椎动脉V4-基底动脉支架内闭塞。行左侧椎动脉V4-基底动脉支架内闭塞再通术后患者症状缓解。A. 左椎动脉造影显示左椎动脉V4段-基底动脉重度狭窄。B. 左椎动脉V4段支架置入术（Gateway 2.0mm×9mm，Wingspan 3.5mm×15mm）。C. 左椎动脉V4段支架置入术后造影

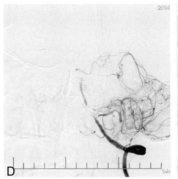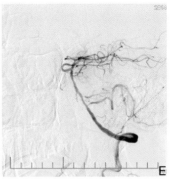

续图6-7-6　D. 术后4月复查造影显示左椎动脉V4段-基底动脉支架内闭塞。E. 左椎动脉V4段-基底动脉支架内闭塞再通术后造影显示支架内血流通畅（Soloflex 2mm×15mm，8atm）

> **师说**：颅内支架有较高的并发症发生率，关键在于预防。必须按照纳入和排除标准严格筛选患者；必须有严格的准入制度，所有手术均由经验丰富的神经介入医生完成；规范、细致的操作；采用严格有效的抗血小板、抗凝治疗方案；支架、球囊规格选择合适；不必过度追求病变血管形态学的完美。

第8节　有关 SAMMPRIS 的大讨论

　　SAMMPRIS 是首项在高危颅内动脉狭窄（70%~99%）患者中，比较强化内科治疗与强化内科治疗+介入治疗对复发脑卒中预防效果的前瞻性多中心随机对照试验。该研究由美国国立神经病学与脑卒中研究院（NINDS）资助，纳入美国 50 个中心，451 例 TIA 或非致残性脑卒中后 30d 内的患者，随机分为强化内科治疗与强化内科治疗+介入治疗（应用 Wingspan 支架）两组，主要复合终点为入组 30d 内脑卒中或死亡，或靶动脉血运重建后 30d 脑卒中、死亡，或 30d 后靶动脉区缺血性脑卒中。结果显示，介入治疗组 30d 脑卒中或死亡率较内科治疗组显著升高（14.7% *vs* 5.8%，P=0.002）；随访 1 年介入治疗组复合主要终点事件发生率较内科治疗组亦显著升高（20.0% *vs* 12.2%，P=0.009）。结果提示强化内科治疗优于颅内支架置入术，因中期分析提示两组差异十分显著被提前终止。2013 年，SAMMPRIS 研究发布了长达 4 年的随访数据，虽然在远期，药物治疗的疗效有所减弱，但二者的差异依然很大，也就是说，药物治疗仍然优于支架治疗。这个结果无异于一个重磅炸弹，在国际神经介入界引发了广泛的争论。各位大师纷纷撰文就 SAMMPRIS 研究设计、结果分析、后 SAMMPRIS 时代颅内支架的发展方向等做了深入的探讨。

一、研究设计

　　SAMMPRIS 研究存在设计上的缺陷：纳入的患者脑卒中发病时间平均只有 7d，

缺血事件后早期颅内血管的稳定性差，更易再发，支架术后颅内更易出血；纳入患者没有区别脑卒中的亚型，有 28 例穿通动脉综合征的患者入组，影响了结果；纳入治疗的血管直径为 2~4.5mm，直径<2.5mm 的血管再狭窄与闭塞的可能性更大。作为预防性手术，支架应该针对急性期以后的患者，不应在梗死 3 周内操作。仅采用一种支架系统，即 Wingspan 自膨式支架释放系统，其他类型支架较 Wingspan 支架是否更安全、有效，不得而知。此外，该研究未能给出单独球囊扩张术的相关数据。

二、结果分析

支架组 30d 内的不良事件发生高达 14.7%，而药物组却只有 5.8%。有 75% 的事件是发生在术后 24h 以内，包括 4 例导丝穿破血管而蛛网下腔出血，5 例脑出血等。在 SAMMPRIS 29 个月的研究期内，50 家中心仅完成了 200 余例支架置入治疗，平均每家中心 1 年还不足 2 例。即使对医生和医院都有资质的要求，但这样的治疗量确实无法保证医生持续的技术水平。支架操作的医生资质值得怀疑，围术期出血和缺血的发生率过高，直接导致支架的安全性较差。支架组较多应用了氯吡格雷 600mg 作为术前用药，在这部分患者中，氯吡格雷使用与术后出血并发症的发生是否存在联系，现缺乏相关数据分析。

三、后SAMMPRIS时代颅内支架的发展方向

SAMMPRIS 研究证明了颅内动脉狭窄的一线治疗是积极的内科干预，在后 SAMMPRIS 时代，支架置入术应为颅内动脉狭窄患者的二线治疗，其目标人群应是积极内科治疗失败和存在严重低灌注的患者。

在慎重考虑现有的安全性信息之后，FDA 认为这种器械仍然可以用于其他治疗均已不适用的部分患者。目前，Wingspan 系统仅获准用于年龄 22~80 岁、符合以下 4 项标准的患者：尽管接受了积极药物治疗，仍发生≥2 次脑卒中；最近 1 次脑卒中距计划使用 Wingspan 系统治疗的时间超过 7d；狭窄程度介于 70%~99%（由于与复发性脑卒中相关的颅内动脉粥样硬化）；前一次脑卒中后恢复良好，部分定义为采用 Wingspan 系统治疗前的改良 Rankin 评分≤3 分。

在后 SAMMPRIS 时代，我们在手术决策时需要思考更多，如何选择合适的患者，如何替患者选择最合理的治疗方案。一部分患者通过强化内科治疗是有效的，还有很多患者在进行了最强的内科治疗后仍不好转，那么只有介入治疗干预。

虽然 SAMMPRIS 研究揭示了一定规律，但不足以完全证明某个结论。对一种具有风险的治疗性技术，临床试验阳性结果只能证实部分假设，而阴性结果可能更有意义，能帮助我们找到改进的方向。回顾 CAS 与 CEA 的争论，当年 Carotid Wallstent 研究因颈动脉支架置入的高并发症率而被终止，到现在 CREST 试验二者棋逢对手，颈动脉支架置入技术逐渐规范成熟，在脑卒中治疗指南中也已获得与

CEA 几乎相同的治疗推荐。相信数年后，在颅内动脉支架置入领域也会发生类似的情况。面对大量患者，我们有责任为他们去探索最适宜的治疗方式，有责任为世界提供更好的临床证据，这是中国医生的责任和义务。

为了进一步探索在颅内动脉狭窄患者中各种治疗方案的有效性和安全性，以及不同人群或不同疾病阶段的价值，我们将进一步开展与 SAMMPRIS 研究类似的前瞻性随机对照研究。目前正在进行的"中国症状性颅内动脉狭窄支架治疗登记研究"是一项多中心、前瞻性登记研究，评估支架血管内治疗应用于中国症状性颅内动脉狭窄患者的风险和获益。本研究由天坛医院脑血管病中心的缪中荣教授和王拥军教授设计，在 20 余家中国脑卒中中心开展，目前已经纳入患者超过 150 例。我们期待这个研究在后 SAMMPRIS 时代拿出中国人的数据。

第7章 急性缺血性脑卒中血管内治疗

第1节 概 述

急性缺血性脑卒中（acute ischemic stroke, AIS）治疗的关键在于尽早开通阻塞血管、挽救缺血半暗带。标准静脉溶栓治疗目前仍然是缺血性脑卒中急性期最基本的治疗方法。多项指南推荐缺血性脑卒中发病 3h 内给予有适应证的患者应用静脉 rtPA（重组组织型纤溶酶原激活剂）治疗（0.9mg/kg，最大剂量 90mg）。尽管 ECASS Ⅲ 研究证实了在症状出现 4.5h 内对于经选择患者的有效性，但 rtPA 在中国的应用 CFDA（中国食品药品监督局）仅批准了 3h 内使用的指征。由于公众缺乏对早期脑卒中症状的警觉，只有少于 25% 的脑卒中患者在 3h 内到达医院。患者到达医院的延迟和有限的治疗时间窗使得静脉 rtPA 在中国脑卒中患者中使用率仅为 1.61%。此外，静脉 rtPA 的血管再通率较低，特别是对于大血管阻塞的患者，血管再通成功率低于 30%，而且治疗效果并不令人满意，90d 死亡率和致残率达 21% 和 68%。

近年来急诊血管内治疗（动脉溶栓、机械再通、血管成形术）显示了良好的应用前景，一些新的血管内治疗器械（Solitaire 血流恢复装置及 Trevo 取栓器等）相继应用于临床，显著提高了闭塞血管的开通率，为静脉溶栓禁忌或静脉溶栓无效的大动脉闭塞患者提供了一种新的治疗选择。目前认为：对于有静脉溶栓禁忌证的患者，使用动脉溶栓或机械取栓是合理的。对于大动脉闭塞、静脉溶栓失败的患者，进行补救性动脉内溶栓或机械取栓可能是合理的，但需要更多随机试验数据证实。

具体介入治疗方法应根据医生经验、病变特点及患者具体情况选择。推荐血管内介入治疗前快速行主动脉弓及全脑血管造影，了解血管狭窄或闭塞部位、前向血流及侧支代偿情况等信息。基础无动脉重度狭窄的急性闭塞，首选 Solitaire 取栓。基础有动脉狭窄的原位血栓形成引起的血管闭塞，一般首选 rtPA 动脉溶栓，再通后合并狭窄可球囊扩张。扩张后出现弹性回缩、动脉夹层等情况需急诊支架置入术。成功血管再通定义为所有可治疗血管 TICI ≥ Ⅱb 级。

从症状出现到实现再灌注的时间越短，患者的临床转归越好，应尽量减少治疗前的延误。急性缺血性脑卒中的血管内介入治疗，应该在设备完善、技术力量较强的脑卒中中心，由有经验的神经介入医生组成的团队，在尽可能短的时间内，完成患者的选择、评估和血管内治疗操作（图7-1-1）。

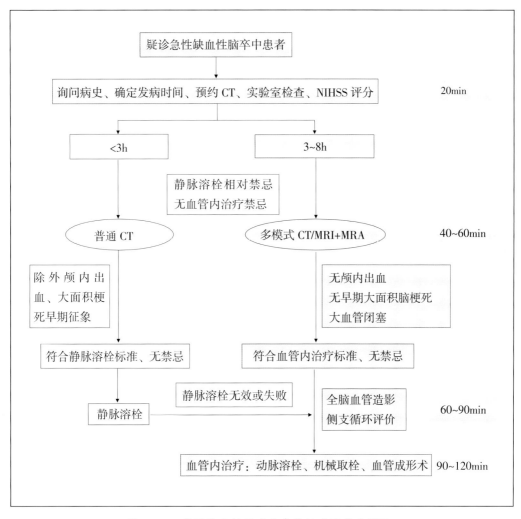

图7-1-1　急性缺血性脑卒中急诊治疗推荐流程图

第 2 节　适应证和禁忌证

一、适应证

1. 年龄 18~85 岁。

2. 发病时间 3~8h（后循环可酌情延长至 24h），神经系统功能症状持续未缓解（NIHSS 评分>8 分），快速影像学检查证实大血管闭塞且无明确禁忌证的急性缺血性脑卒中患者；动脉溶栓时间窗的标准：前循环发病 6h 以内，后循环可酌情延长至 24h。

3. 静脉溶栓禁忌证或静脉溶栓无效（静脉溶栓失败）的大动脉闭塞患者。

4. 影像学检查排除颅内出血，且无早期大面积脑梗死影像学改变（超过大脑半球的 1/3）。

5. 签署知情同意书。

二、禁忌证

1. 有出血性脑血管病史，活动性出血或已知有出血倾向病史者。

2. 6 个月内有严重脑梗死或颅脑、脊柱手术史。

3. 严重心、肝、肾功能不全。

4. 难以控制的高血压（>180/100mmHg）。

5. 有明确的对比剂过敏史。

6. 妊娠。

上述适应证和禁忌证摘自"2014 年急性缺血性脑卒中血管内治疗中国专家共识"，在其他研究中对于禁忌证有一些不同的提法，目前仍在探讨中，故全部罗列以供临床决策时参考。

相对禁忌证：

1. 基于 CT 平扫提示存在中、大范围梗死核心，定义为在症状性颅内动脉闭塞区域出现广泛的早期缺血改变（ASPECT 评分为 0~6 分），DWI 提示梗死区大于 50mL。

2. 其他途径确认存在中、大范围梗死核心，包括以下 3 种方式：单相、多相或动态 CTA 示与对侧灌注相比（优先选择多相/动态 CTA），病灶侧无侧支循环或仅有微小侧支循环的区域大于 MCA 整个区域的 50%，或 CT 灌注示（>8 cm 覆盖面积）；在责任 MCA 区域，CBV 减低且 CRF 明显减低区域的 ASPECTS 评分<6，或 CT 灌注示（<8 cm 覆盖面积）；在责任 MCA 区域，CBV 减低且 CRF 明显减低的区域大于 1/3 MCA 供血区域。

3. CTA/MRA 检查结束后 90min 内无法进行股动脉穿刺。

4. 脑卒中时伴发癫痫。

5. 3 个月内有脑卒中发作史。

6. 血管闭塞的病因不是动脉粥样硬化。

7. 患者存在可能影响神经和功能评估的精神或神经疾病病史。

8. 可疑的脓毒性栓子或细菌性心内膜炎。

9. 生存期预期小于 90d。

10. 已知 ICH、SAH、AVM 或肿瘤病史。

11. 近 3 个月内有头颅外伤史。

12. 近 3 周内有胃肠或泌尿系统出血。

13. 近 2 周内进行过大的外科手术。

14. 近 1 周内有在不易压迫止血部位的动脉穿刺。

15. 近 3 个月内有脑梗死或心肌梗死，但不包括陈旧性腔隙性梗死而未遗留相关体征。

16. 既往最近 3 个月内存在增加出血风险的已知疾病，如严重肝脏疾病、溃疡性胃肠疾病。

17. 未能控制的高血压，定义为间隔至少 10min 的 3 次重复测量确认的收缩压>185mmHg 或舒张压≥110mmHg。

18. 肾衰竭，定义为：血清肌酐>2.0mg/dL（177μmol/L）或肾小球滤过率 <30 mL/min。

19. 血小板计数低于 100×10⁹/L。

20. 血糖水平<2.8mmol/L 或>22.2mmol/L。

21. 患者正在接受口服抗凝药物治疗，如华法林，且 INR>1.5。

22. 在 48h 内使用过肝素且 APTT 超过实验室正常值上限。

23. 怀疑脑卒中病因为颅内动脉夹层。

24. 临床病史、过去的影像或临床判断提示颅内梗死为慢性病变。

25. DSA 检查禁忌，严重造影剂过敏或碘造影剂绝对禁忌。

26. 妊娠，或患者为育龄妇女且尿或血 β-HCG 阳性。

27. 临床症状迅速好转。

28. 患者无法合作。

第 3 节　动脉溶栓

发病 6 h 内由大脑中动脉闭塞导致的严重脑卒中且不适合静脉溶栓的患者，经过严格选择后可在有条件的医院进行动脉溶栓；对于后循环动脉闭塞导致的严重脑卒中且不适合静脉溶栓的患者，可相对延长时间窗至 24h。动脉内溶栓药物可选择尿激酶和 rtPA。发病 6h 内大脑中动脉动脉溶栓再通率为 66%，症状性脑出血发生率为 10%。

急诊造影明确责任病变的部位及程度（完全闭塞还是部分闭塞）后，立即换导引导管及微导管行选择性溶栓。以微导丝带微导管至闭塞段，头端应该尽量靠近血栓，在闭塞近端注射 1~2mg rtPA。在微导丝引导下小心将微导管穿越血栓，在闭塞远端超选择造影明确闭塞远端血管和血流状况以及血栓的长度。在血栓远端注射 1~2 mg rtPA，再将微导管置入闭塞段，余量 rtPA 通过微导管注射入闭塞段内，注射速度通常为 1mg/min，或采用脉冲注射的方法（常用 rtPA 每 10mg 加生理盐水配成 10mL，缓慢推注 10min 内匀速推完，也有医生用 rtPA 25mg 加生理盐水配成 50mL，连接输液泵以 2mL/min 的速度泵入）。每 10min 造影观察血管再通情况，以最小剂量达到血管再通标准为宜。rtPA 剂量一般为静脉溶栓的 1/3，专家共识提出总剂量不超过 40mg。如使用尿激酶动脉溶栓总剂量一般不超过 80 万 U，速度为 1 万 U/min。也有学者指出大多数研究采用的动脉溶栓 rtPA 剂量不超过 22 mg，尿激酶最高剂量一般不超过 60 万 U（图 7-3-1，图 7-3-2）。

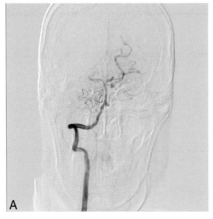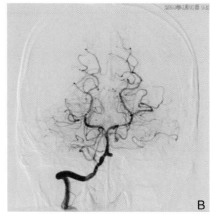

图7-3-1 男性，51岁，构音不清、眩晕、四肢发麻1h。右侧大脑后动脉P2段尿激溶栓后，症状缓解。A.右椎动脉造影示右侧大脑后P2段急性闭塞，前向血流0级。B.通过微导管给予尿激酶30万U急诊溶栓后造影，右侧大脑后动脉P2闭塞段开通，前向血流3级。患者构音不清，头晕，四肢发麻症状缓解

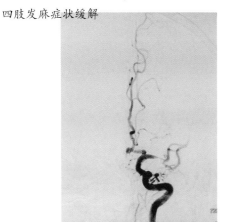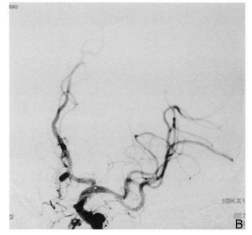

图7-3-2 男性，57岁，突发右肢活动不利伴言语不清6h，NIHSS 9分。给予rtPA溶栓术后症状好转。次日HIHSS 7分，4d后NIHSS 2分。A.造影显示左侧大脑中动脉M1段接近闭塞，局部管腔内可见血栓影。B.从微导管内注入rtPA 10mg后造影，前向血流3级

溶栓过程注意事项：

1. 如果动脉迂曲，微导管不能在短时间内到位，应该抓紧时间在上游血管给予溶栓药物。

2. 如果rtPA或尿激酶用量超过限度，可以使用机械方法辅助再通。

3. 溶栓后有残余狭窄，可以使用球囊扩张或支架成形技术重建血管。

4. 导丝、导管操作要轻柔，最好在路径图下插管，以防动脉粥样硬化斑块脱落，造成新的梗死。

5. 治疗过程中，要不断地了解患者的状态，决定继续治疗或终止治疗。

6. 在溶栓的过程中如果患者的临床症状加重，应该判断是否有出血，必要时行检查，一旦有出血，立即停止治疗并中和肝素，酌情予以处理。

7. 颈内动脉完全闭塞的患者，在决定打开之前要谨慎，如果准确闭塞时间大于4~6h，无任何侧支循环，CT 提示闭塞侧半球肿胀，再通后出血的可能性大。

8. 动脉溶栓后临床预后良好的概率可能存在高度的时间依赖性，如果计划进行动脉溶栓治疗，关键在于快速进行患者的选择、转运及临床团队启动。

第 4 节　机械再通

急性缺血性脑卒中的急诊机械再通治疗包含：机械碎栓、血栓抽吸、机械取栓。选择机械取栓时，支架取栓器（如 Solitaire 和 Trevo）效果通常优于螺旋取栓器（如 Merci）；与支架取栓器相比，Penumbra 系统相对有效性尚不明确。对于经仔细选择的患者，Merci、Penumbra 系统、Solitaire 和 Trevo 取栓器可单用或与药物溶栓联用，以使血管再通。

起病 8h 内前循环急性闭塞的脑卒中患者 Solitaire FR 取栓装置血管再通率为79.2%，90d 的临床结局良好率为 57.9%。因此天坛医院最常用其进行机械取栓，具体操作步骤如下：

使用 0.014 微导丝配合 Rebar 微导管或 0.21 微导管（如 Prowler Select Plus; Cordis or Vasco 21; Balt）穿过血栓到达闭塞远端位置。用少量造影剂超选择造影确认微导管的位置及血栓长度。用盐水冲洗微导管内造影剂后，将 Solitaire 装置通过微导管送入。用造影剂血管显影评估 Solitaire 支架位置是否正确和张开程度。支架到位后放置 5~10min，以使支架在血栓内完全张开。将充分张开的 Solitaire 装置与微导管一起轻轻拉出体外（图 7-4-1）。如果使用球囊导引导管，在准备拉栓前，将球囊导引导管球囊使用 50mL 注射器充盈，以逆转靶动脉血流降低血栓栓塞的风险。

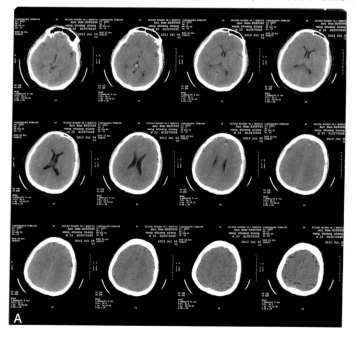

图 7-4-1　急诊机械取栓。
A. 发病 1h 颅脑 CT 未见明显异常

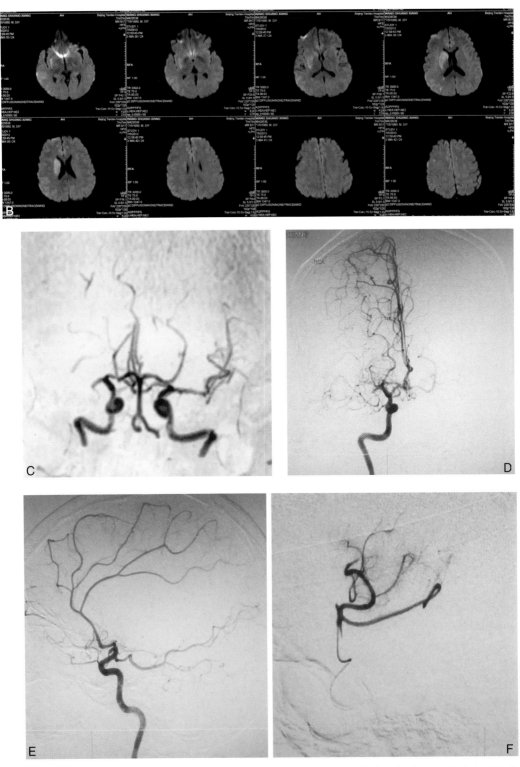

续图7-4-1　B. 发病4h颅脑DWI显示右侧基底节区新发梗死灶。C. 发病4h颅脑MRA显示右侧大脑中动脉M1段闭塞。D. DSA显示右侧大脑中动脉M1段闭塞（正位）。E. DSA显示右侧大脑中动脉M1段闭塞（侧位）。F. 机械取栓术中，Rebar 18微导管通过闭塞段后造影确认在远端血管真腔内

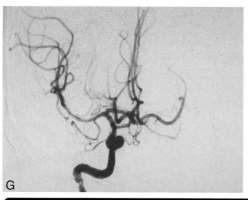

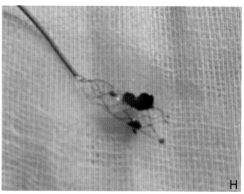

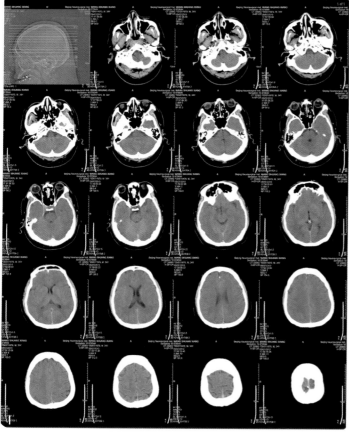

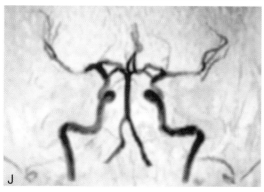

续图7-4-1　G. Solitaire支架取栓后造影，显示右侧大脑中动脉再通。H. Solitaire支架及取出的血栓。I. 术后即刻复查颅脑CT无出血。J. 术后3d复查颅脑MRA

如果对于可治疗的血管，取栓操作达 3 次仍不能开放血管达到至少 TICI Ⅱ 级的水平，将 Solitaire 支架张开后造影，如果支架释放状态下血管通畅，可以将支架原位释放；如果张开后造影仍然不通则认为治疗失败，应该取出支架。

如果一开始微导管置入困难，微导丝通过后，0.021 微导管通过困难，可能在血栓形成部位存在动脉狭窄。可以换 0.014 微导管尝试通过后超选择造影，明确微导丝位于血管内后撤出 0.014 微导管，用 2mm 球囊进行血管成形术以帮助 0.021 微导管通过。

第 5 节　血管成形术

急诊血管成形术技术包括球囊扩张术和支架置入术，已经越来越多地被用于恢复血流。针对责任血管置入支架，特别是在颅内段，对于血流的及时恢复是有效的。

对认真选择的发病时间<8h 的严重脑卒中患者（后循环可酌情延长至 24h），动脉溶栓失败，不适合行血管内取栓治疗，合并颅内动脉基础狭窄的患者，仅推荐在有条件的单位由有经验的神经介入医生施行急诊血管成形术或支架置入术治疗。

当脑卒中的发生是由于颅外段的颈或椎动脉的血流减少或中断所致，如严重动脉粥样硬化或夹层造成的动脉完全或者接近完全的闭塞；或颅外段颈动脉严重狭窄或闭塞妨碍导管进入干预远端的颅内闭塞病变时，可选择急诊颅外段颈动脉或椎动脉血管成形或支架置入术。

动脉溶栓或机械再通后，发现血栓形成部位有高度狭窄（>70%），需重复不同角度的血管造影，确认该狭窄不是血管痉挛或动脉夹层造成的。然后给予 300mg 肠溶阿司匹林，使用 dynaCT 或常规头部 CT 排除出血，进行颅内血管成形术以改善远端血流，降低近期再次闭塞风险。

如果接受了血管成形术，应术后通过口服或鼻饲导管应用氯吡格雷负荷剂量 300mg。静脉血小板表面糖蛋白Ⅱb/Ⅲa 受体拮抗剂（替罗非班）应在支架术前立刻使用。行支架术的患者也应在术后立即给予负荷剂量的氯吡格雷，替罗非班的滴注应在氯吡格雷负荷剂量后 2h 停止。

急诊血管成形也有缺点，行球囊扩张术的过程中，容易发生血管痉挛；放置永久性支架后需要抗血小板聚集治疗，存在出血转化的风险；支架置入术可能引起迟发性的支架内狭窄等。

病例 1　男性，62 岁。阵发性左眼视物模糊伴右下肢麻木 9h。DWI 显示左侧半卵圆中心异常信号，超急期梗死灶。MRA 显示左侧颈内动脉闭塞。造影显示左侧颈内动脉 C1 段闭塞。急诊行左侧颈内动脉 C1 段支架置入术。支架置入后查体发现患者意识蒙眬，左下肢肌力 0 级。对侧颈动脉造影显示右侧大脑前动脉 A3 段显影浅淡。此时患者意识逐渐好转，但左下肢、右上肢肌力 0 级。在 DSA 机上模拟头颅 CT 未见出血征象。再次行左侧颈动脉造影显示左颈内动脉完全闭塞。支架内后扩张，置入闭环支架，并予盐酸替罗非班氯化钠抗血小板聚集治疗。术后即刻查体：神志清楚，言语清晰，右上肢及左下肢肌力 3+级。术后 5d 查体：意识清楚，言语清晰，右上肢轻度力弱，其余肢体肌力 5 级。NIHSS 评分 0 分（图 7-5-1）。

术后 7d 查体：神清，轻度混合性失语，眼球活动充分，双侧瞳孔等大等圆，直径 3mm，左侧光反射略迟钝，右侧光反射灵敏，右侧中枢性面舌瘫，左侧肢体肌力 5 级，右侧肢体肌力上肢近端 2 级、远端 3 级，下肢近端 3 级、远端 2 级，肌张力适中，右侧偏身针刺觉减退，右侧肱二头肌反射、腱反射较左侧稍活跃，左侧巴氏征阴性，右侧巴氏征阳性。

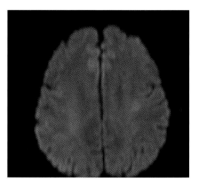

7-5-1A. DWI显示左侧半卵圆中心异常信号，超急期梗死灶

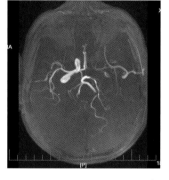

7-5-1B. MRA显示左侧颈内动脉闭塞，其分支未显示，左侧大脑后动脉交通段及环池节段性管腔狭窄，右侧胚胎型大脑后动脉

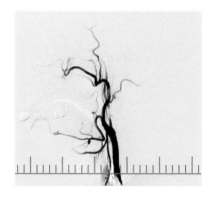

7-5-1C.造影显示左侧颈内动脉C1段闭塞，前向血流1级

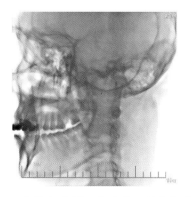

7-5-1D.急诊行左侧颈内动脉C1段支架置入术，Pilot50微导丝（190cm、0.014in）、Spider保护伞（直径5mm）、Viatrac球囊（直径4mm、长度30mm）扩张，Precise支架（直径8mm、长度40mm）

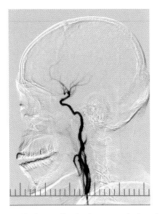

7-5-1E. 左侧颈内动脉C1段支架置入术后造影

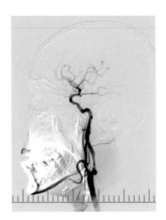

7-5-1F. 右侧颈动脉造影显示右侧大脑前动脉A3段显影浅淡（侧位）

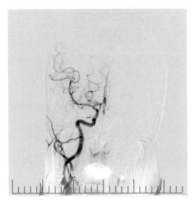

7-5-1G. 右侧颈动脉造影显示右侧大脑前动脉A3段显影浅淡（正位）

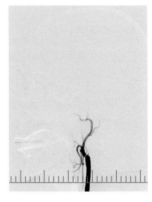

7-5-1H. 再次行左侧颈动脉造影显示左颈内动脉完全闭塞（侧位早期）

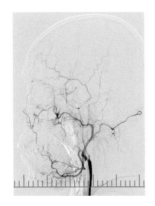

7-5-1I. 再次行左侧颈动脉造影显示左颈内动脉完全闭塞（侧位晚期）

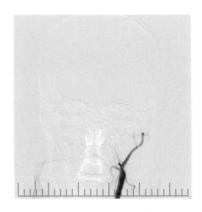

7-5-1J. 再次行左侧颈动脉造影显示左颈内动脉完全闭塞（正位早期）

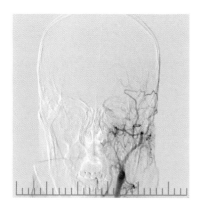

7-5-1K.再次行左侧颈动脉造影显示左颈内动脉完全闭塞（正位晚期）

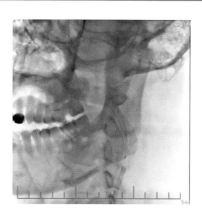

7-5-1L. Sterling球囊（直径5mm，长30mm）支架内扩张

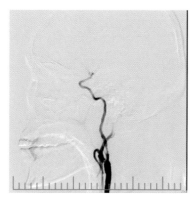

7-5-1M. 球囊支架内扩张后造影，显示左侧颈内动脉再通（侧位早期）

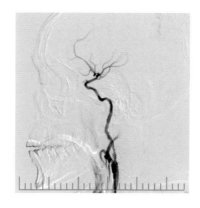

7-5-1N. 球囊支架内扩张后造影，显示左侧颈内动脉再通（侧位晚期）

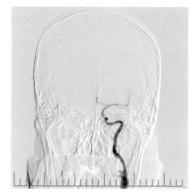

7-5-1O. 球囊支架内扩张后造影，显示左侧颈内动脉再通（正位早期）

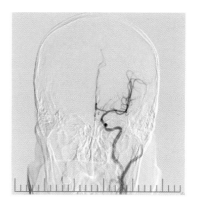

7-5-1P. 球囊支架内扩张后造影，显示左侧颈内动脉再通（正位晚期）

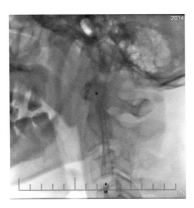

7-5-1Q. 左侧颈内动脉C1段置入Wallstent支架（直径9mm，长30mm），并予盐酸替罗非班氯化钠抗血小板聚集治疗

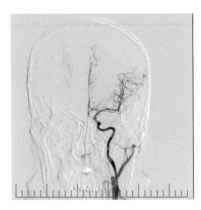

7-5-1R. 复查造影（正位），左侧颈内动脉C1段支架内血流通畅，远端血流Ⅱb级

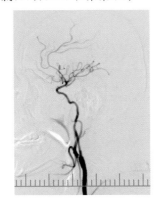

7-5-1S. 复查造影（侧位），左侧颈内动脉C1段支架内血流通畅，远端血流Ⅱb级

病例2 男性，63岁。突发右肢无力8h。查体：嗜睡，混合性失语，右侧鼻唇沟浅，伸舌不合作，右侧肢体肌力0级，肌张力减低，右侧巴氏征阳性。NIHSS评分为13分。

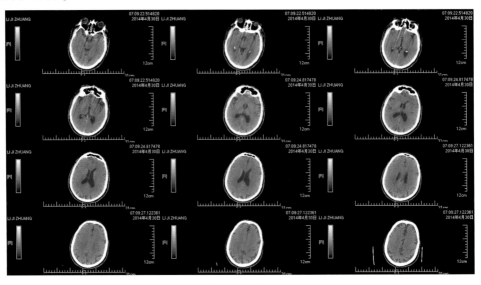

7-5-2A. 入院急诊颅脑CT未见出血及梗死灶

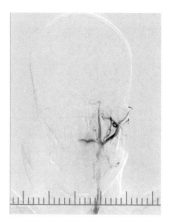

7-5-2B. DSA显示左侧大脑中动脉M1段闭塞，前向血流0级，左侧颈内动脉C1段重度狭窄，前向血流Ⅱa级（正位早期）

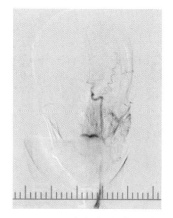

7-5-2C. DSA显示左侧大脑中动脉M1段闭塞，前向血流0级，左侧颈内动脉C1段重度狭窄，前向血流Ⅱa级（正位晚期）

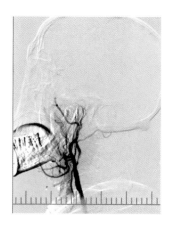

7-5-2D. DSA显示左侧大脑中动脉M1段闭塞，前向血流0级，左侧颈内动脉C1段重度狭窄，前向血流Ⅱa级（侧位早期）

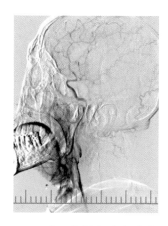

7-5-2E. DSA显示左侧大脑中动脉M1段闭塞，前向血流0级，左侧颈内动脉C1段重度狭窄，前向血流Ⅱa级（侧位晚期）

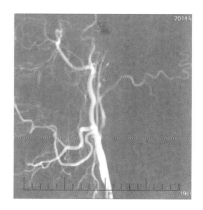

7-5-2F. 治疗第一步：放置Filterwire保护伞（直径3.5~5.5mm）

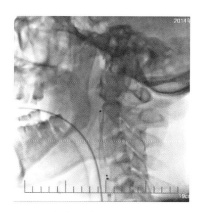

7-5-2G. 治疗第二步：LC1置入Wallsent支架（直径9mm，长30mm）

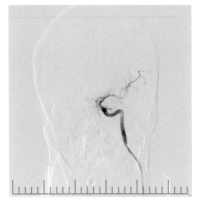

7-5-2H. 治疗第三步：导引导管通过 Wallsent支架，至颈内动脉C1段远端造影

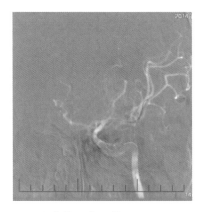

7-5-2I. 治疗第四步：将Transend（0.0014，300mm）微导丝通过血栓至闭塞远端，即大脑中动脉M2段

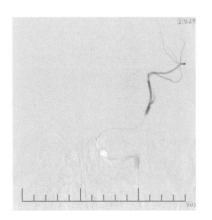

7-5-2J. 治疗第五步：沿Transend微导丝送入Rebar-21微导管通过血栓至闭塞远端，撤出Transend微导丝，微导管造影确认在远端血管真腔内

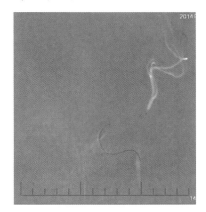

7-5-2K. 治疗第六步：沿Rebar-21微导管送入Solitaire支架（4mm×20mm）

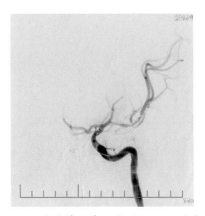

7-5-2L. 治疗第七步：释放Solitaire支架，造影显示支架在血栓内完全张开，可见支架内白色的充盈缺损（血栓）

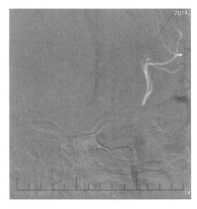

7-5-2M. 治疗第八步：将充分张开的Solitaire装置与Rebar-21微导管一起轻轻拉出体外

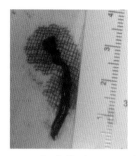

7-5-2N. 拉出长约30mm血栓

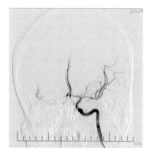

7-5-2O. 造影显示大脑中动脉M1闭塞段开通，前向血流3级

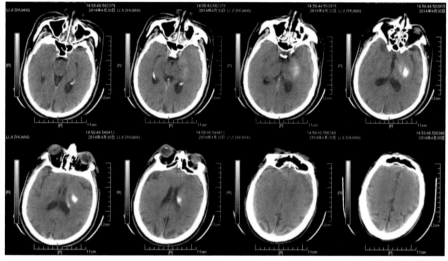

7-5-2P. 术后即刻复查颅脑CT示左侧基底节区高密度影，考虑梗死灶内出血

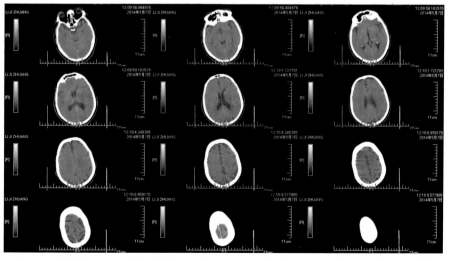

7-5-2Q. 术后7d复查颅脑CT示左侧基底节区梗死灶，灶内出血吸收。术后7d查体：神清，轻度混合性失语，眼球活动充分，双侧瞳孔等大圆，直径3mm，左侧光反射略迟钝，右侧光反射灵敏，右侧中枢性面舌瘫，左侧肢体肌力5级，右侧肢体肌力上肢近端2级远端3级，下肢近端3级，远端2级，肌张力适中，右侧偏身针刺觉减退，右侧肱二头肌反射、腱反射较左侧稍活跃，左侧巴氏征阴性，右侧巴氏征阳性

第6节 围术期管理

根据导管室条件、医生经验及患者的配合程度可以选择全身麻醉或局部麻醉。如需要可使用清醒镇静；气道塌陷高危的患者需考虑插管；如患者清醒镇静在术中配合也较差或由于患者的疾病情况使用清醒镇静剂高危或气道情况高危，应使用全身麻醉。

在手术结束即刻，应评估NIHSS评分和血压情况。

无论是否实现血管再通，在治疗完成后患者应进入NICU或卒中单元进行规范化综合治疗。术后至少24h心电、血压监护，术后立即复查头CT，24h内复查，并行脑血管检查（TCD、MRA、CTA或DSA）。应密切观察患者生命体征和神经系统体征的变化。治疗后最初3h内每15min观测1次生命体征，每0.5h进行1次神经系统评估，行MRS和NIHSS评分。一旦发现生命体征变化（如血压明显升高或降低等）、神经系统新发阳性体征或原有症状加重，应进行相应检查，明确病因后进行相应治疗。

一般动脉溶栓术后24h内不使用抗血小板聚集药物。在随访CT判读无颅内出血时，接受了动脉溶栓治疗的患者在24~48h内开始使用抗血小板聚集药物。对使用血管内机械开通治疗的患者，在无禁忌时可及早应用抗凝或抗血小板聚集药物。可于术后开始给予持续抗血小板治疗。对需要行血管成形术的患者，可于术前或置入支架后即刻给予阿司匹林300mg及氯吡格雷300mg的负荷剂量口服或鼻饲，术后给予阿司匹林100~300mg/d及氯吡格雷75mg/d持续1~3个月，之后根据复查情况可考虑改为单抗长期治疗。

急诊血管内治疗术中肝素的使用剂量尚有争论，推荐参考剂量为50~70IU/kg，静脉团注，维持ACT>250s。

推荐血管内开通治疗前血压应控制在180/100mmHg以下；血管内开通治疗后，收缩压降至正常或比基础血压降低20~30mmHg。使用气道支持、通气辅助和氧气吸入等措施保持氧饱和度大于94%。应使用退热药或物理降温的方法处理高体温（体温超过38℃）。应判读高体温的原因，并给予相应治疗，高温和低温均应进行纠正。深静脉血栓的预防措施也应采用。在48h内，给予患者任何口服药物前，应进行吞咽评估。LDL>100mg/dL（2.6mol/L）应使用他汀类药物治疗。

第7节 并发症及其处理

一、出血转化

出血转化是急性缺血性脑卒中溶栓或血管内治疗的主要并发症之一。原因可能与血管壁损伤、再灌注损伤、溶栓药物使用，以及联合抗血小板、抗凝治疗有关，出血多发生在溶栓后 36h 内。一般认为超时间窗、术前血压偏高（收缩压＞180mmHg，舒张压＞100mmHg）、脑 CT 已显示低密度改变的脑卒中患者接受溶栓或血管内治疗易发生出血转化并发症。严格掌握适应证、围术期有效的血压控制、减少溶栓药物使用剂量可以降低出血转化的发生率。处理可参考急性缺血性脑卒中脑出血转化处理原则。

二、脑过度灌注损伤

脑过度灌注是指阻塞脑动脉再通后，缺血脑组织重新获得血液灌注，同侧脑血流量显著增加，从而导致脑水肿甚至颅内出血发生。围术期有效的血压控制、充分的脑侧支循环评估可减少过度灌注损伤的发生率。癫痫发作及颅内出血被认为是严重过度灌注损伤的表现，一旦出现，应立即停止抗栓治疗。严重者可考虑脑室引流或外科治疗。

三、血管再闭塞

阻塞脑动脉再通后再闭塞是急性缺血性脑卒中血管内治疗的常见并发症。再闭塞和临床症状恶化有关，早期再阻塞预示长期预后不良，原因可能与血栓分解或血管内皮损伤后脂质核心暴露使血小板被激活聚集、围术期抗血小板药物使用不充分或抗血小板药物抵抗有关。溶栓联合抗血小板治疗可能会减少再闭塞的发生。有报道联合应用 GP Ⅱ b/Ⅲ a 抑制剂可减少再闭塞发生和治疗再闭塞，但尚缺乏相关随机对照研究证据，需审慎使用。

四、其他并发症

血管夹层、应激性溃疡、心血管并发症、穿刺点损伤、局部血肿形成、对比剂过敏、对比剂肾病等并发症的治疗，参照一般血管内治疗并发症的处理方案。

第 8 章　颅内外动脉狭窄合并颅内动脉瘤的干预策略

随着影像学技术的发展，颅内外动脉狭窄拟行支架治疗的患者中发现合并颅内无症状动脉瘤的越来越多。由于两种疾病治疗原则上存在一定的冲突和矛盾，此时临床医生容易陷入进退两难的境地。检索文献罕有相关报道，介入诊疗的指南中对此也没有明确的推荐。带着这个困惑，笔者筛查出天坛医院 26 例这样的患者，并进行了观察随访，试图解析其干预策略。

第 1 节　概　述

人群中颅内动脉瘤的患病率约为 2%~7%。近期国外的研究报道，在 305 例颈动脉狭窄行支架或剥脱术治疗的患者中发现 11 例未破裂颅内动脉瘤，比例为 3.61%。天坛医院这 26 例患者连续筛自 892 例因颅内外动脉狭窄拟行支架治疗而住院的患者，其比例为 2.91%，与文献报道相仿。

动脉瘤与狭窄病变之间的位置关系分为以下几种：同流域（串联病变）和非同流域（并联病变）动脉瘤；其中同流域动脉瘤又细分为：狭窄后动脉瘤（动脉瘤位于狭窄动脉的远段或其分支动脉）、狭窄处动脉瘤（动脉瘤与狭窄病变距离<5mm）、狭窄前动脉瘤（动脉瘤位于狭窄动脉的近段或其供血动脉）。

这 26 例患者脑血管造影共发现狭窄或闭塞≥70%的病变 54 处，颅内无症状动脉瘤 30 枚。动脉瘤与目标干预的狭窄病变之间的位置关系如下：动脉瘤与狭窄非同流域（并联病变）16 枚，动脉瘤与狭窄同流域（串联病变）14 枚，串联病变中狭窄后动脉瘤 7 枚，狭窄处动脉瘤 3 枚，狭窄前动脉瘤 4 枚。

全球未破裂颅内动脉瘤的研究表明，直径<7 mm 且既往没有动脉瘤性蛛网膜下腔出血病史的未破裂颅内动脉瘤，其年出血风险约为 0.1%；直径>7 mm 的动脉瘤，出血风险明显增加。位于 Willis 环前循环和颈内动脉海绵窦段的小动脉瘤在保守随访 5 年期间发生出血的概率非常小。如果位于后交通动脉或后循环，直径<7 mm 的动脉瘤也有可能破裂，且并不罕见。

未破裂动脉瘤的处理是神经外科领域最具争议的话题之一。对于颅内外动脉狭窄合并颅内动脉瘤的治疗方案目前尚无规范可依。颅内动脉瘤血管内介入治疗中国专家共识提出：对于需要长期口服抗血小板药物的动脉瘤患者，由于一旦破裂导致灾难性出血的可能性较大，多数专家建议对于此类患者应积极干预。动脉瘤破裂的高危因素包括：直径≥5 mm，伴有子囊，多发，位于后循环、后交通动脉、前交通动脉，有家族史，预期寿命>10 年等，有这些高危因素的患者需要积极干预。

第 2 节　动脉瘤和动脉狭窄的相互影响

动脉瘤和动脉狭窄是相互影响的，不同位置关系决定了两种病变及其治疗对彼此的影响均不尽相同。

一、动脉狭窄病变对动脉瘤的影响

1. 未处理的动脉狭窄病变可导致同流域狭窄后动脉瘤介入治疗的入路困难。

2. 同流域狭窄处动脉瘤多属于狭窄前后局部动脉的瘤样扩张或夹层，支架置入过程可能会造成瘤样扩张或夹层局部破裂，介入干预必须谨慎。

3. 普遍认为支架置入术后会引起血流动力学改变，狭窄后动脉瘤可能会承受更高流速和流量的血流冲击，会增加破裂风险；但也有研究报道显示颈动脉支架或剥脱术不增加小动脉瘤破裂的风险。

4. 目前认为支架围术期应用抗凝治疗和术后常规抗血小板聚集治疗，不会增加动脉瘤的出血风险，但如果动脉瘤破裂，发生致死致残的灾难性出血的风险较大；故对具有破裂高危因素的患者要积极干预。

二、动脉瘤的治疗对动脉狭窄病变的影响

1. 动脉瘤围术期低血压导致低灌注，可引起未处理的狭窄动脉供血区发生分水岭性脑梗死。

2. 介入治疗术中导丝导管操作有导致同流域狭窄病变斑块、栓子脱落发生远端栓塞的风险。

3. 动脉瘤栓塞或夹闭治疗引起载瘤动脉狭窄或闭塞，导致依赖载瘤动脉形成有效侧支代偿的非同流域狭窄病变发生缺血事件。

第 3 节　个体化干预策略

目前主张实施个体化治疗方案，根据动脉瘤与狭窄病变的位置关系，动脉瘤大小、形态、位置、数量以及患者情况等综合分析后确定治疗方案。目前遵循的原则为：

1. 同流域狭窄后具有破裂高危因素的动脉瘤推荐积极干预，根据手术风险评估选择同期或择期治疗。如动脉瘤适合手术夹闭并且狭窄病变可择期干预时，推荐先行动脉瘤夹闭术，术后 1 周实施狭窄病变的支架置入术。如狭窄病变需紧急处理时，优先行支架置入治疗，病情稳定后择期行动脉瘤夹闭术。C1 段狭窄治疗推荐使用支架内通过性良好的闭环支架，为动脉瘤介入治疗干预"铺平道路"。V1 段支架置入后远段病变干预将会出现入路困难，同时因 V1 段病变高发的支架内再狭窄

率和后循环动脉瘤较高的出血率，对以该侧椎动脉作为优势入路的狭窄后动脉瘤宜同期实施介入治疗。

2. 同流域狭窄处动脉瘤多属于狭窄前后局部动脉的瘤样扩张或夹层，支架置入过程可能会造成瘤样扩张或夹层局部破裂，介入干预必须谨慎。如果需要置入支架应同时将夹层或动脉瘤样扩张覆盖，有助于管壁修复。

3. 狭窄前及非同流域无破裂高危因素的动脉瘤可考虑随访观察，定期影像学随访发现其有直径变化或形态改变时考虑干预。

病例 1 女性，63 岁，发作性头晕 3 个月。双侧颈内动脉 C1 段重度狭窄，右大脑中动脉 M1 段动脉瘤。分析：右大脑中动脉 M1 段动脉瘤对于右颈内动脉 C1 段为狭窄后动脉瘤，对于左颈内动脉 C1 段为非同流域动脉瘤。分次实施颈动脉支架术，首先行动脉瘤对侧（左颈内动脉 C1 段）支架置入术，1 个月后再行动脉瘤侧（右颈内动脉 C1 段）支架置入术并同时实施动脉瘤栓塞术。治疗时先行颈动脉支架术，选择闭环支架保证良好的通过性，之后进行动脉瘤栓塞术。5 个月后复查计算机断层血管成像（computed tomographic angiography，CTA），显示支架内血流通畅，动脉瘤无复发。临床随访 15 个月，无新发症状（图 8-3-1）。

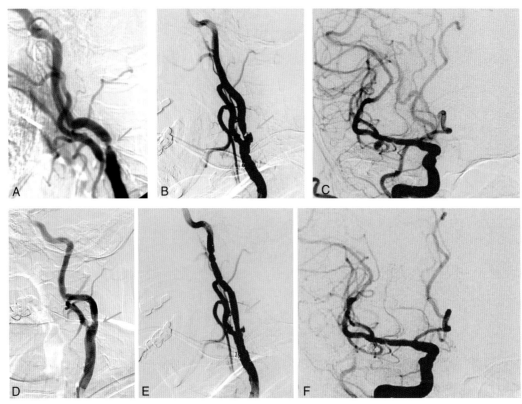

图 8-3-1 狭窄后动脉瘤同期治疗典型病例。A.左颈内动脉 C1 段重度狭窄（箭头）。B.右颈内动脉 C1 段重度狭窄（箭头）。C.右大脑中动脉 M1 段动脉瘤（箭头）。D. 左颈内动脉 C1 段 Acculink 支架置入术后（箭头）。E. 右颈内动脉 C1 段 Wallstent 支架置入术后（箭头）。F.右大脑中动脉 M1 段动脉瘤栓塞术后（箭头）

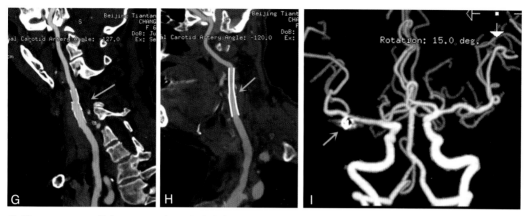

续图 8-3-1　G. 复查 CTA 示左颈动脉支架内血流通畅（箭头）。H.复查 CTA示右颈动脉支架内血流通畅（箭头）。I. 复查 CTA 示右大脑中动脉 M1 段动脉瘤术后无复发（箭头）

　　病例 2　男性，58 岁，发作性头晕、视物不清 2 月余，加重 20d。磁共振示脑桥右侧梗死灶。CT 灌注显示后循环低灌注。DSA 显示基底动脉中段重度狭窄，左椎动脉 V4 段多发动脉瘤。分析：基底动脉中段症状性重度狭窄，规范内科药物治疗无效，有介入治疗指征。左椎动脉 V4 段动脉瘤与此次计划干预的基底动脉狭窄位置关系为同流域狭窄前动脉瘤，后循环动脉瘤、多发动脉瘤发生破裂风险较大，故同期行动脉瘤栓塞术治疗。随访半年后复查 CTA 显示支架内血流通畅，动脉瘤无复发（图 8-3-2）。

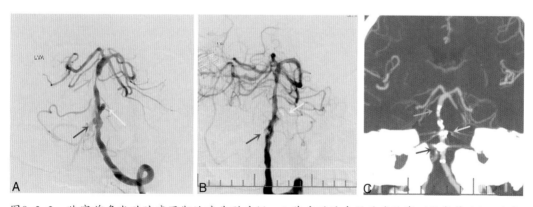

图8-3-2　狭窄前多发动脉瘤同期治疗典型病例。A.基底动脉中段重度狭窄（绿色箭头），左椎动脉V4段多发动脉瘤（蓝色及黄色箭头）。B.基底动脉球扩式支架Apollo置入术后（绿色箭头），左椎动脉V4段动脉瘤栓塞术后（蓝色及黄色箭头）。C. 术后半年复查CTA，支架内血流通畅（绿色箭头），动脉瘤无复发（蓝色及黄色箭头）

　　病例 3　男性，59 岁，右侧肢体无力伴言语不清 1 个月。DSA 显示右椎动脉 V4 段重度狭窄，右椎动脉 V4 段末端动脉瘤。分析：右椎动脉 V4 段可见动脉管壁瘤样扩张与狭窄病变距离近，为狭窄处动脉瘤，用支架将其覆盖，有助于血管壁修复。术后半年复查 CTA 支架内血流通畅，临床随访 15 个月，无新发症状（图

8-3-3）。

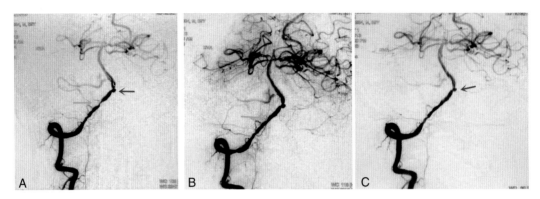

图8-3-3 狭窄处动脉瘤同期治疗典型病例。图A.右椎动脉V4段重度狭窄（绿色箭头），右椎动脉V4段末端动脉瘤（蓝色箭头）；图B.右椎动脉V4段狭窄处球扩式支架Apollo置入术后（绿色箭头）即刻血管造影；C.右椎动脉V4段末端动脉瘤处自膨式支架Wingspan置入术后即刻血管造影（蓝色箭头）

病例4 男性，58岁，眩晕、视物成双3周，磁共振成像示脑桥梗死。DSA显示右椎动脉V4段以远闭塞，左椎动脉V1段重度狭窄，左颈内动脉C4段重度狭窄，左颈内动脉C4段动脉瘤。分析：左椎动脉V1段重度狭窄，对侧椎动脉闭塞，是此次后循环缺血事件的原因，需要积极干预；左颈内动脉C4段非症状性重度狭窄，指南不推荐介入治疗干预；左颈内动脉C4段动脉瘤与此次计划干预动脉左椎动脉V1段狭窄位置关系为非同流域动脉瘤，且C4段动脉瘤破裂率很低，可随访观察。术后5个月复查左椎动脉V1段超声正常，临床随访20个月，无新发症状（图8-3-4）。

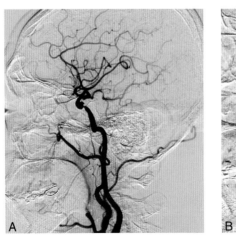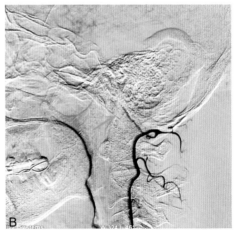

图8-3-4 责任狭窄动脉非同流域动脉瘤随访观察典型病例。A.左颈内动脉C4段重度狭窄，左颈内动脉C4段动脉瘤（箭头）。B.右椎动脉V4段以远闭塞（箭头）

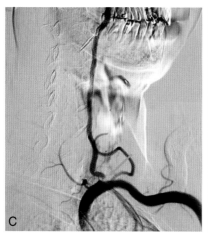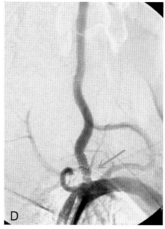

续图8-3-4　C.左椎动脉V1段重度狭窄（箭头）。D.左椎动脉V1段球扩式支架Express置入术后（箭头）

　　对于已破裂及症状性颅内动脉瘤合并颅内外动脉狭窄者，这时动脉瘤破裂出血危及生命是矛盾的主要方面，需尽早进行动脉瘤的病因治疗，以降低再发出血风险。这部分患者同时存在的颅内外动脉狭窄可根据具体情况，选择在动脉瘤介入治疗的同期或择期进行干预。无法同时实施动脉狭窄支架置入术的患者，需要注意动脉瘤治疗围术期的血压控制，避免因低灌注导致新发脑卒中。

参考文献

［1］ Kernan WN, Ovbiagele B, Black HR, et al. American Heart Association Stroke Council, Council on Cardiovascular and Stroke Nursing, Council on Clinical Cardiology, and Council on Peripheral Vascular Disease. Guidelines for the prevention of stroke in patients with stroke and transient ischemic attack: a guideline for healthcare professionals from the american heart association/american stroke association ［J］. Stroke, 2014,45 (7) :2160–2236.

［2］ Jauch EC, Saver JL, Adams HP Jr, et al. American Heart Association Stroke Council; Council on Cardiovascular Nursing; Council on Peripheral Vascular Disease; Council on Clinical Cardiology. Guidelines for the early management of patients with acute ischemic stroke: a guideline for healthcare professionals from the American Heart Association/ American Stroke Association ［J］. Stroke, 2013, 44 (3) : 870–947.

［3］ Hankey GJ1, Slattery JM, Warlow CP. The prognosis of hospital-referred transient ischaemic attacks ［J］. J Neurol Neurosurg Psychiatry,1991,54 (9) :793–802.

［4］ Gao S1, Wang YJ, Xu AD, et al. Chinese ischemic stroke subclassification ［J］. Front Neurol,2011,15 (2) :6.

［5］ Nilanont Y1, Phattharayuttawat S, Chiewit P, et al. Establishment of the Thai version of National Institute of Health Stroke Scale (NIHSS) and a validation study ［J］. J Med Assoc Thai,2010,93 Suppl 1: S171–178.

［6］ Zheng L, Teng EL, Varma R, et al. Chinese-language montreal cognitive assessment for cantonese or mandarin speakers: age, education, and gender effects ［J］. Int J Alzheimers Dis,2012:204623.

［7］ 陈竺.全国第三次死因回顾抽样调查报告 ［M］.北京：中国协和医科大学出版社，2008.

［8］ Mas JL, Chatellier G, Beyssen B, et al. EVA-3S Investigators. Endarterectomy versus stenting in patients with symptomatic severe carotid stenosis ［J］. N Engl J Med,2006, 355: 1660–1671.

［9］ Gurm H.S, Yadav J.S, Fayad P, et al. Long-Term Results of Carotid Stenting versus Endarterectomy in High-Risk Patients ［J］. N Engl J Med,2008, 358:1572–1579.

［10］ Thomas G,Brott MD, Robert W, et al. Stenting versus Endarterectomy for Treatment of Carotid-Artery Stenosis ［J］. N Engl J Med,2010,363:11–23.

［11］ CAVATAS investigators. Endovascular versus surgical treatment in patients with carotidstenosis in the Carotid and Vertebral Artery Transluminal Angioplasty Study (CAVATAS) : a randomised trial ［J］. Lancet. 2001,357 (9270) :1729–1737.

［12］ Chimowitz MI, Lynn MJ, Turan TN, et al. Design of the stenting and aggressive medical management for preventing recurrent stroke in intracranial stenosis trial ［J］. J Stroke Cerebrovasc Dis,2011,20 (4) : 357–368.

［13］ Wong KSL, Chen C, Fu JH, et al.Clopidogrel plus aspirin versus aspirin alone for reducing embolisation in patients with acute symptomatic cerebral or carotid artery stenosis (CLAIR study) : a randomised, open-label, blinded-endpoint trial ［J］. Lancet Neurol,2010,9 (5) : 489–497.

［14］ Singla A, Antonino MJ, Bliden KP, et al. The relation between platelet reactivity and glycemic control in diabetic patients with cardiovascular disease on maintenance aspirin and clopidogrel therapy ［J］. Am

Heart J,2009,158 (5) : 784. e1-e6.

［15］ Gurbel, PA, Bliden KP, Hiatt BL, et al. Clopidogrel for coronary stenting: response variability, drug resistance, and the effect of pretreatment platelet reactivity ［J］. Circulation,2003,107 (23) : 2908 - 2913.

［16］ Wan WH,Qian XM. Clinical advances of new antiplatelets ［J］. Chin J Pract Intern Med,2011,31 (10) : 796-798.

［17］ Wiviott SD, Antman EM. Clopidogrel resistance: a new chapter in a fast-moving story ［J］. Circulation, 2004,109 (25) : 3064-3067.

［18］ Bonvini RF, Reny JL, Mach F, et al. Acute coronary syndrome and its antithrombotic treatment: focus on aspirin and clopidogrel resistance ［J］. Curr Vasc Pharmacol,2009,7 (2) :198-208.

［19］ Sibbing D, Beckerath O, Schomig A, et al. Impact of body mass index on platelet aggregation after administration of a high loading dose of 600 mg of clopidogrel before percutaneous coronary intervention ［J］. Am J Cardiol,2007,100 (2) : 203-205.

［20］ Singh M, Shah T,Adigopula S, et al. CYP2C19*2/ABCB1-C3435T polymorphism and risk of cardiovascular events in coronary artery disease patients on clopidogrel: is clinical testing helpful ［J］? Indian Heart J, 2012,64 (4) :341-352.

［21］ Jia DM, Chen ZB, Zhang MJ, et al. CYP2C19 Polymorphisms and Antiplatelet Effects of Clopidogrel in Acute Ischemic Stroke in China ［J］. Stroke, 2013, 44 (6) : 1717-1719.

［22］ Sturr NK, Gough A, Stevenson K, et al. Isolation of human cytochrome p450 cDNA for the study of linkage in human disease ［J］. Cytogenet Cell Genet, 1987, 469:698.

［23］ Mega JL, Close SL,Wiviott SD, et al. Genetic variants in ABCB1 and CYP2C19 and cardiovascular outcomes after treatment with clopidogrel and prasugrel in the TRITON-TIMI 38 trial: a pharmacogenetic analysis ［J］. Lancet, 2010, 376 (9749) : 1312-1319.

［24］ Simon T,Verstuyft C, Mary-Krause M, et al. Genetic determinants of response to clopidogrel and cardiovascular events ［J］. N Engl J Med, 2009, 360:363-375.

［25］ Mega JL, Close SL,Wiviott SD, et al. Cytochrome P450 genetic polymorphisms and the response to prasugrel: relationship to pharmacokinetic, pharmacodynamic, and clinical outcomes ［J］. Circulation, 2009, 119:2553-2560.

［26］ Suh JW, Koo BK, Zhang SY, et al. Increased risk of atherothrombotic events associated with cytochrome P450 3A5 polymorphism in patients taking clopidogrel ［J］. CMAJ, 2006, 174:1715-1722.

［27］ Park KW, Park JJ, Kang J, et al.Paraoxonase 1 gene polymorphism does not affect clopidogrel response variability but is associated with clinical outcome after PCI ［J］. PLoS One,2013,8 (2) :e52779.

［28］ Bouman HJ, Schomig E, Werkum JW van, et al.Paraoxonase-1 is a major determinant of clopidogrel efficacy ［J］. Nat Med, 2011,17 (1) : 110-116.

［29］ Reny JL, Combescure C, Daali Y, et al. Influence of the paraoxonase-1 Q192R genetic variant on clopidogrel responsiveness and recurrent cardiovascular events: a systematic review and meta-analysis ［J］. J Thromb Haemost, 2012,10 (7) :1242-1251.

［30］ Lewis JP,Horenstein RB, Ryan K, et al. The functional G143E variant of carboxylesterase 1 is associated with increased clopidogrel active metabolite levels and greater clopidogrel response ［J］. Pharmacogenet Genomics. 2013, 23 (1) : 1-8.

［31］ Angiolillo DJ, Fernandez-Ortiz A, Bernardo E, et al. Lack of association between the P2Y12 receptor gene polymorphism and platelet response to clopidogrel in patients with coronary artery disease ［J］. Thromb Res, 2005, 116:491-497.

[32] MehtaSR,Tanguay JF,Eikelboom JW, et al. Double-dose versus standard-dose clopidogrel and high-dose versus low-dose aspirin in individuals undergoing ercutaneous coronary intervention for acute coronary syndromes (CURRENTOASIS 7) : a randomised factorial trial [J]. Lancet,2010,376 (9748) :1233–1243.

[33] Wallentin L, James S, Storey RF, et al. Effect of CYP2C19 and ABCB1 single nucleotide polymorphisms on outcomes of treatment with ticagrelor versus clopidogrel for acute coronary syndromes: a genetic substudy of the PLATO trial [J]. Lancet,2010,376 (9749) :1320–1328.

[34] Jeong YH, Lee SW, Choi BR, et al. Randomized comparison of adjunctive cilostazol versus high main-tenance dose clopidogrel in patients with high post-treatment platelet reactivity: results of the AC-CEL-RESISTANCE (Adjunctive Cilostazol Versus High Maintenance Dose Clopidogrel in Patients With Clopidogrel Resistance) randomized study [J]. J Am Coll Cardiol,2009,53 (13) :1101–1109.

[35] 中华医学会神经病学分会脑血管病学组缺血性脑血管病血管内介入诊疗指南撰写组. 中国缺血性脑血管病血管内介入诊疗指南 [J].中华神经科杂志,2011,44:863–869.

[36] Gao S, Wang Y J, Xu AD, et al. Chinese ischemic stroke subclassification [J]. Front Neurol,2011,5:6.

[37] 中华医学会神经病学分会脑血管病学组急性缺血性脑卒中诊治指南撰写组. 中国急性缺血性脑卒中诊治指南 2010 [J]. 中华神经科杂志，2010,43:146–153.

[38] Hong KS, Lee J,Bae HJ,et al. Greater Stroke Severity Predominates over All Other Factors for the Worse Outcome of Cardioembolic Stroke [J]. J Stroke Cerebrovasc Dis, 2013,22:e373–380.

[39] Kwakkel G, Veerbeek JM, van Wegen EE, et al. Predictive value of the NIHSS for ADL outcome after ischemic hemispheric stroke: does timing of early assessment matter [J] ? J Neurol Sci, 2010, 294:57–61.

[40] 中华预防医学会中华预防医学会卒中预防与控制专业委员会介入学组，急性缺血性脑卒中血管内治疗中国专家共识组. 急性缺血性脑卒中血管内治疗中国专家共识 [J]. 中华医学杂志. 2014,94 (27) :2097–2101.

[41] 短暂性脑缺血发作中国专家共识组. 短暂性脑缺血发作与轻型卒中抗血小板治疗中国专家共识 (2014 年) [J]. 中华医学杂志,2014,94 (27) :2092–2096.

[42] Stolker JM, Mahoney EM, Safley DM, et al. SAPPHIRE Investigators. Health-related quality of life fol-lowing carotid stenting versus endarterectomy: results from the SAPPHIRE (Stenting and Angioplasty with Protection in Patients at HIgh Risk for Endarterectomy) trial [J]. JACC Cardiovasc Interv, 2010,3 (5) :515–523.

[43] Massop D, Dave R, Metzger C, et al. SAPPHIRE Worldwide Investigators. Stenting and angioplasty with protection in patients at high-risk for endarterectomy: SAPPHIRE Worldwide Registry first 2,001 pa-tients [J]. Catheter Cardiovasc Interv, 2009,73 (2) :129–136.

[44] Mozes G, Sullivan TM, Torres-Russotto DR, et al. Carotid endarterectomy in SAPPHIRE-eligible high-risk patients: implications for selecting patients for carotid angioplasty and stenting [J]. J Vasc Surg,2004,39 (5) :958–965.

[45] Stingele R, Berger J, Alfke K, et al. Clinical and angiographic risk factors for stroke and death within 30 days after carotid endarterectomy and stent-protected angioplasty: a subanalysis of the SPACE study [J]. Lancet Neurol, 2008,7 (3) :216–222.

[46] Arquizan C, Trinquart L, Touboul PJ, et al. Restenosis is more frequent after carotid stenting than after endarterectomy: the EVA-3S study [J]. Stroke,2011,42 (4) :1015–1020.

[47] Gao S, Wang YJ, Xu AD, et al. Chinese ischemic stroke subclassification [J]. Front Neurol,2011,5:6.

[48] 中华医学会神经外科学分会神经介入学组. 颅内动脉瘤血管内介入治疗中国专家共识 (2013) [J]. 中华医学杂志,2013,93:3093–3103.

［49］ Hong KS, Lee J, Bae HJ,et al. Greater Stroke Severity Predominates over All Other Factors for the Worse Outcome of Cardioembolic Stroke ［J］. J Stroke Cerebrovasc Dis, 2013,22:e373-380.

［50］ Kwakkel G, Veerbeek JM, van Wegen EE, et al. Predictive value of the NIHSS for ADL outcome after ischemic hemispheric stroke: does timing of early assessment matter ［J］? J Neurol Sci, 2010, 294:57-61.

［51］ Vlak MH, Algra A, Brandenburg R, et al. Prevalence of unruptured intracranial aneurysms, with emphasis on sex, age, comorbidity, country, and time period: a systematic review and meta-analysis ［J］. Lancet Neurol,2011,10:626-636.

［52］ Borkon MJ, Hoang H, Rockman C, et al. Concomitant unruptured intracranial aneurysms and carotid artery stenosis: an institutional review of patients undergoing carotid revascularization ［J］. Ann Vasc Surg,2014,28:102-107.

［53］ Sonobe M, Yamazaki T, Yonekura M,et al. Small unruptured intracranial aneurysm verification study: Suave study, japan ［J］. Stroke, 2010,41:1969-1977.

［54］ Mackey J, Brown RD Jr, Moomaw CJ,et al. Familial intracranial aneurysms: Is anatomic vulnerability heritable? ［J］ Stroke,2013,44:38-42.

［55］ Bodily KD, Cloft HJ, Lanzino G, et al. Stent-assisted coiling in acutely ruptured intracranial aneurysms: a qualitative, systematic review of the literature ［J］. AJNR,2011,32:1232-1236.

［56］ Suh BY, Yun WY, Kwun WH. Carotid artery revascularization in patients with concomitant carotid artery stenosis and asymptomatic unruptured intracranial artery aneurysm ［J］. Annals of Vascular Surgery,2011,25:651-655.